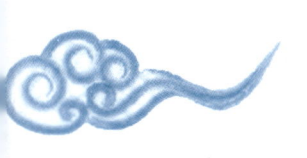

通经络
调脏腑

——48种常见病经络调理方案

路新宇 编著

人民卫生出版社
·北京·

版权所有，侵权必究！

图书在版编目（CIP）数据

通经络　调脏腑：48种常见病经络调理方案 / 路新宇编著. -- 北京：人民卫生出版社，2025.7.
ISBN 978-7-117-37857-4

Ⅰ. R244.1

中国国家版本馆CIP数据核字第2025W5479R号

人卫智网　www.ipmph.com　医学教育、学术、考试、健康、
　　　　　　　　　　　　　购书智慧智能综合服务平台
人卫官网　www.pmph.com　人卫官方资讯发布平台

通经络　调脏腑——48种常见病经络调理方案
Tong Jingluo　Tiao Zangfu—— 48 Zhong
Changjianbing Jingluo Tiaoli Fang'an

编　　著：	路新宇
出版发行：	人民卫生出版社（中继线 010-59780011）
地　　址：	北京市朝阳区潘家园南里19号
邮　　编：	100021
E - mail：	pmph@pmph.com
购书热线：	010-59787592　010-59787584　010-65264830
印　　刷：	北京盛通印刷股份有限公司
经　　销：	新华书店
开　　本：	889×1194　1/32　印张：9.5　插页：16
字　　数：	221千字
版　　次：	2025年7月第1版
印　　次：	2025年7月第1次印刷
标准书号：	ISBN 978-7-117-37857-4
定　　价：	68.00元

打击盗版举报电话：010-59787491　E-mail：WQ@pmph.com
质量问题联系电话：010-59787234　E-mail：zhiliang@pmph.com
数字融合服务电话：4001118166　E-mail：zengzhi@pmph.com

作者简介

路新宇

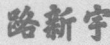

执业中医师
毕业于长春中医药大学针灸学专业

重点研究经络、穴位如何为人们自我养生、调理身体所用。创新性地总结出十二经络的易堵塞穴位,并提出"经络处方"的外治法应用原则。多年来致力于中医科普工作,努力去除中医神秘化与神奇化色彩,用通俗易懂的讲解、简单实用的方法让普通民众学会运用中医学知识保养身体、祛除疾患。

著有《通则不痛 痛则不通》《徒手祛百病》《小儿特效推拿:儿童常见病自查自疗手册》《上班族身体保养指南》等健康书籍。

| 内容提要 |

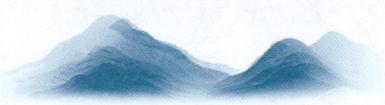

本书作者经过长期实践与思考总结出十二经络有51个易堵点，后经过学员、网友的大量实践反馈，证明了十二经络分别联通十二脏腑，经络状态可反映相应脏腑功能，疏通经络可以调节脏腑功能，帮助机体恢复常态，从而获得健康。

本书的总论部分阐释了疏通经络可以缓解病痛的原理，以及疏通经络易堵塞穴位的常用外治法和注意事项。

在中医看来，局部病痛可涉及多个脏腑，本书的各论部分介绍了不同疾病所对应的"经络处方"原则。"经络处方"是一种组合方式，根据病痛累及的脏腑，推导出相关联的脏腑，将多种外治法整合应用，以合理的方式疏通相应经络，调节对应脏腑的功能，进而减轻或消除病痛。

疾病虽有千万种，人体的主要脏腑只有十二个，人体联通脏腑的主要经络只有十二条，通经络可以调节脏腑功能。本书虽然只介绍了48种常见病的经络调理方案，但根据"经络处方"原则，可以在治疗其他疾病的过程中，自我设计方案来配合调理。

本书既利于中医爱好者学习，也可供临床医师参考。

让中医之光
惠及更多生命

我在科普中医的路上已经坚持了十六年,从最初现场讲解十二经络易堵塞穴位疏通方法,到后来创办公众号传播中医,不论是现场讲授,还是线上直播,人们对祖先智慧的赞叹,在践行中医之法后身体受益的反馈,都是我坚持下来的动力。

每一位践行疏通经络的朋友都用自己的身体感受验证了祖先对人体的认识是正确的、合理的,验证了依靠外治法对身体进行调节也是可以缓解病痛的。这个科普中医的过程反哺了我,让我坚定了传播中医之法为非医学专业人士所用的信心。有了信心,更容易找到合适的传播路径。

首先,从祖先智慧中汲取养分,将原理解释清楚。

《黄帝内经灵枢·经脉》曰:"经脉十二者,伏行分肉之间,深而不见。"这句话告诉我们,经络不是物质的,它们联通十二脏腑,是肌肉与肌肉之间、肌肉与骨骼之间、肌肉与肌腱之间,甚至肌肉与血管之间的空间(缝隙)。这类空间不紧不松的状态,体现的是身体的健康态。如果空间有堵塞,对

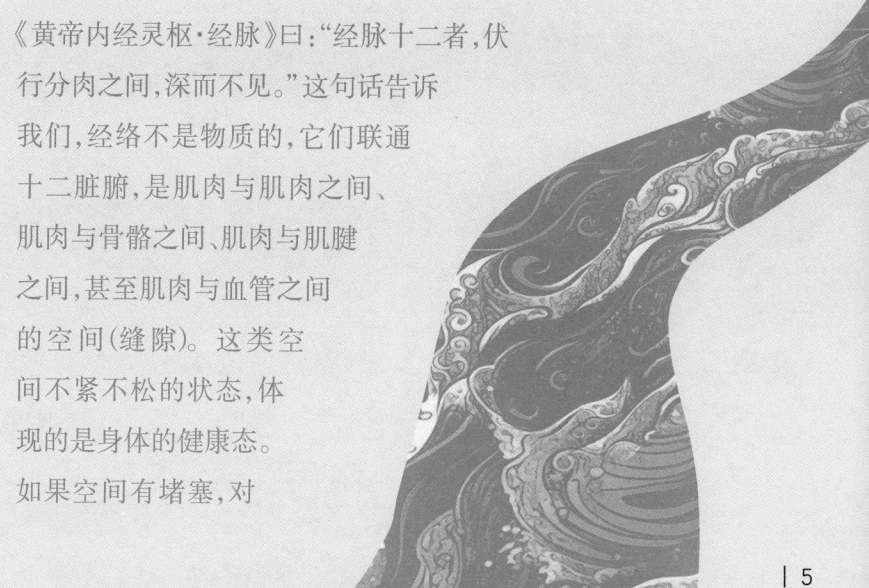

应的脏腑功能就下降了,气血的运行会受到影响,局部的新陈代谢也会异常。所以,对待身体的病态,首先要恢复经络空间的状态,如果是非器质性病变,会很快缓解。

疏通经络是手段,调节相应的脏腑功能是目的。针刺、点按、刮痧、拔罐、导引等方法作用于身体的最终目的都是让经络畅通。原理清楚了,目的明确了,就可以因人、因病选用适合的方法了。

其次,结合当下人们的思维习惯,降低学习中医的难度。

有人习惯记下某个穴位可以治疗哪些病痛,可是有的穴位可以治疗很多病证,有的病证很多穴位都能"治",学习起来杂乱无章,记得越多,在实践时就越乱。

经脉所过,主治所及。某条经络循行路线上发生问题时,某个脏器受损时,都应首先疏通相应经络易堵塞穴位。人体的重要脏腑有十二个,每个脏腑会联通一条经络。经过多年实践,我发现多数人的经络都有固定堵点,因为人体的解剖结构是固定的,所以每个人的易堵塞穴位都是大体一致的。既然如此,人人都可以在自己身体上找到它们,并动手疏通。

身体是系统的,疾病是复杂的。一种病痛可累及多个脏腑,人们可依据原则设定经络处方来系统地调理身体,如果掌握原则,就可以对身体病痛设计调理方案。

穴位是标准的,所以可普及;处方有原则,所以可灵活应用。非医学专业的朋友可以实现慢性病在家辅助调理,急病发生时也可及时调理,为急救赢得时间。对于医生,调理病痛也多了若干思路。

从2022年3月开始，我依据经络处方原则每周撰写一篇常见疾病的经络调理方案，再通过网络直播讲解，一共写了48篇，做了48次直播。每次直播后根据临场发挥，根据网络学员的指正、建议，又将文稿进行修改补充，一年下来汇集成此书。可以说，本书是我和一大批喜欢中医、学习中医、应用中医的朋友们共同完成的。在此感谢所有素未谋面，但一直践行中医的朋友。

我一直希望人们可以更容易地应用中医，医者可以有更多治疗思路，选用更合理的方式、更快速的手段帮助患者恢复健康状态。作为一名医务工作者，我的作品能够受到人民卫生出版社的青睐，我感到非常光荣，因为更多人会因此受益。

希望阅读本书的朋友，当按揉穴位没有痛感时，不再怀疑自己找的穴位不准确，因为健康人的穴位多数是不痛的；当疾病来临时，不再因病因过多，受辨证的困扰而思路混乱，因为脏腑功能是不变的。希望大家多掌握几种外治法，不再执着于单一技能，因为疏通经络的手段是多样的。

虽然我对祖先智慧的领悟还很粗浅，虽然我的学识还不够渊博，虽然本书的内容还有很多瑕疵，但我的初心始终不变——让祖先智慧借助中医之光惠及更多生命！

以此为序，鼓励自己！

路新宇

癸卯秋于深圳

目录

总论 通经络 调脏腑 1

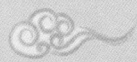

一、疏通经络缓解病痛的原理 2
二、疏通经络易堵塞穴位是调理疾病的捷径 3
三、疏通经络易堵塞穴位的常用方法 6
四、调理疾病的常用健身法 15

各论 48种常见疾病的经络调理方案 17

第一章 经络处方的制订原则 18

一、经络处方制订的第一大原则——经脉所过,主治所及 19
二、经络处方制订的第二大原则——五行系统相生相克 24
三、经络处方制订的第三大原则——气机升降,一气周流 24
四、经络处方制订的第四大原则——子午流注时间规律 25

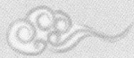

第二章　48种常见疾病的经络处方与特定穴调理方案　28

带下病　28
- 一、明先贤之法,合理治"带下"　28
- 二、疏通经络,调理脏腑　29
- 三、调理带下病的常用穴位及方法　31

痛经　32
- 一、从根源上探寻调理痛经的思路　33
- 二、按揉易堵塞穴位,疏通肝、脾、肾经　34
- 三、痛经发作时的特效穴调理　35

崩漏　36
- 一、了解崩漏先分清虚证和实证　37
- 二、崩漏的经络处方　38
- 三、崩漏的特效穴　39

提前绝经　40
- 一、病因为肝、脾、肾受损　40
- 二、女性问题要调肝、脾、肾经　41
- 三、疏通三焦经,调节内分泌　42

围绝经期综合征　44
- 一、绝经前后要重视肝、脾、肾和三焦的功能　45
- 二、围绝经期综合征的经络处方　45
- 三、多汗,加按膀胱经的易堵塞穴位　47

目录 | 9

四、心悸明显,加按心经的易堵塞穴位　48
　　五、经血过多,加按隐白穴　48
　　六、调理卵巢功能的特效穴　49

慢性盆腔炎　50

　　一、站在身体的角度思考盆腔问题　50
　　二、慢性盆腔炎的经络处方　51
　　三、慢性盆腔炎的特效穴　52
　　四、随时自我调理的小妙招　53

尿路感染　54

　　一、根据临床症状分类　54
　　二、对症治疗才能见效　54
　　三、尿路感染的经络处方　55
　　四、尿路感染的常用特效穴　57

甲状腺疾病　59

　　一、探寻发病根源,恢复身体平和　59
　　二、甲状腺疾病的经络处方　60
　　三、坚持刮痧,清理甲状腺周围垃圾　63
　　四、捏软三角肌,保持经络畅通　64
　　五、坚持摩腹,让身心放松　64

乳腺疾病　65

　　一、情志不舒是乳腺疾病的根本原因　66
　　二、气血供应不足是乳腺疾病的直接病因　67
　　三、实践三周,观察乳房的变化　69
　　四、乳腺疾病的特效穴　71

鼻炎 73
　　一、思路不对,终成顽疾 74
　　二、疏通经络,调理受损脏腑 75
　　三、清除寒气,灸法最快 77

咳嗽 78
　　一、急性咳嗽 79
　　二、长期咳嗽 81
　　三、定时咳嗽 82
　　四、脏腑咳嗽 83

急、慢性支气管炎（附：哮喘急救穴位） 84
　　一、急性支气管炎的经络处方 85
　　二、慢性支气管炎的经络处方 87

扁桃体炎 91
　　一、急性扁桃体炎的常用穴位 91
　　二、慢性扁桃体炎的经络处方 92

风寒感冒 94
　　一、重视预防,保护体弱人群 94
　　二、风寒感冒的防护要点 96
　　三、及时发现感冒苗头,随时清除感冒隐患 96
　　四、风寒感冒的经络处方 99
　　五、风寒感冒变化后的加减方案 101

慢性咽炎（附：急性咽痛） 102
　　一、看舌象,辨别"火"的虚实 103
　　二、疏通经络是调理咽炎的"捷径" 103

三、慢性咽炎的经络处方 104

　　四、急性咽痛的特效穴 106

肺结节 107

　　一、什么是肺结节 108

　　二、五脏都与肺有关系 108

　　三、肺结节的经络调理步骤 109

　　四、柔软的身体给"结节"出路 111

　　五、调匀呼吸是养肺的"捷径" 111

急性胃痛 113

　　一、肘窝刮痧，顺气和胃 113

　　二、点揉中脘，舒缓胃体 114

　　三、敲揉髀关，疏通胃经 115

慢性胃病 116

　　一、从致病因素看调理思路 117

　　二、慢性胃病的经络处方 118

　　三、慢性胃病的常用特效穴 122

糖尿病（消渴） 123

　　一、消渴的脏腑根源 124

　　二、透过自然来了解糖在体内的代谢 125

　　三、血糖初次升高，先改掉三类不良习惯 125

　　四、糖尿病的经络处方 126

痛风 130

　　一、探寻痛风病因，有的放矢改善病情 130

　　二、痛风的经络处方 132

便秘 135

　　一、查明病因，有的放矢 135
　　二、便秘的基础经络处方 136
　　三、偶发便秘的补充方案 138
　　四、长期便秘的补充方案 139
　　五、老年人便秘的补充方案 139
　　六、儿童便秘的补充方案 140
　　七、便秘的常用特效穴 141
　　八、便秘的日常调养方法 141

腹泻 143

　　一、辨明腹泻类型，因证施治 144
　　二、腹泻的经络处方 146
　　三、腹泻的常用特效穴 147

口腔溃疡 150

　　一、口腔溃疡的经络处方 151
　　二、口腔溃疡的特效穴 153

三叉神经痛 154

　　一、循经络线路，设计经络处方 155
　　二、三叉神经痛的特效穴 158

口苦 159

　　一、调理肝胆首先疏通肝、胆经 159
　　二、疏通肺经，恢复气机升降 160
　　三、口苦的常用特效穴 161

肋间神经痛 162

    一、肋间神经痛的经络处方 163

    二、肋间神经痛的特效穴 165

胆囊疾病 166

    一、从中医视角看，胆重要但脆弱 167

    二、胆囊疾病的经络处方 167

    三、胆囊疾病的特效穴 171

耳鸣 172

    一、一侧耳鸣是少阳火旺 172

    二、突然耳鸣要调肝 174

    三、双侧耳鸣要培补肾气 175

肝脏疾病 176

    一、从现代医学来看肝的重要性 177

    二、从中医学来看肝的重要性 177

    三、伤肝后的症状表现 179

    四、肝脏疾病的经络调理方案 180

    五、肝脏疾病的常用辅助穴位 182

干眼症 183

    一、眼睛干涩的根源 184

    二、干眼症的经络处方 184

    三、干眼症的特效穴 187

高血压 189

    一、站在身体角度看血压为何升高 190

    二、疏通经络堵点，调节脏腑功能 192

三、捏软僵紧的肌肉,减少气血运行的阻力 193

四、搓赘肉,除痰湿,让气血顺畅运行 194

五、情绪失控后调节血压的特效穴位 194

心脏病(附:急救穴位) 197

一、常见心脏病的经络调理方案 198

二、心律失常的经络调理方案 202

三、心悸的经络调理方案 203

四、心脏病的预防和急救 203

失眠 206

一、失眠的常见原因 206

二、失眠的经络处方 208

三、失眠的特效穴 210

四、腹式呼吸,让身心放松 211

中风 212

一、中风时的中医急救 212

二、中风康复期的有效调理 214

三、康复锻炼切忌过劳 218

四、预防在先是王道 218

落枕 219

一、落枕的特效穴 220

二、落枕的经络处方 221

肩周炎 223

一、疏通经络,促进肩部气血运行 223

二、肩周拔罐,消除局部瘀滞 225

三、松解特效穴,缓解肩部不适 226

头痛 228

一、偏头痛(侧面)的调理方案 228

二、巅顶痛的调理方案 230

三、后头痛的调理方案 231

四、前额痛的调理方案 231

五、头重如裹的调理方案 232

六、头痛的常用特效穴 232

颈椎病 234

一、颈椎病早期是肌肉问题 235

二、颈椎病的经络处方 235

三、颈椎病的常用特效穴 237

腰痛 239

一、疏通膀胱经,恢复腰肌常态 239

二、调节脏腑功能,增强腰肌力量 239

三、慢性腰痛的经络处方 240

四、慢性腰痛的特效穴 242

五、急性腰扭伤的施治穴位 242

六、强腰固肾的方法 243

腰椎间盘突出症(附:坐骨神经痛) 244

一、从结构来看椎间盘的重要性 245

二、出现"腰突"症状的几个必要条件 245

三、治疗"腰突"的最终目标 246

四、"腰突"的经络处方 247

膝关节肿痛 250

　　一、膝关节韧带对于膝关节的重要性 251
　　二、调理膝关节,先恢复局部气血供应 251
　　三、通经络,调气血,滋养膝关节 252
　　四、盐熨加速关节积液的代谢 253
　　五、膝关节扭伤的特效穴 254

小腿抽筋 254

　　抽筋的经络处方 255

湿疹 257

　　一、多脏器协同主导体内水液代谢 257
　　二、湿疹的经络处方 259
　　三、湿疹的特效穴 261
　　四、病因不除,湿疹难消 262

荨麻疹 263

　　一、荨麻疹的经络处方 263
　　二、荨麻疹的特效穴 265

肾脏疾病 266

　　一、从现代医学来看肾的重要性 267
　　二、从中医学来看肾的重要性 267
　　三、肾脏疾病的经络调理方案 268
　　四、肾脏疾病的常用辅助穴位 271

阳痿　早泄 272

　　一、从祖先智慧探寻阳痿、早泄的真相 273

二、阳痿的经络处方　274

　　三、阳痿的特效穴　275

　　四、早泄的经络处方　276

　　五、早泄的特效穴　277

　　六、恢复男性性功能,心情舒畅也重要　277

　　七、盲目补肾的后果　278

前列腺疾病　278

　　一、不良习惯诱发前列腺疾病　279

　　二、前列腺疾病的经络处方　279

　　三、调理前列腺疾病的特效穴　281

　　四、日常保养前列腺的小妙招　282

痔　283

　　一、痔的经络处方　284

　　二、痔的特效穴　285

附录　十二经络常见易堵塞穴位汇总　287

总　论

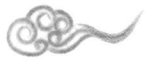

通经络　调脏腑

对于中医,有人认为它"神奇",偏头痛时中医却要在足背部足临泣穴上扎一针,效果超出想象;感冒初起的头痛,在颈背部脊柱(督脉)和两侧皮肤(膀胱经线路)刮痧,如果出痧顺畅,头痛就会缓解。如果觉得这很神奇,那是因为不了解中医的体系和理论。

中医认为,人体是整体的、系统的,这个系统有内外、上下、前后、左右的联系;经络是物质、信息、能量传递的通道,将人体系统地联系起来。五脏六腑的协同配合维持机体的正常运转,经络联通脏腑,外在经络状态就是内在脏腑功能的投射。通过疏通经络来调理脏腑,可帮助身体恢复正常状态。

一、疏通经络缓解病痛的原理

(一)揭开经络的神秘面纱

对于经络,多年的科学研究一直没有得出令人信服的结论,人们想当然地认为经络是物质、是组织、是器官。根据祖先的认识,经络是空间,因为是空间,所以不是物质的。

祖先告诉我们经脉在"分肉"之间,是肌肉与肌肉之间、肌肉与骨骼之间、肌肉与肌腱之间,甚至肌肉与血管之间的空间(缝隙)。《庖丁解牛》里庖丁就是用刀游走在这些缝隙里,因为游刃有余,那把刀才没有磨损,十九年都不需要磨。如果身体的多个空间、多重空间都是畅通的,气血的损耗一定是最小的,发挥的效能也会是最高的,反映出来的机体状态就是健康的。

身体被使用多年,脏腑功能逐渐下降,气血流动变差,体内垃圾(痰浊、瘀血、废水)会形成阻碍,不同组织之间会出现粘连,有些组织结构之间出现卡顿。这些因素都会导致经络不通,比如脾经地机穴按揉时会有结节,承山穴按揉时会有僵紧感。脏腑和延伸在肌肉、肌表的经络本就是一体的,经络不通也是脏腑功能异常的表现。

(二)经络畅通是脏腑健康的体现

如果理解了经络是空间,可以马上联想到:经络像道路,像河道,像网络,像下水道,等等。道路拥堵,人流、物流不畅;河道拥堵,河水不能灌溉下游的良田;经络拥堵,则气血运行不畅,营养输送不及时,垃圾不能被及时排出,联通的脏腑功能下降。

经络是信息传递的通道,这也是刺激某个穴位,有的症状瞬间消失的原因。经络也是脏腑的延伸,经络与相应脏腑本为一体,它的畅通意味着对应脏腑的功能正常。咳嗽初起,按揉肺经的易堵塞穴位尺泽穴、"肘下二寸"会有痛感,按揉使其痛感下降,此时咳嗽会缓解。因为内外统一,咳嗽初起时问题在肺,当然会有效果。

《金匮要略》曰:"若五脏元真通畅,人即安和。"即使中医方法有很多,但对于身体而言,各种技法的最终结果都是让身体干净,让"空间"通畅。疏通经络,调节脏腑,真气从之,身体恢复"常态","疾病"状态也就消失了,这就是疏通经络后病痛缓解的原理。

二、疏通经络易堵塞穴位是调理疾病的捷径

(一)经络拥堵是常态

经络如道路,城市中重要的、四通八达的路口,在早晚高峰时几乎天天堵车。同理,经络上也存在这样的固定堵点,身体被使用,经络就会有拥堵。"风起于青萍之末",在疾病形成的最早期,身体还没有异常的感觉时,经络的几个固定堵点就开始堵塞了,气血运行开始不畅通,营养不能及时运送,垃圾不能顺利排出,脏腑功能逐渐下降。当疾病形成,症状加重时,脏腑功能进一步受损,

经络堵塞也会越发严重。所以,平时要主动探查堵点,发现隐患后随时疏通,做到防病在前;病时更要首先疏通经络,恢复物质、能量、信息的传递,帮助身体缓解病痛。

(二)找痛点通经络

经过长期、大量的实践,我发现十二条主要经络上,每条都有四五个易堵塞穴位,共计51个。

正常情况下,点按穴位时不会有痛感,有的人有轻微酸胀的感觉。人们平时也感受不到经络易堵点的存在,但敲击、按揉时这类穴位会有强烈痛感,这是经络不通的表现。通则不痛,痛则不通,通过点按、针刺、刮痧等方法,穴位处的痛感会消失,意味着经络畅通了。

以探寻大肠经的易堵塞穴位为例。一只手虎口向上,屈肘,另一只手握拳,用小指掌指关节垂直发力,沿着大肠经的前臂循行路线从肘关节敲击到腕关节,三五遍后,多数人会在肘横纹下3指宽的手三里穴有强烈痛感,而手三里穴向下1寸、2寸的上廉穴和下廉穴却没有明显感觉。在同样的敲击力度下,仅手三里穴疼痛就是一个证据,证明大肠经手臂循行路线在此有堵塞。

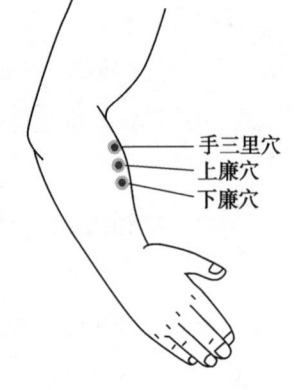

穴位处的疼痛与敲击力度无关,敲击只是一个动作,作用在身体上,是对机体的"唤醒"。局部经气因敲击动作而被动地活跃起来,导引起来的经气遇到"拥堵"时,主动冲击堵点,在气血撞击过程中那些堵点会产生痛、酸、胀等感觉,经气越旺盛,产生的痛感越强烈。

痛点是经络堵塞的证据,也证明身体目前没有处在最佳状态。

痛感强烈的朋友,说明气血还足够旺盛,身体的整体状态还不错。而酸痛或者没有痛感的人,往往气血不足,这种情况以老年人和久病体虚的人多见,调理时需要在疏通经络的同时,请中医诊治,口服中药补益气血。

找到这些经络堵点,非医学专业人士可以用按揉的方式来自我疏通,唤醒身体本能,导引身体气血,恢复身体常态。专业医生可以在易堵塞穴位上应用点穴、针刺、艾灸、刮痧、拔罐等方法来快速疏通。当易堵塞穴位的疼痛感消失之后,证明本条经络畅通了,对应的脏腑功能得到调节,疾病会有所缓解。

(三)常见易堵塞穴位的分布规律

易堵塞穴位多分布在肘、膝、腕、踝关节附近,常是多个组织之间或者关节连接处的重要位置。

比如:肝经的阴包穴经常堵塞,它在大腿内侧,膝关节上4寸,股内侧肌与缝匠肌之间,敲击三五下后会有疼痛、僵紧感;三焦经的消泺穴在臂后侧,在尺骨鹰嘴与肩峰角连线上,尺骨鹰嘴上5寸,用敲击或者弹拨的方式来刺激,会疼痛难当,这是因为肱骨与肱三头肌粘连;肾经照海穴在内踝尖下方凹陷处,这个跟骨与踝骨之间的缝隙也容易堵塞,按揉时会有刺痛的感觉;心经的少海穴在肘前内侧,横平肘横纹,肱骨内上髁前缘,按揉此处时,多数成年人会有剧痛,等等。

易堵塞穴位探查简便,疏通后的直观证据是痛感消失、僵紧松解。当各组织间的缝隙畅通之后,意味着经络畅通,对应脏腑功能恢复正常。这就是根据"有诸内必形于外"的理论,由外调内的实际应用。

三、疏通经络易堵塞穴位的常用方法

疏通经络易堵塞穴位的最终目的是松解局部僵紧,让痛感消失。目标倒推,法无定法,只要适合就好。不论是医疗还是家用,敲揉、针刺、刮痧、拔罐、捏拿都是疏通经络的常用方法。

（一）敲揉

探查易堵塞穴位的状态以敲法为主,揉法为辅。疏通易堵塞穴位时可以敲、揉结合。

探查肌肉丰厚处的易堵塞穴位用敲法,比如胃经的髀关穴、大肠经的手三里穴;腕踝关节、手足的狭小空间要点揉,比如肾经的照海穴、肺经的鱼际穴。

敲击时,不论徒手还是使用按摩器具,着力部位要尖锐,因为经络是一条线,穴位是一个点,这样操作比较精准。

徒手操作常使用三个位置,小指掌指关节、中指指间关节、拇指指间关节。敲击时腕关节要稳定,垂直发力,力矩约3厘米,不要用大力,但每一下都能将力作用到肌肤下面来导引气血。如此敲击5~10下,附近的气血就鼓动起来,如果经络是堵塞的,穴位处会有痛感。

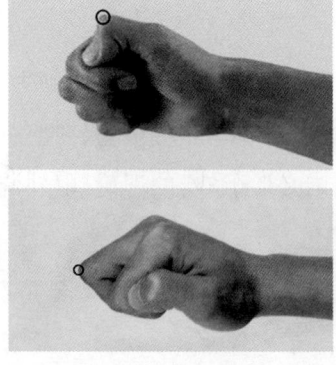
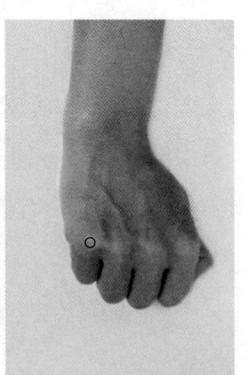

用拇指指腹、示指(食指)指腹点揉狭小空间的穴位时,要充分点按在缝隙里,动作要领:固定一点,最小半径旋转发力,动作和缓,逐渐深透。按此操作,如果有堵塞,痛感也会明显。

比如探查脾经的地机穴,用小指掌指关节敲击胫骨内侧缘与腓肠肌的结合部5~10下后,膝关节下方的地机穴会有强烈痛感,有人会在此处摸到鼓起的疙瘩;如果用拇指指腹向胫骨缝隙里点按,也会发现地机穴的拥堵。

确定易堵塞穴位后就要疏通了,肌肉丰厚处可以敲揉结合,敲3下、揉10圈,也可点按3秒再松手,或者在穴位上下分别点按,调动气血。总之,最终的目的是松解局部僵紧。

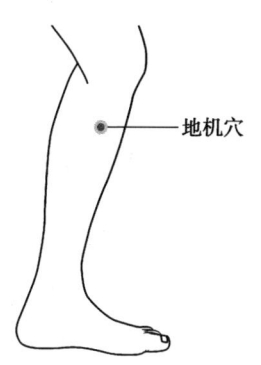

地机穴

每个易堵塞穴位每次按揉2分钟即可,每天按揉两三次。多频次,轻刺激,坚持3~5天,易堵塞穴位的痛感可以减轻或者消失。

注意事项

◎ 按揉易堵塞穴位,出痧、红肿不是坏事。

有的易堵塞穴位在按揉后局部皮肤可能有红肿青紫或出痧,这是经气撞击堵点后,将体内垃圾清出体外的本能反应,不用担心,如果还有疼痛,可以继续轻轻按揉。

有人反馈在实践中每一处易堵塞穴位都疼,是不是身体糟透了?身体被我们使用了数十年,却从来没有被用心保养,脏腑功能不在最佳状态是很正常的,各组织空间拥堵、僵紧比较多见。经络拥堵不能说明脏腑功能很差,但坚持疏通经络,身体一定会变好。

◎ **整条经络按摩耗气血。**

站在身体的角度思考一下,整条经络的按摩、刺激会白白消耗气血,极易导致疲劳。好比一条道路有十个路口,只有一个路口堵车,只需派人去堵点疏导交通,其他不拥堵的路口没必要派人去,否则会消耗人力、物力、财力。整条经络被刺激后,由于气血无谓消耗,有人因疲惫而睡着了,还以为按揉经络会促进睡眠,其实这是身体借助睡眠来应对气血匮乏,是一种本能反应。因此,疏通经络只需在易堵塞穴位下功夫即可。

◎ **多频次,利用碎片化时间来疏通经络。**

每次每个易堵塞穴位疏通(敲揉、按揉)2分钟,每日2次或3次。疏通经络不要刻意,不是每次操作时间越长越好,利用碎片化时间,坚持与身体对话,身体自会努力运转。比如上午在易堵塞穴位处敲揉2分钟,下午再探查时会发现痛感明显减轻,是人力所为吗?不是。我们只是调动了一下气血,之后就交给机体自动运行了。

◎ **先疏通上面的易堵塞穴位。**

疏通经络时,先按揉上面的易堵塞穴位(远离地面为上),再按揉下面的易堵塞穴位。不用拘泥于经络的循行路线,按揉上面的易堵塞穴位后,下面的穴位感觉才更真实。比如肺经的鱼际穴、肝经的太冲穴,如果按揉时不疼,先探查疏通上面的堵点,再点揉可能就疼了,因为气血传下来,穴位处得气了。

◎ **经络以通为顺,疏通经络易堵塞穴位无关补泻。**

好比堵塞的路口,交警过来帮助疏导交通,路口顺畅后,左转的车左转,直行的车直行,右转的车右转,与交通疏导者没有任何关系。疏通经络易堵塞穴位,待经络通畅后,气血如何运行,一切都交给身体的本能,所以疏通经络易堵塞穴位以通为顺,无关补泻。

◎ **每日探查、疏通三四条经络。**

每日探查、疏通三四条经络，不宜过多。经络长期堵塞，气血运行相对缓慢，流量相对较小，一旦堵塞的穴位被疏通，气血就会主动运行起来。如果疏通的经络过多，气血流动加速，身体的本钱（气血）又不足，脏腑会有气血不足的表现，出现倦怠乏力。不明此理的人会误以为是疏通经络造成的，因为担心而放弃疏通经络。

◎ **女性经期不主张疏通经络（痛经除外）。**

尊重身体的固有节律，女性朋友在生理期时暂缓疏通经络。如遇痛经，说明脏腑功能失常，需要随时调理，可按揉疏通肝经、脾经、肾经的易堵塞穴位。

◎ **孕妇慎用，血小板减少者禁用。**

◎ **心脏病患者，按揉心经、心包经时力度要适度，以免引起紧张。**

（二）针刺

针刺是疏通易堵塞穴位更快的方法，站在身体的角度思考，针刺是对气血深层次的导引。

在痛感明显的穴位处针刺，行针得气后留针 10 分钟，起针后再敲击、探查，这个穴位的痛感会明显减轻，说明气血的运行已经顺畅。当然，病情的轻重、复杂程度及针灸师的水平，也决定了治病时的见效速度。

（三）刮痧

刮痧是清理身体浅层次的垃圾、恢复经络畅通十分方便的手段。

刮拭的动作本身在于导引气血，能否出痧其实与力度无关。合理的刮痧力度介于痛与不痛之间，只要满足两个条件就会出痧，身体垃圾随之被代谢出体外。

第一个条件是病位在肌表。

比如，开始出现打喷嚏、流清鼻涕、有点儿怕冷的症状，说明寒气刚侵入身体。此时只要在颈背部从上至下刮拭督脉（脊柱）和两侧的膀胱经（身体防御外邪的第一道屏障），多数人就会有痧出来，而症状也随之减轻，感冒发热的隐患也消除了。如果错过了这个时机，出现发热、咳嗽、咽痛、头痛等症状，此时外邪已经从肌表入里了，再刮痧就来不及了，也很难出痧。

第二个条件是身体的正气要充足。

刮痧时，如果身体正气充足，轻轻刮拭几下，局部气血被调动起来，机体的本能力量就会将体内垃圾清理出去。

身体健康不出痧，正气不足不出痧。如果目的性太强，为了出痧而刮痧，使用很大的力量，不仅疼，还会消耗身体能量。操作者在刮拭时要时刻想到，每一板的目的都是调动气血，为身体助力。特别提醒：如果局部僵紧板结、堵塞严重，刮拭时即使力度不大，也会有痛感，也证明了"通则不痛，痛则不通"的道理。

【方法】

刮痧时，沿经络循行路线从上至下，或从内向外，每次刮拭 5 厘米，力度以深透为度，在一处刮拭 20 板，颜色不再变化后，再向下刮拭，直到不出痧为止。

注意事项：血小板减少者不能刮痧；一次不要全身刮拭，会疲惫；刮痧后要注意避风；痧退后可再刮。

（四）拔罐

拔罐有散除身体瘀结、加速血液流动、排出身体垃圾、清除寒气的作用。如果病位深，刮痧时不出痧，可以用拔罐的方法来清理身体深层次的垃圾。

拔罐讲究配穴，一次拔罐尽量不超过四个位置，根据病情最多六个位置。既然是清理身体深层次的垃圾，就需要持续拔，才能将日积月累的瘀滞拔干净。每次拔罐可留罐15分钟，同一部位拔罐每日1次或隔日1次，慢性病7~10次为1个疗程，每个疗程间隔3~5日，或每日1次直到罐斑消失。比如颈椎病患者，肩背部僵硬板结，病位较深，气血不容易调动，刮痧半小时还没有反应。这时在肩背两侧的天宗穴、肩井穴拔罐15分钟，可能会有黑紫色罐痕（也可能初次拔罐没有任何反应，第二天再拔，或者连续拔几天，罐痕的颜色才变化），连续拔罐几次，直到罐痕颜色恢复正常，肩部肌肉变软，颈椎也会舒服很多。

肌肉丰厚处的易堵塞穴位，如果拥堵严重，按揉吃力，也可以用持续拔罐的方法来疏通。比如，胃经的髀关穴、肝经的阴包穴、胆经的风市穴等。

拔罐配穴选用俞募配穴法比较方便，可直接调节脏腑。十二背俞穴在脊柱两侧，是脏腑之气输注于背腰部的腧穴；十二募穴在胸腹部，是脏腑之气输注于胸腹部的腧穴。俞、募穴均对应十二脏腑。在背俞穴和募穴上拔罐时，一前一后四个罐，可以非常方便地调理具体脏腑的病变。

有的人拔了几天后局部出现了水疱，这是穴位处皮下的"水湿"透皮而出的现象，不用紧张。大疱挑破后涂碘伏或艾灰，小疱不用管，继续拔，直到鲜血出来后会自动结痂。这个过程中有人还会拔出瘀血，不必紧张，毕竟身体干净才是健康的状态。

注意事项：持续拔罐不要刻意追求排出废物，皮下没有废水、瘀血等垃圾就不会出疱；血小板减少者不能拔罐；每次最多六个罐；拔罐后要注意避风；水疱如果破溃，洗澡时尽量不沾水；月经期暂停拔罐。

（五）艾灸

从最朴素的角度看艾灸的作用，就是加速局部气血循环，增强局部代谢能力。

医圣张仲景在《伤寒论》中说："微数之脉，慎不可灸"。艾灸用火，需要辨证，需要配穴，使用要合理。在本书所讲的经络调理方案中，应用艾灸的主要目的是祛除体内日积月累的寒气，选穴以腰腹部为主，独穴重灸。

艾灸腹部穴位祛寒时，因体内积累的寒气程度不同，艾灸时间也因人而异，以灸透为度。

何为灸透？依据身体感受而定。比如，白天用艾条对中脘穴进行悬起灸时，当热感充满全腹，透到对面脊柱时，这次艾灸就可停止。尊重身体感受，寒气少，灸的时间就短；寒气重，灸的时间就长。如果选用几个穴位，为了避免火气

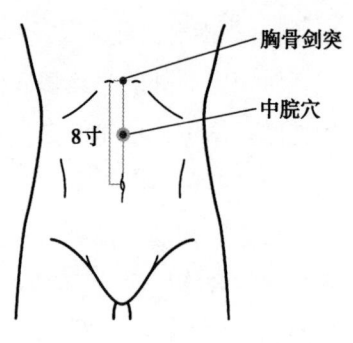

过量，当日只灸一个穴位，隔日再灸另外的穴位，交替进行。坚持数日，直到某一天艾灸此穴 3~5 分钟，热感即充满全腹时，就不用再灸了，此时寒气散去，内外和谐，再灸则平衡又被打破了。

有人在艾灸祛寒的过程中，可能会出现打喷嚏、腹泻加重的情况，如果没有其他异常，这是寒气加速排出的表现，不用紧张。但安全起见，如果症状几日内仍无缓解，可请中医师辨证诊治。

（六）恢复肌肉弹性

通过肌肉的状态可以了解身体是否健康、和谐。肌肉应该柔软有弹性，不松弛，不紧绷，这种状态说明体内气血运行及新陈

代谢正常。

如果肌肉是僵紧的,就像板结的大地,气血不能顺利到达远端,垃圾不得顺利排出,久而久之则功能下降。如果出现肌肉松弛,甚至有赘肉,这是气血不足、局部失养的表现,而赘肉的存在还会阻碍气血运行。僵紧的肌肉需要捏软,松弛的赘肉应该清除,恢复身体常态,有助于缓解病痛。

容易僵紧的肩部、小腿、竖脊肌可以用捏拿的方式松解;容易出现赘肉的上臂心经循行路线、腹部带脉、大腿内侧肾经循行路线可以用捻搓的手法来恢复局部紧致。

◎ 捏拿肩井穴

肩井穴是胆经的易堵塞穴位之一,这里是躯体的最高点,受重力影响,供血较差,容易僵硬,肩部的僵紧又进一步阻碍气血运行,形成恶性循环,容易导致脑供血不足,甚至血压升高。

保持肩井穴柔软对身体很重要,方法也比较简单。将手掌放在对侧肩膀上,然后捏起来,开始时要忍住疼痛,每次捏住5秒后,松开,再捏5秒,再松开。如此操作,捏拿10次后换到另一侧。10次为一组,每天做5组,坚持1周,肩部肌肉就会变得柔软。肩部舒缓了,气血从这里向上供应大脑的阻碍就减少了,会有头清目明的感觉。

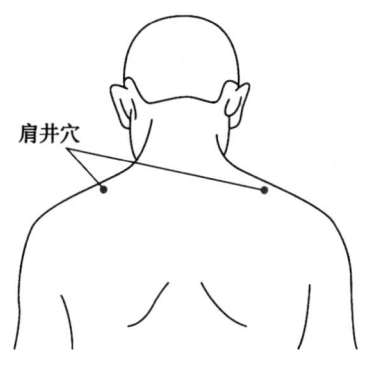

◎ 松解腓肠肌

人老先老腿,很多人的小腿肌肉是僵硬的。小腿肌肉以腓肠肌为主,分别有肝经、脾经、肾经、膀胱经通过,小腿肌肉的僵紧会阻碍经络的气血运行,影响上述经络所对应脏腑的功能,所以一定要捏软。每日坚持捏拿小腿肌肉,当腓肠肌不再紧绷时,气血向下运行就没有了障碍,脚会变暖,走路也会变得平稳轻快。

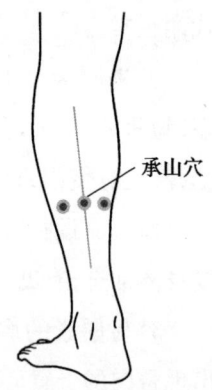

承山穴在跟腱与腓肠肌的结合部,经常拥堵,所以承山穴总是疼痛。疏通承山穴可以采用穴位点按和捏拿其两侧的方式进行,将拇指和示指同时放在承山穴两侧,用力点按会非常疼痛,此处也是经外奇穴"承山穴内外一寸"的位置。坚持松解此处可改善腰部板结和"腰痛不可俯仰"的情况。

◎ 捏脊

捏脊的最终目的是恢复皮肤、肌肉、骨骼的关系。成年人捏脊时会有多处疼痛,这是气血不通的表现。坚持捏脊,使脊柱和两侧竖脊肌的气血通畅,对身体很重要。

脊柱两侧旁开两指宽是膀胱经在背部的第一侧线,在这条线路上分布着十二脏腑与外界沟通的穴位,称为背俞穴。每天坚持捏脊,在捏脊的过程中给十二脏腑微微的刺激,竖脊肌也会随之变软。气血运行通畅,可间接反映出脏腑功能恢复正常,有些身体异常会随之消失。

仔细观察,会发现很多患有慢性疾病(如高血压、糖尿病、高脂血症、阿尔茨海默病等)的老人,背部肌肉僵紧无比,当家人坚持给老人捏脊后,有的人血压不知不觉下降了,这是因为像竖脊肌这样的大块肌肉柔软了,人体不需要加压就可以把气血送到机体最远端了,血压自动平复了下来。

脊柱对人体也极为重要,脊柱里有脊髓,它被两侧的竖脊肌包裹、固定。坚持捏脊使竖脊肌不再僵紧、板结,对于脊柱的营养和固定是有帮助的,也有间接延缓衰老、预防老年痴呆的作用。

每晚睡前捏脊3遍,坚持1周,僵硬的竖脊肌就软了,再捏脊时痛感也会消失。

【方法】

捏脊的方法很简单,双手拇指和示指配合,从脊柱最下端两侧捏起肌肤,逐次向上推动,一直捏到头项结合部,将脊柱和两侧的肌肤捏提一遍。

◎ 清除三处赘肉

心经循行路线上的蝴蝶袖、腹部的赘肉、大腿内侧肾经循行路线上松弛的赘肉,都不是正常的组织。这些松弛的赘肉会阻碍气血运行,可通过捻搓的方式,改善心脏、肾脏、脾胃的痰湿症状。

清除赘肉的手法:将赘肉抓捏起来,然后忍痛用力捻搓,对赘肉形成挤压。每条赘肉每次捻搓3~5分钟,每天捻搓2次或3次,坚持操作3天痛感会减轻,实践一段时间,局部赘肉会缩小,坚持下去它们最终会消失,局部会变得紧致,相应经络的气血运行会更加顺畅,对应脏腑的功能得以恢复。

四、调理疾病的常用健身法

(一)腹式呼吸

练习腹式呼吸既可以调节身体内在的节律,又可以让身体放松,对各脏腑也有保健作用。

腹式呼吸还可以促进盆腔血液流动,此法方便易行,如果每日坚持下去,对消除腹部脂肪、排除腹部废物、改善腹部血液循环、增强腹部及盆腔脏器的功能皆有重要意义,前列腺等生殖系统器官也会获得一个更好的环境。

【方法】

坐位或仰卧位均可,身体放松,思想集中,排除杂念。由鼻缓缓吸气,腹部鼓起,屏气时间越长越好,最后轻轻由口呼出,同时腹部回缩。

(二)撮谷道

"撮谷道"也是传统的养生之术。"谷道"即肛门,古人将肛门称为"五谷残渣之泄道",而"撮"就是做肛门收缩上提之法。"撮谷道"随时随地都可以进行,不受时间、地点、环境的限制,或蹲、或站、或坐、或躺皆可。

【方法】

缓缓吸气,同时提肛,连同会阴一起上升(忍大便状),保持10秒,呼气时轻轻放松。每次反复5分钟,以小腹部产生温热感为宜,每日3~5次。

"撮谷道"在使盆腔肌肉得到锻炼的同时,对男性的前列腺炎、良性前列腺增生、阳痿、早泄,女性的盆腔炎、月经不调、白带异常、性冷淡等生殖系统疾患都有防治作用。

各 论

48 种常见疾病的
经络调理方案

下述每种疾病的经络调理方案均包括经络处方和特效穴(特定穴)两部分。

中医"治病",重在调常。虽然疾病的种类日渐增多,"综合征"层出不穷,但人体的结构和各脏腑的功能是不变的。疾病是某个或某几个脏腑功能异常的表现,也可能是脏腑之间关系不和谐的体现,还可能是异物侵袭后机体的应答反应。总之,根源在脏腑。

疾病发生时,多角度收集症状信息,综合研判,确定累及的脏腑,再根据脏腑之间的关系推导出其他相关联的脏腑,最后一起调节。这是从身体整体视角出发来治疗疾病,帮助机体尽快恢复健康的重要思路。

通经络是手段,调脏腑是目的。疏通经络的外治法包括针刺、穴位点按、艾灸、刮痧、拔罐等。经络处方就是根据脏腑的相互关联,面对具体病痛时快速确定需要调理的脏腑,选用适合的外治法,合理地作用在相应经络上,最终达到经络通畅、脏腑功能恢复、祛除病痛的目的。

48种常见疾病的调理方案是经络处方原则的应用,掌握这个原则,遇到其他疾病也有了治疗方向。即使是非中医专业人士,也能按照原则来制订经络处方,用疏通经络的方法辅助调理疾患。

第一章
经络处方的制订原则

疾病种类千千万,脏腑只有十二个,在复杂的疾病表现下,如何快速确定哪几个脏腑与此有关,并立即制订调理方案?主要有以下四个原则:**经脉所过,主治所及**;五行系统相生相克;气机升降,一气周流;子午流注时间规律。

一、经络处方制订的第一大原则——经脉所过,主治所及

经络联通脏腑,循行于肌表。经脉所过,主治所及,就是根据发病部位,结合经络循行路线,立即确定需要调理的脏腑,再借助脏腑表里属性、六气同名联系和五脏旁通关系,推导出其他相关联的脏腑,协同调理,事半功倍。

(一)局部病痛看经络循行路线

十二经络在肌表的分布是有规律的,当某个位置出现病痛时,看其处在哪条经络循行路线上,就可以确定调理思路。

以脾经为例。《黄帝内经灵枢·经脉》曰:"脾足太阴之脉,起于大指之端,循指内侧白肉际,过核骨后,上内踝前廉,上腨内,循胫骨后,交出厥阴之前,上膝股内前廉,入腹,属脾,络胃,上膈,挟咽,连舌本,散舌下。其支者,复从胃,别上膈,注心中。"

从脾经循行路线来看,以下病证都可通过疏通脾经来辅助调理:①在脚拇指和脚掌相连的关节处发生的痛风(循指内侧白肉际,过核骨后);②劳累过度后的咽喉肿痛,喑哑(上膈,挟咽);③劳累过度后的心慌、胸闷、气短(复从胃,别上膈,注心中)。

因此,只要熟练掌握经络循行路线,对于肌表上发生的症状,可随时明确调理思路。比如静脉曲张,有的人发生在小腿外侧,这是胆经的循行路线;有的人发生在小腿内侧,这是脾经的循行路线。

头痛按发病位置来判断就更直观了。偏头痛(头部侧面)发生在三焦经、胆经循行路线上;前额痛(眉毛上方区域)发生在胃经循行路线上;颠顶痛发生在肝经循行路线上;后头痛发生在膀胱经循

行路线上。

乳腺周围的经络循行,胃经从乳头上经过;心包经的第一个穴位在乳头旁开1寸;肝经最后一个穴位在乳房下缘。所以,调理乳腺增生,首先疏通胃经、心包经、肝经。

(二)脏腑病变时疏通相应经络

经络是脏腑的延伸,内在脏腑的病变,不用考虑具体病名,直接疏通对应经络即可,这也是"经脉所过,主治所及"理论的应用。比如心脏病,首先疏通心经、心包经;肝囊肿,首先疏通肝经;肾病,如各类肾炎、肾结石、肾囊肿等,不必纠结病名,直接疏通肾经,对肾病具有一定的辅助调理作用。

(三)通过五行属性及表里关系调理相应脏腑

人体的主要脏腑有十二个,分为六脏与六腑。六脏是肝、心、脾、肺、肾、心包;六腑是胆、小肠、胃、大肠、膀胱、三焦。脏与腑是表里关系,脏在里,腑在表,根据五行属性,分为六组。

肝与胆属木;心与小肠属君火;心包与三焦属相火;脾与胃属土;肺与大肠属金;肾与膀胱属水。

确定调理哪个脏腑之后,要疏通对应的表里经。比如肝病,在疏通肝经的同时,要疏通胆经,以此类推。

(四)通过同名经调理相关脏腑

表里关系是十二脏腑的一种分组方式,"同名经"则是依据六气属性将十二脏腑另外分成六组。

六气是厥阴风木、少阴君火、少阳相火、太阴湿土、阳明燥金、太阳寒水。六气对应十二脏腑,分别是手厥阴心包、足厥阴肝;手少阴心、足少阴肾;手少阳三焦、足少阳胆;手太阴肺、足太阴脾;手阳明大肠、足阳明胃;手太阳小肠、足太阳膀胱。

因为同气相求,同名经的脏器虽分属于手足,但它们在功能上有必然的联系。因此,在某个脏腑出现问题的时候,同名经也要疏通。再如肝病,在疏通足厥阴肝经的同时,要想到疏通手厥阴心包经,以此类推。

同名经

	手	足
太阳	小肠	膀胱
太阴	肺	脾
少阳	三焦	胆
少阴	心	肾
阳明	大肠	胃
厥阴	心包	肝

(五)通过五脏旁通的联系调理相关脏腑

身体是一个复杂的整体,十二脏腑除了根据五行属性和六气分组,还有一种分组方式,那就是"五脏旁通"。

根据体内阴阳开阖的规律,推导出各脏腑的旁通关系:小肠与脾,膀胱与肺,三焦与肾,胆与心,大肠与肝,胃与心包。

"阴阳开阖"见于《黄帝内经素问·阴阳离合论》,"是故三阳之离合也,太阳为开,阳明为阖,少阳为枢……是故三阴之离合也,太阴为开,厥阴为阖,少阴为枢"。

当清晨的阳光洒满大地的时候,体内的阳气开始释放,细胞开始兴奋,太阳为开,主导体内能动性增强。到了黄昏时分,体内的阳气收敛,开始以静为主,由阳明来负责,阳明为阖。而阳门的开阖需要枢机,这个门轴由少阳负责。

同样的道理,黄昏时分,阳气要收敛,阴气要释放,阴气在释放的过程中,太阴是阴门打开的主导,所以太阴为开。到了黎明时分,阳气要出来了,阴气要收回,厥阴是阴门关闭的主导,为阖,少阴则是阴门开阖所需要的枢机。

太阳与太阴的属性为开；少阳与少阴的属性为枢；阳明与厥阴的属性为阖。按照开、阖、枢属性划分：手太阳小肠、足太阳膀胱、手太阴肺、足太阴脾为一组；手少阳三焦、足少阳胆、手少阴心、足少阴肾为一组；手阳明大肠、足阳明胃、手厥阴心包、足厥阴肝为一组。

一组有四个脏器，用手足对应来配对，就是以下结果。

手太阳小肠——足太阴脾；足太阳膀胱——手太阴肺。

手少阳三焦——足少阴肾；足少阳胆——手少阴心。

手阳明大肠——足厥阴肝；足阳明胃——手厥阴心包。

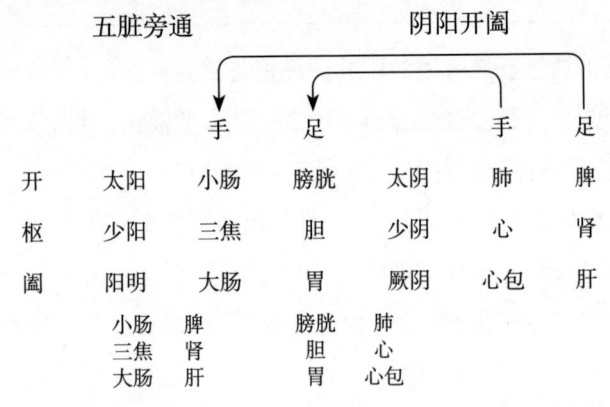

		五脏旁通		阴阳开阖		
		手	足		手	足
开	太阳	小肠	膀胱	太阴	肺	脾
枢	少阳	三焦	胆	少阴	心	肾
阖	阳明	大肠	胃	厥阴	心包	肝
		小肠 三焦 大肠	脾 肾 肝		膀胱 胆 胃	肺 心 心包

应用五脏旁通关系，调节对应脏腑，对于养护身体、调理疾病是很重要的。

比如小肠与脾，小肠是人体最重要的消化器官，是食物转化为身体所需营养精微的主要场所；脾则主导整个消化，所以脾和小肠旁通。如果出现气血生化失常、食欲不振等消化问题，脾经、小肠经都要疏通。

比如直肠癌患者手术之后，多数会伴有肝转移，为什么肠道的问题会向肝转移？为什么有人在情绪紧张的时候想大便？这也是因为大肠与肝是旁通关系。

突发的一时性胃痛,肘窝刮痧见效最快,这是因为刮拭肘窝疏通的是心包经,心包与胃是旁通关系,刺激心包间接在调理胃气。

上述三种分组方式要重视,五行、六气、旁通的分组方式不分先后,当明确一个脏腑的问题之后,对于相关联的其他三个脏腑都要调理。

【案例分享】

一位患者左侧肩膀疼痛1个月余,尝试了针灸、汤药、刮痧、拔罐,效果不理想,疼痛逐渐加重,夜间服用镇痛药才可入睡。

我看他肩膀痛的位置在肩胛骨附近,正是小肠经的循行路线,但是揉小肠经的易堵塞穴位,他却没感觉,经询问得知后溪穴针刺过,天宗穴拔过罐。于是我想到了表里关系,就点按他心经的易堵塞穴位,其中少海穴和腕部四穴(神门穴、阴郄穴、通里穴、灵道穴)剧痛,各揉了2分钟,痛感明显减轻。当穴位处的痛感减轻后,他再活动肩部,感觉疼痛减轻了50%以上。再想到应用小肠经的同名经——膀胱经,捏拿膀胱经的承山穴,发现承山穴很硬,稍微用力点按他就疼得叫起来。揉承山穴两三分钟,僵紧和痛感都有所减轻,他马上觉得好了80%。

他因故离开,第二天我见到他问:你好了吗?他说好了80%。我又给他点了与小肠旁通的脾经易堵塞穴位阴陵泉穴和地机穴,他肩关节疼痛就彻底好了。

这个案例调节的经络,涉及了表里关系、同名经、五脏旁通的联系,如果没有达到满意的效果,可以再调节与五行生克相关的脏腑。

二、经络处方制订的第二大原则——五行系统相生相克

古人认为宇宙万事万物都是整体关联、动态平衡的,这个动态平衡依靠五行系统的相生和相克关系来维系。

五行的相生关系:木生火,火生土,土生金,金生水,水生木。

五行的相克关系:木克土,火克金,土克水,金克木,水克火。

木、火、土、金、水对应的五脏是肝、心、脾、肺、肾。掌握了五行生克关系,我们在"经脉所过,主治所及"的基础上,可以进一步让调理思路丰富和立体起来。

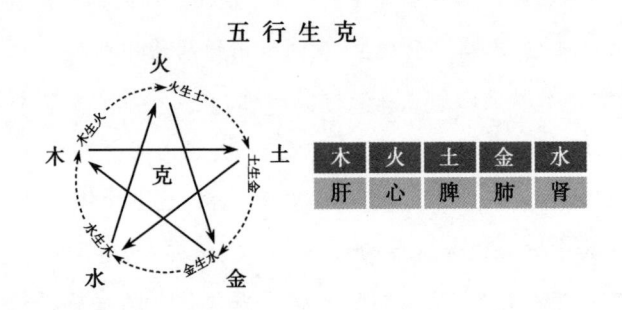

五 行 生 克

木	火	土	金	水
肝	心	脾	肺	肾

以肝病为例,除了疏通肝经、胆经、心包经、大肠经,根据五行相生关系,因为水生木,要疏通肾经;根据五行相克关系,金克木,还要疏通肺经。

按照原则一和原则二,根据脏腑的多种关联性,多脏腑调节,见效会更快。

三、经络处方制订的第三大原则——气机升降,一气周流

一个长期患多种慢性疾病的患者,好像十二脏腑都出现了问题,从哪个脏腑开始调节呢?此时就要先恢复体内的气机升降。

《黄帝内经素问·六微旨大论》曰："出入废则神机化灭,升降息则气立孤危。故非出入,则无以生长壮老已;非升降,则无以生长化收藏。"体内气机升降是维系生命的基础保障。肝属木主升,肺属金主降,中间是脾土,疏通肝经、肺经、脾经,可以保持肝、肺、脾的功能,恢复身体的一气周流。

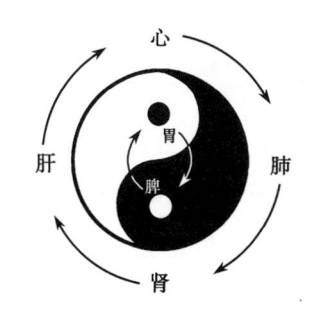

老式的座钟,指针不动了,上好发条还是不动,这时如果轻轻动一下钟摆,指针可能就走起来了。身体同样如此,恢复气机的升降秩序,身体就会自动去调整。

医者对体内气机升降要重视,要形成思维习惯,调节肝经的时候,不论有无肺病,都要调节肺经来配合;调理肺经时,不论有无肝病,都要调肝经。

尤其针对有多种慢性疾病的老年人,建议先疏通肝经、脾经和肺经易堵塞穴位,让身体的生机重现。

四、经络处方制订的第四大原则——子午流注时间规律

中医讲天人相应。十二经络的气血子午流注是天人合一的体现。人有十二脏腑,一天有十二时辰,祖先观测到,在相对应的时辰里,某一脏腑的气血最旺盛,也就是此时相应器官的功能最强,中医称之为"子午流注"。

我们每天早晨05:00—07:00起床,一般都有便意,这个时间段是大肠经气血旺盛之时,因此排便最省力。在此时间段按时规律排便的人,基本没有便秘的现象。

很多时候,病证的发生是有时间规律的,在相对应的时辰里,

本脏腑的气血最旺盛,如果脏腑功能有异常,就会出现相关的症状,因此在固定时间连续三天出现相同的症状,可以通过疏通相应经络来解决。

有人固定在凌晨01:00—03:00莫名醒来,这是肝火过旺,常有烦躁、易怒或气郁等症状,疏通肝经的易堵塞穴位是有效的。

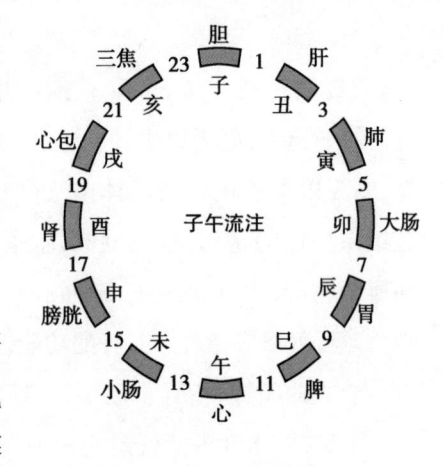

有人固定在上午09:00—11:00困倦,这是脾虚导致气血不足,身体本能给身体提醒,想通过睡觉来养气血,此时疏通脾经的易堵塞穴位可能有效。如果脾经疏通后依旧困倦,可以请中医师诊治,服用补益气血的药物。

有人固定在晚上头痛发作或者加重,这是三焦经、胆经气血旺盛的时间,疏通三焦经、胆经的易堵塞穴位会起到立竿见影的效果。

常见的时间信号包括每天固定时间异常醒来、困倦、疼痛、咳嗽、胸闷等,这些症状持续3天以上就有判断意义,疏通相应时间段对应经络的易堵塞穴位,会有较好的效果。

【案例分享】

一位孕妇通过网络咨询,她已怀孕7个月,从怀孕2个月开始每天晚上12点会醒来咳嗽,下半夜的睡眠质量很差,已经持续5

个月了,让我帮帮她。

本来通过网络咨询的孕妇,我不会给出疏通经络的建议。如果因为期待很高、着急见效,导致手法粗暴、力度较大、操作时间过长,万一出现孕期意外,得不偿失。但想想咨询者的痛苦,5个多月睡不好觉,一定身心疲惫,且对腹中胎儿也会有一定影响。

根据子午流注的时间规律,经过慎重考虑,我建议她按揉三焦经的易堵塞穴位消泺穴、肘下二寸。为了安全,特别强调按揉次数可以多一些,但每次按揉力度要小一点儿,时间要短一些。

午夜12点醒来咳嗽,按照子午流注应该疏通胆经,但是胆经的易堵塞穴位比较多,有肩井穴、渊腋穴、风市穴、悬钟穴、阳陵泉穴、足临泣穴。胆经的易堵塞穴位不仅多,拥堵得还厉害,按揉时很痛,如果刺激过于强烈或过多,万一使孕妇过度紧张、担忧,出现意外怎么办?另外,不知孕妇身边有没有其他亲友,如果家人刚好未在身边,而孕妇又迫切想要解决痛苦,自己弯腰点揉足面的足临泣穴,会不会出现意外?作为医者要尽量全面地考虑问题。

虽然孕妇是胆经时间醒来咳嗽,三焦经与胆经是少阳同名经,另外,久咳之人会伤肾气,而三焦与肾是五脏旁通的关系,"三焦者,原气之别使也",从这两个角度思考后,我给出了疏通三焦经的建议。

这位孕妇是在下午4点求助的,第二天早晨8点,她非常高兴地在学习群里报喜,说按揉了三焦经的穴位后,近5个月以来第一次一觉到天亮,心理和身体都无比轻松。

48种常见疾病的经络调理方案是经络处方原则的具体应用,熟练掌握以上原则,即使疾病的种类繁多、病情复杂,也会根据经络处方设定调理方案,通过疏通经络来调理脏腑,为机体康复助力。

第二章
48种常见疾病的经络处方与特定穴调理方案

带 下 病

◎ **特别提醒**：如果带下量多、臭秽，要及时就医，由医生当面诊治，明确诊断，避免延误病情。

带下，是指妇女阴道内流出的一种黏稠液体，呈白色稀糊状或蛋清样，古人认为与带脉有关，故称带下。临床上以带下色白者较为多见，所以又称为白带。

一、明先贤之法，合理治"带下"

历代医家中对带下病研究最深入、最系统、最明晰的是明末清初的傅山。傅山先生在《傅青主女科》中对白带、黄带、青带、黑带、红带皆有论述，对发病原因、治疗思路、遣方用药的讲解细致全面，其中以治疗白带的"完带汤"最为人们熟知。

以下描述五种带下病的文字引自《傅青主女科》。

"白带下：……夫白带乃湿盛而火衰，肝郁而气弱，则脾土受伤，湿土之气下陷，是以脾精不守，不能化荣血以为经水，反变成白滑之物，由阴门直下，欲自禁而不可得也。治法宜大补脾胃之气，稍佐以舒肝之品……方用完带汤。"

"青带下：妇人有带下而色青者，甚则绿如绿豆汁，稠黏不断，其气腥臭，所谓青带也。夫青带乃肝经之湿热，肝属木，木色属青，带下流如绿豆汁……解肝木之火，利膀胱之水，则青绿之带病均去矣。方用加减逍遥散。"

"黄带下：妇人有带下而色黄者，宛如黄茶浓汁，其气腥秽，所谓黄带是也。夫黄带乃任脉之湿热也……法宜补任脉之虚，而清肾火之炎，则庶几矣。方用易黄汤。"

"黑带下：妇人有带下而色黑者，甚则如黑豆汁，其气亦腥，所谓黑带也。夫黑带者，乃火热之极也……其症必腹中疼痛，小便时如刀刺，阴门必发肿，面色必发红，日久必黄瘦，饮食必兼人，口中必热渴，饮以凉水，少觉宽快……治法惟以泄火为主，火热退而湿自除矣。方用利火汤。"

"赤带下：妇人有带下而色红者，似血非血，淋沥不断，所谓赤带也。夫赤带亦湿病……妇人忧思伤脾，又加郁怒伤肝，于是肝经之郁火内炽，下克脾土，脾土不能运化，致湿热之气蕴于带脉之间。而肝不藏血，亦渗于带脉之内……随气下陷，同血俱下，所以似血非血之形象……治法须清肝火而扶脾气，则庶几可愈。方用清肝止淋汤。"

上述方剂的具体组成可参阅《傅青主女科》。根据傅山先生的论述，带下病的病因是肝、脾、肾的功能受损，任脉、督脉、带脉的气血耗伤。所以，在服用对症药物的同时，可以自我疏通经络来配合调理。

二、疏通经络，调理脏腑

调理带下病需要疏通肝经、脾经、肾经，刺激任脉、带脉的常用穴位。

肝经的常用易堵塞穴位是阴包穴、太冲穴。阴包穴，在大腿内侧，髌底上4寸，股内侧肌与缝匠肌之间。太冲穴，在足背，第1、2

跖骨间,跖骨底结合部之前凹陷中。

脾经的常用易堵塞穴位是血海穴、阴陵泉穴、地机穴、三阴交穴。血海穴,在股内侧,髌底内侧端上2寸,股内侧肌隆起处。阴陵泉穴,在小腿内侧,胫骨内侧髁下缘与胫骨内侧缘形成的凹陷中。地机穴,在小腿内侧,阴陵泉下3寸(4指宽),胫骨内侧缘后际。三阴交穴,在小腿内侧,内踝尖上3寸(4指宽),胫骨内侧缘后方。

肾经的常用易堵塞穴位是照海穴、水泉穴、然谷穴、大钟穴。照海穴,在足内侧,内踝尖下1寸,内踝下缘边际凹陷中。水泉穴,在足内侧,太溪直下1寸,跟骨结节内侧凹陷中。然谷穴,在足内侧缘,足舟骨粗隆下方,赤白肉际处。大钟穴,在足内侧,内踝后下方,跟骨上缘,跟腱附着部内侧前缘凹陷中。

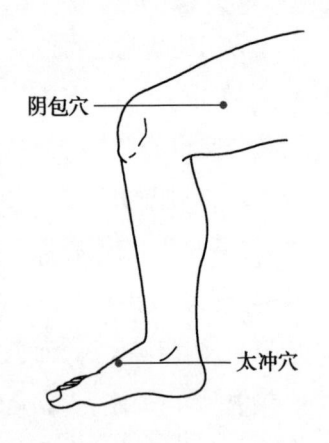

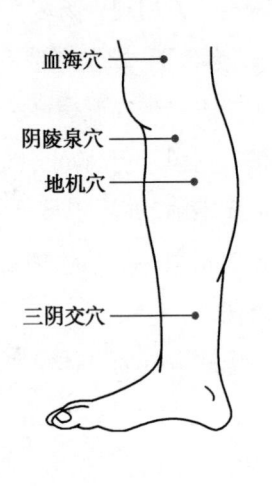

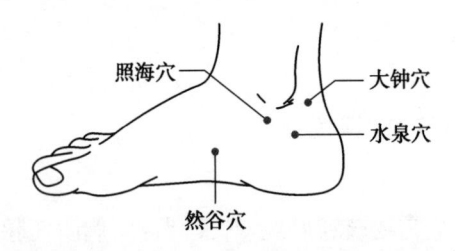

上述经络的易堵塞穴位在按揉的时候,如果痛感明显,是经络堵塞的标志,要坚持疏通。每个穴位每次按揉2分钟,每日3次,坚持到穴位处的痛感消失。

三、调理带下病的常用穴位及方法

1. 抓捏带脉穴 带脉穴在侧腹部,章门下 1.8 寸,当第 11 肋骨游离端下方垂线与脐水平线的交点上,腋中线偏前面一点儿。刺激带脉穴对于恢复带脉的气血运行很重要。

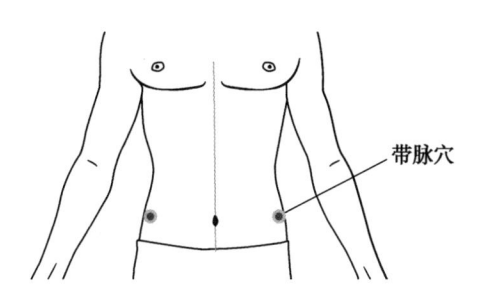

刺激带脉穴的方法很简单,双手拇指与示指配合,抓捏住带脉穴,同时忍痛捏搓,每次 2 分钟,每日 3 次。

2. 按揉关元穴 关元穴是任脉的重要穴位,对泌尿生殖系统疾患有很好的调理作用,它在肚脐下 3 寸(肚脐至耻骨联合的距离是 5 寸)。调理下焦问题可以每日按揉关元穴,按揉的力度要轻柔,待手指下的腹肌紧绷感消失后,稍微加大力度,每次按揉 3~5 分钟,每日 2 次。

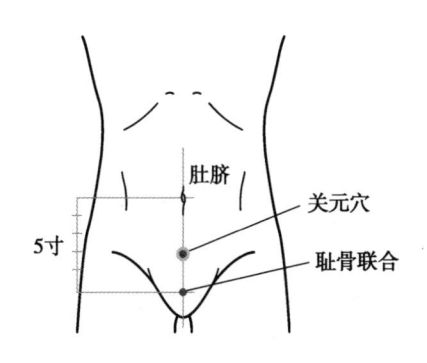

如果有腰酸怕冷、带下清稀、小腹发凉的表现，这是中、下焦虚寒，可以艾灸关元穴来补虚散寒。艾灸关元穴时，因体内积累的寒气程度不同，艾灸时间也因人而异，以灸透为度。

3. 松解足五里穴 足五里穴在大腿内侧，气冲（腹股沟斜纹中，髂外动脉搏动处）直下3寸（4指宽），动脉搏动处。足五里穴是肝经的穴位，当出现带下病等妇科问题的时候，此处会有紧绷的感觉，用双手手指同时在两侧穴位处向上弹拨有明显痛感。每日可以弹拨数次，局部的僵紧会慢慢松解，对缓解带下病有帮助。

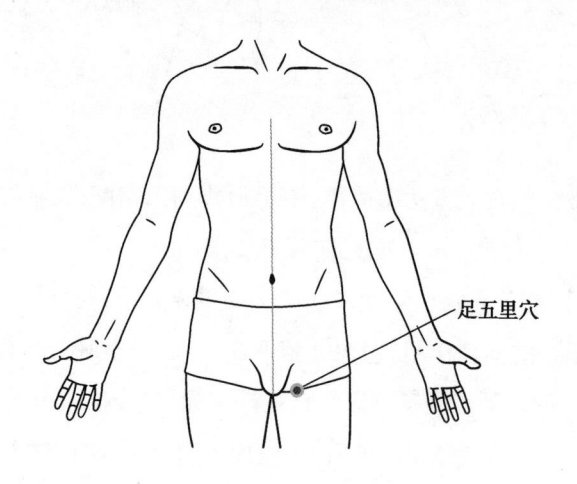

足五里穴

在调理带下病的同时，生活中也要注意养护，应节制房事，注意经期卫生，保持外阴清洁，远离寒凉。

痛　经

◎ **特别提醒**：由子宫内膜异位症、盆腔炎、肿瘤等引起的继发性痛经要及时就医，对症治疗。

对于痛经问题,现代医学认为其由多种原因引起,中医也将其分为多种证型。不论何种原因,何种证型,对身体来说影响女性月经的主要脏器是肝、脾、肾。

一、从根源上探寻调理痛经的思路

在中医看来,肝属木,木曰曲直。人体内一来一往的节律问题都和肝有关,女性月经就属于节律问题,如果肝气异常,可能会出现月经提前、延后或者月经来临之时牵扯不爽,此类痛经会有胀痛的感觉,并伴有烦躁、易怒、乳房憋胀等肝气不舒的表现。平时要疏肝理气,尽量保持情绪平和,才能避免肝气异常。

在中医看来,脾主运化,是气血生化之源。脾的运化功能正常,则可以保证吃进体内的食物被充分吸收并转化为水谷精微,以保持气血充足。饮食寒凉、暴饮暴食、思虑过度等伤脾,会让运化能力变差,当脾虚气血不足时,痛经常常是隐痛,伴有月经量少、面色萎黄、倦怠乏力等。

在中医看来,肾为先天之本,主导生殖发育。《黄帝内经素问·上古天真论》曰:"女子七岁,肾气盛,齿更发长;二七而天癸至,任脉通,太冲脉盛,月事以时下,故有子;三七,肾气平均,故真牙生而长极……"由此看来,肾气充足是月经正常的生理基础。在现今的生活方式下,人们外在受寒、饮食寒凉是常态,体内寒气过多会损耗肾气,这类痛经经常是刺痛、绞痛,甚至伴有呕吐。

所以,不论痛经的原因是气滞、血虚、寒凝还是血瘀,皆与肝、脾、肾有关,帮助身体恢复这三大脏器的功能是调理痛经的"捷径"。

二、按揉易堵塞穴位，疏通肝、脾、肾经

肝经畅通，则肝气舒畅，就不会气滞；脾经畅通，则气血充足，就不会血虚；肾经畅通，则肾气充盈，就不会寒凝。痛经发作时，患者不必纠结是哪种原因引起的，直接按揉肝经、脾经、肾经的易堵塞穴位来调理，会有意想不到的收获。

肝经的常用易堵塞穴位是阴包穴、太冲穴。

脾经的常用易堵塞穴位是地机穴、三阴交穴、公孙穴（在足内侧，第1跖骨底的前下缘赤白肉际处）。地机穴和三阴交穴的具体位置前文已有介绍。

肾经的常用易堵塞穴位是照海穴、水泉穴。

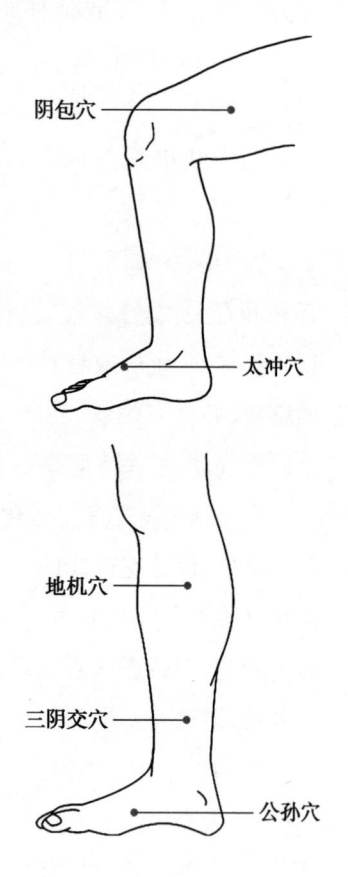

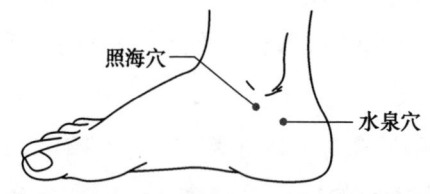

肝经的阴包穴处会僵紧疼痛，可以采用敲揉结合的方式来松解、疏通，其他穴位点揉即可。地机穴、三阴交穴在点揉时向骨头和肌肉间的缝隙里发力。点揉公孙穴、太冲穴、照海穴、水泉穴时，

要固定一点,发力在最小半径上。

痛经发作时,上述穴位都要探查。根据经验,阴包穴、太冲穴、地机穴、三阴交穴、照海穴可能痛感更强烈。在疼痛的穴位处按揉,每个穴位每次按揉 2 分钟,双侧都要按揉,如果穴位处的痛感减轻了,痛经问题就会缓解。

痛经的朋友可以先自我实践,如果效果不显,再找中医师当面辨证诊治。经络畅通了,再配合药物治疗,则事半功倍。

三、痛经发作时的特效穴调理

痛经发作时,除了按揉肝、脾、肾经的常见易堵塞穴位,还可以按揉肘横纹下 2 寸的尺前穴和小腿后侧中间区域的承山穴。

尺前穴是经外奇穴,它的位置在手臂掌面拇指一侧的肘横纹下 2 寸。

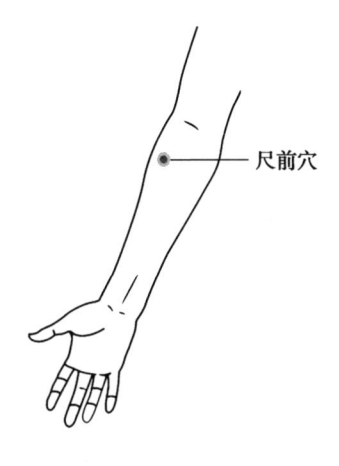

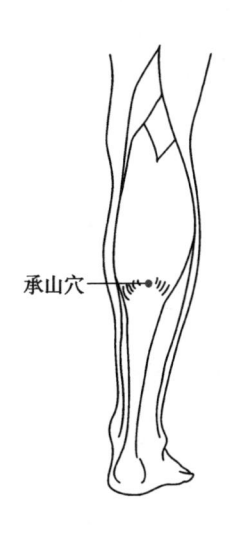

刺激尺前穴来调理痛经的方法是前人总结出来的,作用机制尚不清楚。当痛经发作时,敲击此处会有强烈痛感,可以用力点按,对缓解痛经有帮助。

承山穴是膀胱经的易堵塞穴位,在小腿后侧,腓肠肌两肌腹与跟腱交角处。女子的膀胱经容易受寒,从而影响到下焦的子宫。

刺激承山穴的手法有两种,一是跷起"二郎腿",用双手拇指按揉该穴,每侧按揉 2 分钟来松解跟腱与肌肉的僵紧;二是双手拇指和示指的指腹按在承山穴两侧,用力点按会感受到肌肉间的僵紧和粘连,会非常疼痛,要忍痛点按。两种手法可交替进行。承山穴的僵紧松解后,此处的痛感会减轻,痛经可能瞬间缓解。

疾病的出现不是偶然,一定是我们犯错了,身体才会出现相应症状。痛经的朋友不妨回忆一下自己是否持续受寒(冬天穿得少、夏天吹空调);是否容易焦虑、易怒;是否饮食不规律,营养过剩或不足;是否熬夜赶工,不按时睡觉。这些因素如果不主动去除,痛经问题也许还会出现。

治疗不如预防,提前疏通肝经、脾经、肾经,远离痛经,月月舒服。

网友"乎乎装饰"的分享

我上个月月经持续1周,干净了2天,接着又来了,还痛经,有黑血块,痛得不能下床。我忍不住吃了几粒镇痛药,然后疏通肝、脾、肾经,尤其是公孙穴、血海穴、三阴交穴,第二天我就可以正常上班了。跟着老师学习经络知识太好了,可以解决很多小问题。感谢!

崩　　漏

◎ 特别提醒:如果子宫大量出血,无法止住,要立即就医,防止发生失血性休克或全身性凝血功能障碍。

崩漏是中医病名,相当于西医的异常子宫出血,是月经的周期、经期、经量严重失常的病证。发病急骤,暴下如注,子宫大量出血者为"崩";病势缓,出血量少,淋漓不绝者为"漏"。在发病过程中,两者常互相转化,如崩血渐少可能致漏,漏势发展又可能变为崩,故多崩漏并称。

崩漏可发生在月经初潮后至绝经的任何年龄,影响生育,危害健康,是妇科的常见病,也是疑难急重病证。

一、了解崩漏先分清虚证和实证

虚证:血崩下血,或淋漓不绝。如果血色淡红,面色㿠白,身体倦怠,气短懒言,不思饮食,则为气虚;如果血色淡红,小腹冷痛,四肢不温,喜热畏寒,大便溏薄,则为阳虚;如果出血量少,血色鲜红,头晕耳鸣,五心烦热,失眠盗汗,腰膝酸软,则为阴虚。

实证:血崩不止,血色深红,血质浓稠,口干喜饮,心烦易怒,为血热;如果血色暗红,兼见带下量多,色黄,气味腥臭,为湿热;若见胸胁胀痛,心烦易怒,时欲叹息,为郁热;如果血中夹有瘀块,腹痛拒按,瘀块排出后则痛减,舌质暗红,为血瘀。

虚者多因素体脾虚,或饮食劳倦,损伤脾气,统摄无权,冲任不固;或肾阳虚衰,失于封藏,冲任失于固摄;或肾阴不足,虚火妄动,精血失守。

实者多因素体阳盛,或外感邪热,或食辛辣助阳之品,热伤冲任,迫血妄行;或肝气郁结,气郁化火,藏血失职;或郁热蕴结下焦,伤及胞络。

崩漏问题,不论虚证、实证,总是脾、肾、肝三脏受累,在调理上要健脾、益肾、疏肝。

二、崩漏的经络处方

发生崩漏后应该及早就医,并自我疏通脾经、肾经、肝经的易堵塞穴位。

肝经的常用易堵塞穴位是阴包穴、太冲穴。

脾经的常用易堵塞穴位是大包穴(在侧胸部,腋中线上,当第6肋间隙处)、血海穴、地机穴、三阴交穴。

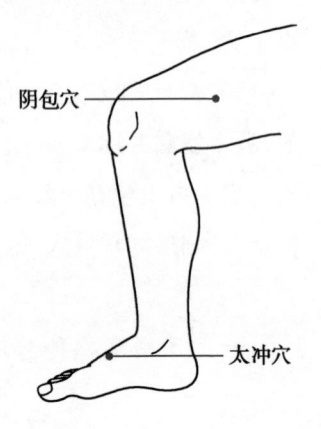

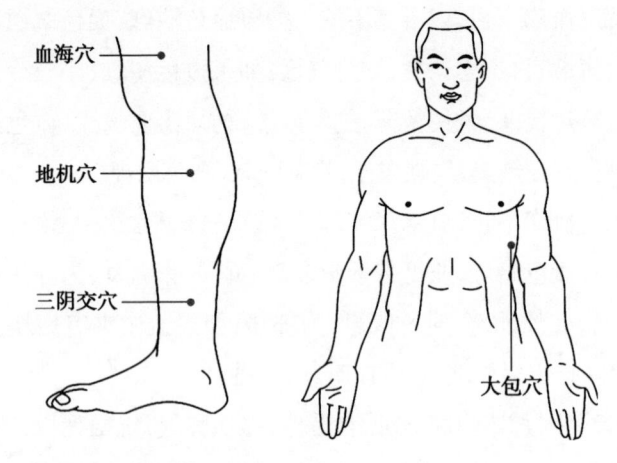

肾经的常用易堵塞穴位是然谷穴、水泉穴、照海穴。

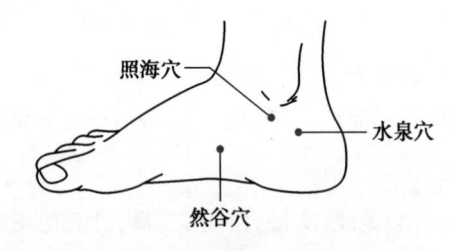

出现崩漏时,按揉上述穴位会有强烈痛感,每个穴位每次点揉2分钟,每日3次,直到穴位的痛感消失。

三、崩漏的特效穴

崩漏是顽疾,祖先还发现了一些特效穴位,如隐白穴、大敦穴、交信穴,在崩漏时可以刺激这些穴位来救急。

隐白穴和大敦穴分别位于足大趾末节内侧和外侧,距趾甲角 0.1 寸,隐白穴在内侧,大敦穴在外侧。

刺激隐白穴和大敦穴,可以用指甲持续掐点的方式,也可以用艾灸的方式。隐白穴是脾经的井穴,大敦穴是肝经的井穴,阴经井穴属木,刺激这两个穴位有调节节律、健脾理气的作用,可缓解崩漏。

交信穴,在小腿内侧,内踝尖上 2 寸(3 指宽),胫骨内侧缘后际凹陷中。

顾名思义,刺激交信穴可以调节"信期"。按揉此处如果有僵紧疼痛,就要多次点揉,直到痛感消失。

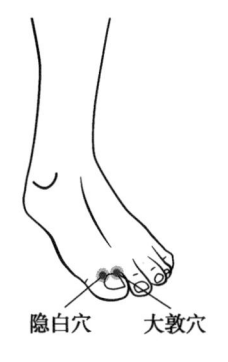

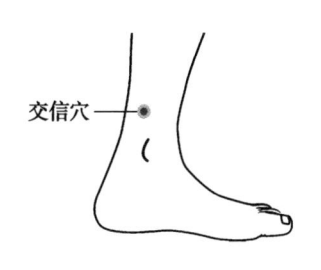

最后再次提醒,血崩会给机体带来极大的危险,崩漏发生时不能掉以轻心,在自我调理的同时要及时就医,尽快止血。

网友"缘分天空"的分享

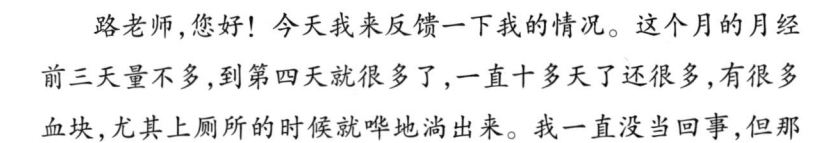

路老师,您好!今天我来反馈一下我的情况。这个月的月经前三天量不多,到第四天就很多了,一直十多天了还很多,有很多血块,尤其上厕所的时候就哗地淌出来。我一直没当回事,但那一晚特别多,老公说让我去看看中医。我早晨起床后在路老师的公众号查了一下,用艾条灸了隐白穴,疏通了脾经,效果真是立竿见影,当天上午经量就少了,下午又灸了一次。往后这几天一直是一天灸一次,到今天是第五天,月经基本没有了。通过您提供的治疗方法,我徒手就解决了这个大难题,真的非常感谢您!

提前绝经

◎ 特别提醒:本文所述的问题特指未到绝经期而提前数年月事不来。如果是由贫血等其他疾病导致的闭经,则需请中医师诊治。

《黄帝内经素问·上古天真论》曰:"女子……七七,任脉虚,太冲脉衰少,天癸竭,地道不通,故形坏而无子也。"正常女性一般会在49虚岁前后绝经,如果过早绝经,是不正常的,需要进行医治。

一、病因为肝、脾、肾受损

过去物质条件差,有些女性或先天不足,肾气未充;或早婚多产,耗损精血;或大病久病,耗损气血;或失血过多,造成血海空虚,冲任失养,无血以行,导致提前闭经。

现代物质丰富,有些女性或饮食肥甘,痰湿内盛,损及脾胃,气血生成不足;或肝气郁结,气机不畅,血滞不行;或饮冷受寒,寒气客于胞宫,血脉凝滞;或黑白颠倒,长期熬夜,身体节律失调等,均可使冲任不通,胞脉闭阻而致闭经。

不论是上述何种原因,所累及的脏腑不外乎肝、脾、肾,所以提前绝经时首先要反思过往的生活习惯,将其调整到正常的轨道上,以免脏器进一步受损,然后再请中医师调理,以恢复肝、脾、肾的功能。

二、女性问题要调肝、脾、肾经

肝,调畅气机,主导身体节律;脾,运化水谷,化生气血;肾,为先天之本,主导生殖。刺激肝经、脾经、肾经在体表的穴位,可以疏通相应经络,进而调节内在脏腑的功能。

肝经的常用易堵塞穴位是期门穴(在前胸部,第 6 肋间隙,前正中线旁开 4 寸)、阴包穴、太冲穴。

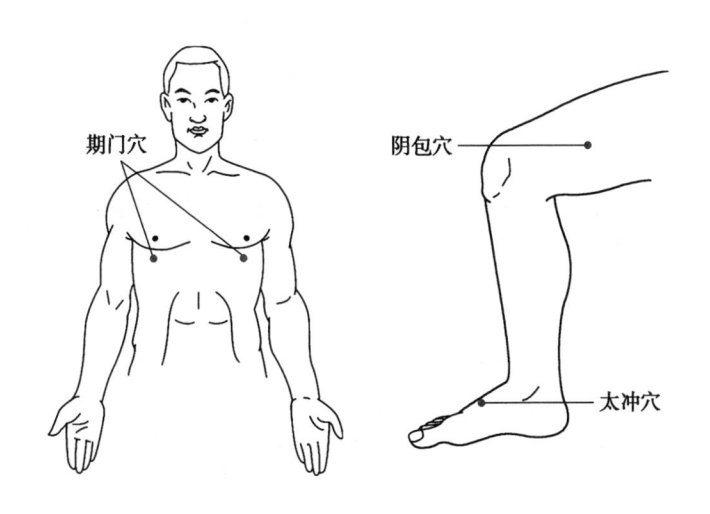

脾经的常用易堵塞穴位是大包穴、血海穴、地机穴、三阴交穴。

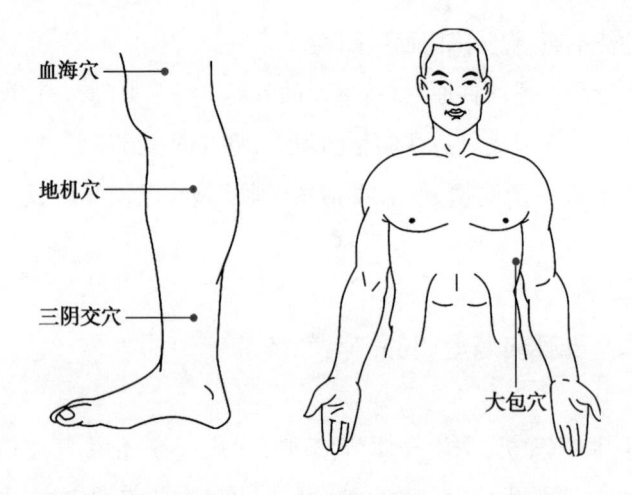

图中标注：血海穴、地机穴、三阴交穴、大包穴

肾经的常用易堵塞穴位是照海穴、水泉穴、大钟穴。

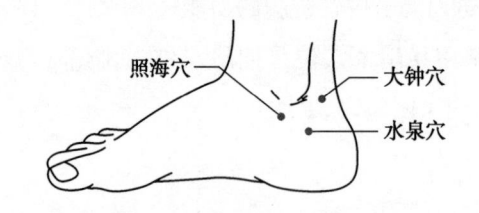

图中标注：照海穴、大钟穴、水泉穴

期门穴可以采用按揉或拔罐的方式来疏通。拔罐时,将真空抽气罐置于穴位处,抽气3下,留罐15分钟,每日或隔日1次,直到罐痕颜色恢复正常。其间如果出现小水疱,可以挑破继续拔,直到鲜血出来后会自动结痂。

其他易堵塞穴位采用按揉的方式,每个穴位每次按揉2分钟,每日按揉多次,直到痛感消失为止。

需要提醒的是,在按揉上述穴位时可能出现打嗝、排气,这是身体主动排解过往积累的郁气,是好现象。

三、疏通三焦经,调节内分泌

从现代医学的角度看,雌激素水平低下也可以导致提前绝经,这种内分泌系统的问题与现代女性所面临的持续焦虑、节律改变等相关。中医认为,三焦与内分泌有关联,所以可以通过调理三焦来调节内分泌功能,进而解决提前绝经的问题。

三焦经的常用易堵塞穴位是"肘下二寸"、消泺穴。"肘下二寸"在前臂背面正中线,肘横纹下2寸(3指宽)。消泺穴,在臂外侧,肘尖与肩峰角连线上,肘尖上5寸。

消泺穴在手臂上段的外侧,在肱骨和肱三头肌的结合部,此处经常堵塞,可以每周在肱骨外侧下缘刮痧一次,恢复局部气血畅通。"肘下二寸"则可坚持按揉,待痛感减轻,说明三焦经在此处是畅通的。

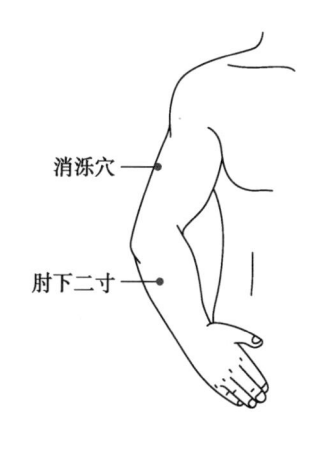

坚持捏脊也是中年女性的常用保健方法,每天睡前捏脊3遍,既可以松解僵紧,恢复皮肤、肌肉、骨骼的关系,又可以对十二脏腑产生微微的刺激,对调节身体整体功能有帮助。身体的放松会促进心理的放松,心境的平和也有利于内分泌系统的平衡。

提前绝经的女性朋友,要先坦然接受现实,再反思过往,慢慢改掉不良的生活习惯,配合中医调理,也许久违的月事不知不觉就回来了。

网友"dream"的分享

我最近几年月经半年一次,特别是到南方居住后,有时候甚至一年都不来。吃了中药就来,不吃就不来。去年冬天一直反反复复咳嗽,按照路老师说的方法,对经络易堵塞穴位进行了疏通,按了1周,咳嗽好了,神奇的是月经也来了。意外收获,真心感谢路老师。

围绝经期综合征

◎ **特别提醒**:**本文所述方案也适用于男性在56岁前后出现的头晕、心慌、烦躁、出汗、情志异常等更年期症状的调理。**

围绝经期综合征,也称"绝经前后诸证"。《黄帝内经素问·上古天真论》曰:"女子……七七,任脉虚,太冲脉衰少,天癸竭。"妇女在49岁左右,月经终止,称为"绝经"。

在中国文化中,阴阳的动态平衡是宇宙的大规律,物极必反,阴极生阳,阳盛生阴,阴阳在相互转换中实现动态平衡。人体的更年期,在中医看来是阴阳转换的节点。所以,女性在49岁后,阴柔之性减退;而男子在56岁(七八)后进入更年期,阳刚之性减退,生活中开始计较琐碎之事。

现代医学研究表明,女性大概有400颗卵子,从14岁(虚岁)月经初潮开始,28天排一颗,刚好在49岁前后排完(如果孕育孩子多,会顺延)。女性绝经前后,卵巢功能衰退,体内雌激素水平下降,这种变化会引发自主神经功能紊乱(阴阳失衡),从而出现一系列症状,如经行紊乱、头晕、心悸、烦躁、潮热、出汗、情志异常等。这种围绝经期的改变称为"围绝经期综合征"。

绝经前后的过渡阶段,如果情绪平和、作息规律、调理适当,身体会顺利转换并很快恢复正常;如果持续焦虑担忧、作息不规律、盲目补充激素,围绝经期综合征的痛苦可能会持续更长时间。

一、绝经前后要重视肝、脾、肾和三焦的功能

肝、脾、肾这三大脏器的功能对女性很重要。

肾为先天之本,女性绝经前后,肾气渐衰,天癸将竭,肾虚不能濡养温煦其他脏腑,身体的异常变化开始增多。

肝属木,木曰曲直。人体的节律问题都和肝有关,经行紊乱、心悸、情绪失控、突然出汗等表现就是节律失调的反应。

脾主运化,为气血生化之源,负责将食物转化为自身的气血能量。脾的运化功能失常,痰浊增多,气机阻滞,则出现头晕心悸、倦怠乏力等症状。

三焦,总揽一身的气机和水液代谢。《难经·六十六难》曰:"三焦者,原气之别使也。"说明三焦与肾有天然的联系。现代研究认为,三焦还与内分泌系统关联密切,所以在绝经前后三焦的状态很重要。

二、围绝经期综合征的经络处方

绝经前后,要保持肾经、肝经、脾经、三焦经的畅通。

肾经的常用易堵塞穴位是照海穴、水泉穴、大钟穴。

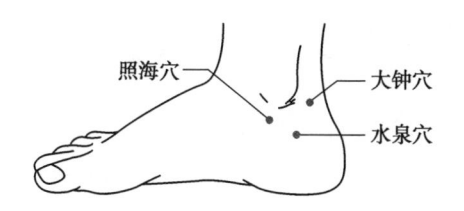

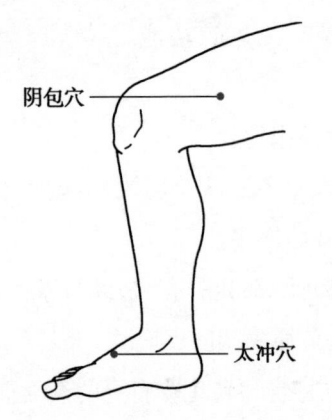

肝经的常用易堵塞穴位是阴包穴、太冲穴。

脾经的常用易堵塞穴位是大包穴、血海穴、地机穴、三阴交穴。

三焦经的常用易堵塞穴位是消泺穴、"肘下二寸"。

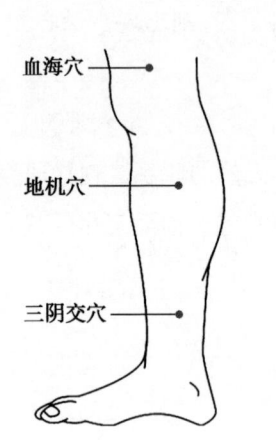

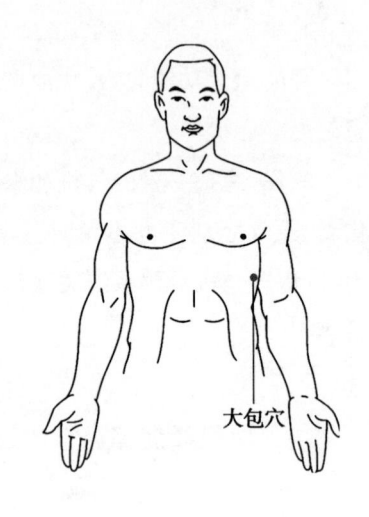

三焦经的消泺穴在肱骨和肱三头肌的结合部，脾经的地机穴、三阴交穴在胫骨内侧和腓肠肌之间的缝隙处，这三个穴位可以用按揉的方式疏通，也可以每周在肱骨外下缘、胫骨内侧缘刮痧一次来疏通。

其他经络易堵塞穴位多采用

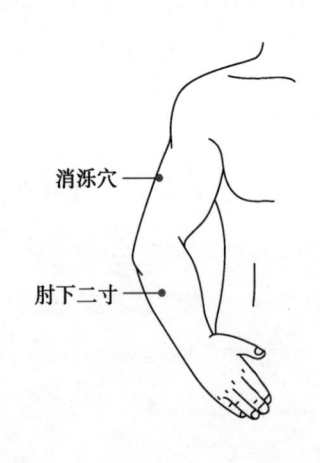

按揉的方法来疏通,每次每个穴位按揉2分钟,每天按揉两三次,坚持几日后穴位处的痛感会减轻。

在疏通上述经络的同时,要坚持每天睡前捏脊3遍,以刺激十二脏腑的背俞穴。初次捏脊时很多人背部多处都会有痛感,这是气血不通的表现,坚持数日,竖脊肌会变软,痛感也随之消失。

三、多汗,加按膀胱经的易堵塞穴位

膀胱经是人体防御外邪的第一道屏障,膀胱与肾是表里关系,如果绝经前后特别容易出汗,就与膀胱功能异常有关,所以在调节肝、脾、肾、三焦等脏腑的同时,要疏通膀胱经。

膀胱经的常用易堵塞穴位是昆仑穴、承山穴、合阳穴。昆仑穴,在踝后外侧,外踝尖与跟腱之间凹陷中。合阳穴,在小腿后侧,腘横纹下2寸(3指宽),腓肠肌内、外侧头之间。

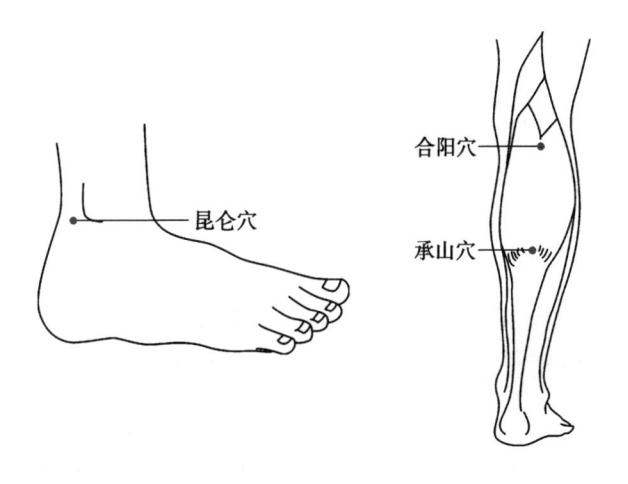

在点按膀胱经的易堵塞穴位时,可顺手探查跟腱,在跟腱内侧前缘如有僵紧疼痛的感觉,可以点按来松解僵紧。

在疏通经络时如出现疲劳的感觉,可以调整计划,单日疏通脾经、肾经、膀胱经,双日疏通三焦经和肝经,促进气血运行。

四、心悸明显,加按心经的易堵塞穴位

绝经前后,心脏出现异常悸动,可增加心经的疏通。

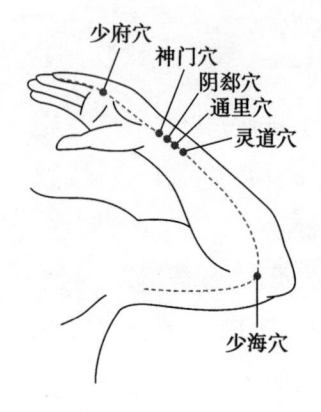

心经的常用易堵塞部位及穴位是蝴蝶袖、少海穴、腕部四穴(神门穴、阴郄穴、通里穴、灵道穴)、少府穴。少海穴,屈肘,在肘横纹内侧端与肱骨内上髁连线的中点处。腕部四穴,仰掌,从神门穴(腕横纹小指侧腕屈肌腱的桡侧缘凹陷处)开始依次向上 0.5 寸的四个穴位。少府穴,在手掌,第 4、5 掌骨之间,握拳时,小指尖所指处。

疏通计划:单日疏通肝经、肾经、心经的易堵塞穴位,双日疏通三焦经和脾经的易堵塞穴位。

五、经血过多,加按隐白穴

绝经前后,月经异常增多,可以在疏通肝经、脾经、肾经、三焦经易堵塞穴位的同时,加按隐白穴。

隐白穴在足大趾末节内侧,距趾甲角 0.1 寸,可以用指甲轻轻点按,每次刺激 2 分钟,每天点按 2 次。

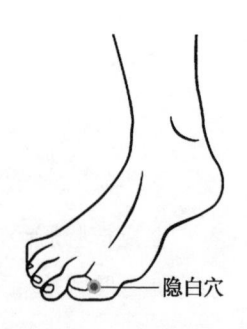

六、调理卵巢功能的特效穴

在"董氏奇针"中有一个"还巢穴",它在环指(无名指)中节外侧正中央,常应用于妇科疾病的治疗。"还巢穴"在三焦经的循行路线上,在疏通上述经络的同时,可经常点揉此穴来配合(一侧即可)。

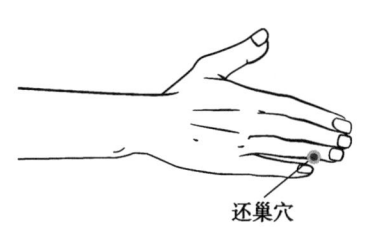

围绝经期综合征还可以刺激经外奇穴——"子宫穴",轻轻点揉双侧子宫穴,可以直接刺激到卵巢。在点揉"子宫穴"时,有人会有痛感,可以坚持每日点揉,痛感会逐渐消失。

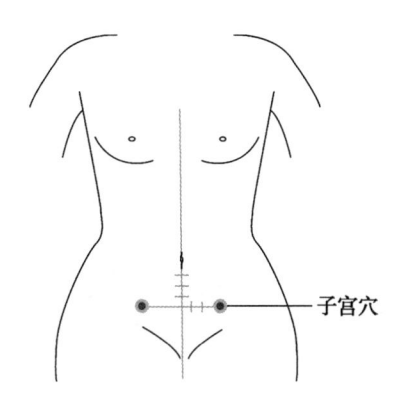

备注: 子宫穴在脐下 4 寸,正中线旁开 3 寸的位置;也有学者认为其在关元穴(脐下 3 寸)旁开 3 寸的位置。因卵巢位置浮游不定,没有生产过的成年女性,子宫穴多在关元穴旁开 3 寸的位置;妇人经分娩后,卵巢位置终不恢复,这时子宫穴要在脐下 4 寸再旁开 3 寸的位置探寻。所以,子宫穴在中极穴或关元穴旁开 3 寸的说法都对。

总之,对于围绝经期综合征,首先要有心理准备,这是生命的必然过程,须放松心情,坚持调理,身体很快就会恢复常态。

网友"山水"的分享

路老师,多谢您!前几个月确诊过,有一些更年期的症状,但不想天天喝汤药(感觉自己像个病人)。近期边学习边实践疏通经络,症状在不断改善。总结了三点体会:①不过分饮水,体内湿气少了;②身体使用了多年,有问题很正常,要学会接受;③虽然不能专注于调养,但碎片化时间还是有的,应该能做多少做多少,其他的交给时间。

慢性盆腔炎

◎ **特别提醒**:慢性盆腔炎迁延不愈,腰骶、附件的症状较多,要足够重视,尽快治疗。

慢性盆腔炎是妇科常见病,是女性内生殖器及其周围结缔组织、盆腔腹膜的慢性炎症。主要症状为低热、腰骶酸痛、下腹坠痛,性生活后会加重,同时伴有月经失调、白带异常,部分患者有恶心、呕吐、膀胱刺激征等情况。

慢性盆腔炎症导致的瘢痕粘连及盆腔充血,是引起下腹部坠胀、疼痛及腰骶部酸痛的主要原因,症状可在劳累、长时间站立、性生活后及月经前后等局部气血不足时加重。

一、站在身体的角度思考盆腔问题

中医没有慢性盆腔炎的病名,根据盆腔炎的症状可判断病位在下焦。从身体结构来看,盆腔在躯体最下端,受重力影响,静脉血回流是不容易的。久坐、久站之人,静脉血回流更差,更易蓄积瘀血、垃圾。女性的生殖系统处于盆腔这一狭小的空间里,各器官的气血供应会不足,从而出现腰骶部酸痛及附件问题。

调理慢性盆腔炎,首先要恢复盆腔的气血供应,让气血流动起来,各脏器的自我修复能力得到提升,病痛才会减轻。

二、慢性盆腔炎的经络处方

生殖系统问题、腰骶部酸痛问题与肝、脾、肾、膀胱的关系密切,且根据"经脉所过,主治所及"理论,肝经、脾经、肾经、膀胱经从盆腔区域经过。《黄帝内经灵枢·经脉》曰:"肝足厥阴之脉……循股阴,入毛中,环阴器,抵小腹。""肾足少阴之脉……上股内后廉,贯脊,属肾络膀胱。""脾足太阴之脉……上膝股内前廉,入腹,属脾络胃。""膀胱足太阳之脉……挟脊,抵腰中,入循膂,络肾属膀胱。"

综上,疏通肝经、肾经、脾经、膀胱经是调理慢性盆腔炎的重要手段。

肝经的常用易堵塞穴位是阴包穴、太冲穴。

肾经的常用易堵塞穴位是照海穴、水泉穴、大钟穴。

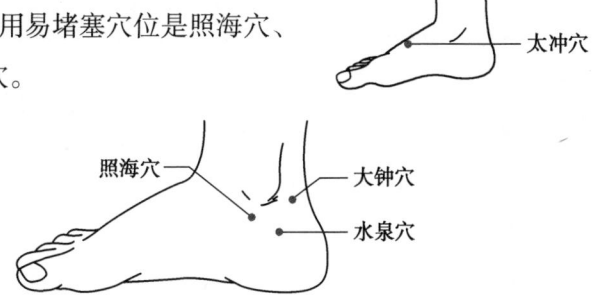

脾经的常用易堵塞穴位是阴陵泉穴、地机穴、三阴交穴。

膀胱经的常用易堵塞穴位是昆仑穴、承山穴、合阳穴。

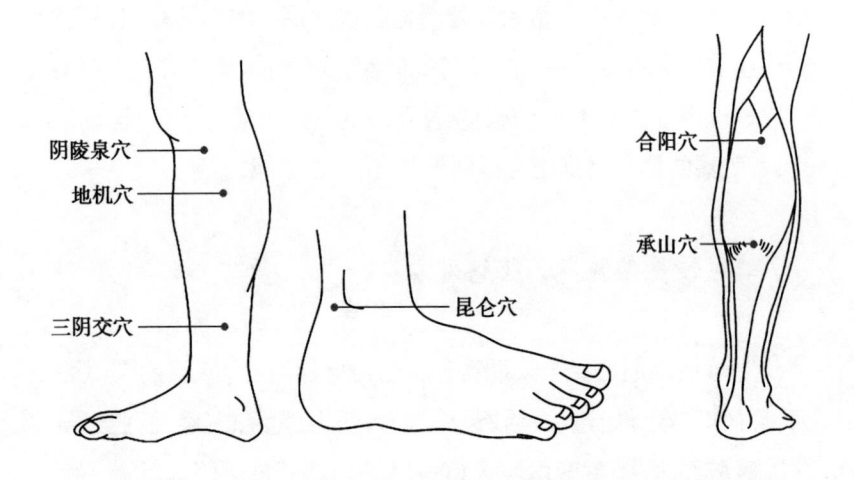

每个穴位每次按揉2分钟,每天两三次。上述穴位中,阴包穴、地机穴、照海穴、昆仑穴、承山穴的痛感可能更强烈,坚持按揉至痛感减轻,对于缓解腰酸、坠胀效果明显。

三、慢性盆腔炎的特效穴

保持盆腔热度,最简便的办法是艾灸关元穴。

艾灸需要辨证,如果有腰部酸痛、小腹发凉、饮食寒凉后便秘或腹泻、舌淡苔白等表现,就可以采用艾灸关元穴的方式,让小腹暖起来,以起到补虚、祛寒、化瘀的作用。

关元穴在盆腔中央,由于虚、寒、瘀的程度不同,每次艾灸时间因人而异,以灸透为度。

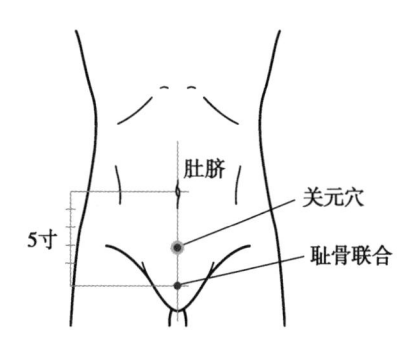

四、随时自我调理的小妙招

1. 腹式呼吸,让盆腔暖起来 腹式呼吸可以促进盆腔血液流动,此法方便易行,如每日坚持下去,对改善腹部血液循环、增强腹部及盆腔脏器的功能等皆有重要意义,生殖系统器官也会获得一个更好的环境。

2. 撮谷道,盆腔内自我按摩 "撮谷道"在使盆腔肌肉得到锻炼的同时,可促进气血在盆腔的运行,对盆腔炎、月经失调、白带异常、性冷淡等生殖系统疾患有很好的防治作用。

网友"三十七度温暖"的分享

内眼眶疼痛、偏头痛已经二十多年了,尝试过多种方法,有所好转,但还是会偶尔疼痛。因为我有盆腔积液,所以这次上了路老师的经络课之后,就按路老师给出的调理盆腔炎的方法练习,没想到腰骶部变得舒服的同时,眼睛会这么舒服,真的太感谢路老师了! 也许可以和折磨了我多年的眼眶痛说拜拜了,非常开心,感恩老师,我也会继续实践。

尿 路 感 染

◎ **特别提醒**：不论是急性尿路感染还是慢性尿路感染，都可以参考本文的思路来自我调理，如果尿液发红要马上就医。

尿路感染是西医病名，女性为高发人群，发病症状与中医的"淋证"类似。古人将以小便频数、短涩、淋沥，小腹及尿道刺痛、胀痛等为主要表现的疾病称为"淋证"。

一、根据临床症状分类

1. **热淋** 小便频急、不爽、量少、色黄、浑浊，尿路灼热刺痛，小腹坠胀，舌红苔黄。
2. **石淋** 小腹及茎中胀急刺痛，排尿常因砂石而中断。这是现代医学所说的尿路结石的症状，如果结石位于尿路中上段，则腰部、腹部可出现剧烈疼痛。
3. **血淋** 小便频急，热涩刺痛，尿中带血，小腹胀痛，苔黄腻或舌红少苔。
4. **气淋** 少腹及会阴部胀痛不适，排尿乏力，小便断续，甚至点滴而下，尿不尽，少气神疲。
5. **膏淋** 小便浑浊如米泔，上有浮油，有絮状物沉淀，或混有血色、血丝，排尿不畅。

因为症状不同，调理思路当然不一样。

二、对症治疗才能见效

尿频、尿急、尿痛、尿量少是尿路感染的常见表现。尿路感染常常被对应为"热淋",或者认为源于湿热,治疗以清热利湿为主,用药偏于寒凉。现代医学认为,尿路感染源于细菌感染,用药以"沙星"类药物(即喹诺酮类抗菌药)为主,因为沙星类药物善于抑制泌尿系统的细菌。

古代的卫生条件差,古人难以保障会阴部的清洁,衣着也没有当代人清凉,会阴部闷热潮湿,在这种湿热环境下容易滋生细菌,出现"热淋"的症状。

与古人相比,当代人多在受寒(空调低温、座椅冰凉)并且虚弱(年老、经期、孕期)的情况下出现尿频、尿急、尿痛,舌象上很少见到舌红苔黄,更多的是舌质淡、舌苔薄白,这是寒凉的表现。

不论是清热利湿的中药,还是沙星类抗生素,它们的药性多为"寒凉"。受寒引起的尿频、尿急、尿痛,用寒凉的药来治疗则是南辕北辙。

寒凉的体内环境没有解决,喜欢此类环境的细菌还会滋生,经过"常规治疗"貌似治愈了,但受寒、疲惫后又会发作,这是有些尿路感染患者治疗一段时间后转为慢性的根本原因。

三、尿路感染的经络处方

尿路感染发病较急,常突然出现尿意,但在排尿的时候尿量很少、尿道灼痛。这时要立即调肾,中医认为肾司二便,泌尿系统的问题由肾来主导,而肾气充足又可以祛下焦之寒,疏通肾经是调节肾气的简便方法。

肾经的常用易堵塞穴位是照海穴、水泉穴、然谷穴。

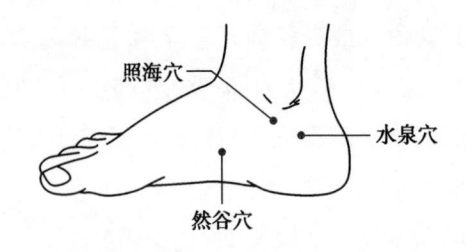

尿路感染时，按揉照海穴、水泉穴和然谷穴会有刺痛的感觉。在疼痛明显的穴位处点按2分钟，穴位痛感减轻后，尿路问题会有所缓解。每个穴位可以多次按揉，三日内穴位痛感会消失。

如果是肌表受寒引起的尿路感染，可以按揉膀胱经的昆仑穴来配合治疗。

点揉昆仑穴时，指腹放在跟骨的上缘，垂直向脚底方向发力，如果痛感强烈，按揉力度可轻柔一点儿。利用碎片化时间多次按揉，痛感会逐渐消失。

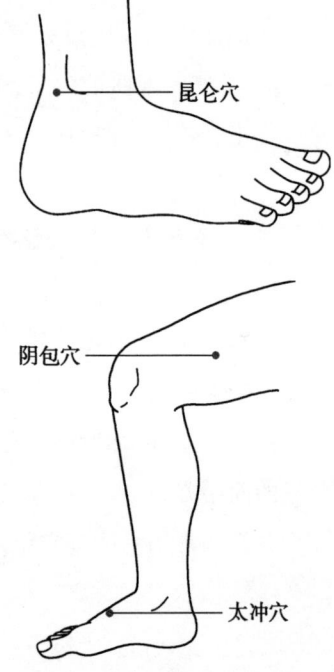

如果排尿时尿道灼痛，伴有舌红苔薄黄的情况，说明有了热象。在疏通肾经易堵塞穴位的同时可以配合疏通肝经，因为肝经的走行路线是"入毛中，环阴器"，所以泌尿系统的问题还需要调肝。

肝经的常用易堵塞穴位是阴包穴、太冲穴。

阴包穴在大腿内侧，按揉松解阴包穴有利于肝经气血在会阴部的运行。太冲穴是肝经的固定堵点，从太冲开始依次向下点按至趾蹼缘的行间穴，既调气机，又泻肝火。

四、尿路感染的常用特效穴

调理尿路感染的常用特效穴是复溜穴和足五里穴。

复溜穴,在小腿内侧,太溪穴上2寸,跟腱的前缘。

点揉复溜穴,如果痛感明显就要坚持按揉。足五里穴用示指、中指、环指并拢在一起来弹拨,多数人会感觉有僵紧、疼痛,要坚持揉软。

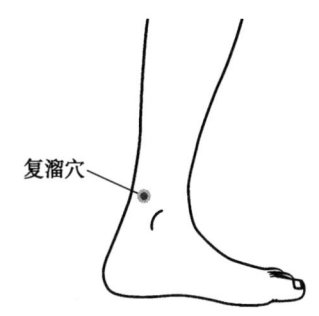

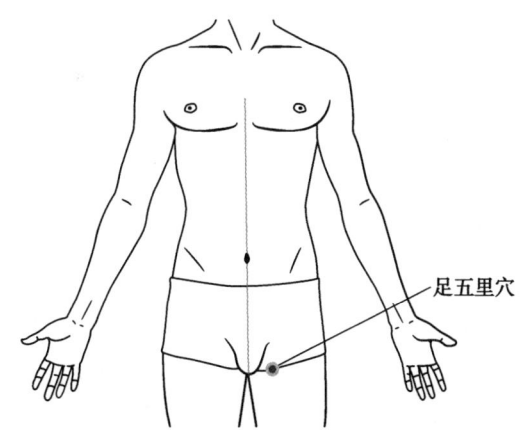

如果明确是由受寒、着凉引起的尿路感染,也可以用艾条对照海穴、水泉穴区域进行悬起灸来代替按揉。

总之,尿路感染发作时,在"常规治疗"之前先动手实践疏通经络。

☆ **尿路感染要大量饮水是"误区"**

尿路感染时,经常有人建议要多喝水,这样小便多了,就可把细菌冲刷出去。但这种想法是错误的。物无美恶,过则为灾,大量喝水也会消耗阳气,对于寒凉引起的尿路感染是雪上加霜。对于尿路感染迁延不愈的朋友,建议坚持适度饮水,配合疏通肾经,也许会有意外收获。

☆ 针对饮水后立即小便的调理思路

有人喝水后很快小便,尿量很大,尿色淡,这类表现不是尿路感染的症状,而是肺出现了问题。中医认为,肺主宣发和肃降,将水液、气血、津液推动到全身各处参与代谢的过程是由肺来主导的。

出现饮后即尿的情况,可以在肺经易堵塞穴位尺泽穴至"肘下二寸"循行路线上按揉或者刮痧,通过恢复肺的状态,使其宣发、肃降的功能正常,促进水液正常参与代谢。

网友"shmily"的分享

老师,我来反馈了。俺婆婆尿频、尿痛、尿血,前面吃了两天消炎药,10号开始按照您的指导按了肾经和膀胱经的易堵塞穴位,今天22号了,她已经不疼了。以前晚上起来两三次,现在晚上起来一次,而且她长期的下肢水肿也好了一些,没有以前那么肿了。

网友"心"的分享

记得上次尿路感染时到医院打了强痛定针(即布桂嗪),并且还有血尿。昨天又发尿路感染,用了路老师的经络疏通方法,1个多小时后就缓解了,当时的心情和感觉无以言表。以前经常这样犯病,每次都要用1周的抗生素,这次一点儿药没用,居然好了,感恩遇见!

甲状腺疾病

◎ **特别提醒：对于甲状腺结节、甲状腺炎、甲状腺功能亢进（简称"甲亢"）、甲状腺功能减退（简称"甲减"）等甲状腺疾病，都可以按照本文方案来辅助调理。**

甲状腺属于现代医学的内分泌系统。内分泌系统可分泌生长激素、甲状腺素、胰岛素、雄激素、雌激素、肾上腺素等。虽然腺体分泌激素的量很小，但对身体极为重要。激素水平高于或低于正常范围，身体马上就有变化。如果激素水平明显异常，则会严重影响身体健康。

为什么患甲状腺结节、甲状腺炎、甲亢、甲减的人越来越多呢？笔者认为这与日常生活中的阴阳失衡、情绪失和、肠胃失调有关。

一、探寻发病根源，恢复身体平和

（一）激素分泌正常是体内阴阳平衡的表现

如果甲状腺素的分泌超标（甲亢），人体会表现出亢奋、烦躁、口干、入睡困难、睡眠时间短等症状；当甲状腺素分泌不足时（甲减），人体会倦怠、嗜卧、声音低沉、无精打采。前者亢奋是阳性的，后者低沉是阴性的，两者都是阴阳失衡的状态，意味着身体处于病态之中。

长期熬夜的人容易出现甲状腺问题。人是宇宙的一分子，在生活中要遵循自然规律，与天地同频共振，才能和谐共生。长期熬夜，黑白颠倒，可使生命节律逐渐偏离宇宙规律。甲状腺出现问题，只是这种不良习惯的一个表现，患者还可能伴有月经失调、面色晦暗、皮肤生疮、乳腺增生、心烦急躁等问题，也就是人们所说的内分泌失调。

调节甲状腺等内分泌失调类疾病,一定要保证合理、充足的睡眠,重新与天地同步,借助自然的力量找回身体的平衡。这是恢复健康的基础。

(二)甲状腺疾病也与持续的情绪失和有关

情志不舒是当代人的常态,"一念动时皆是火,万缘寂处即生真"。作为一个社会人,在面对生活中的人、事、物时,我们很难始终保持理性和平和。心平才能气和,任何的妄念、气愤、焦虑、压抑都会使气机逆乱,阴阳也会失衡,长期阴阳失衡必然导致甲状腺出现问题。

人生本就是一场带病负伤的旅行,在成长的路上,我们需要慢慢修正自己。经过人、事、物的洗礼,我们应学会主动反省,逐渐变得明了、豁达,看淡风起云涌、潮起潮落,放下杂念、平心静气,是解决甲状腺问题的前提。

(三)甲状腺疾病还与消化系统功能紊乱有关

身体是整体性的,明确这一点可以避免执着于局部的痛苦而产生新的焦虑。甲状腺虽然在颈部,但从经络的角度看,胃经(颈部正中线旁开2指)和大肠经(颈部正中线旁开4指)从此区域经过。"经脉所过,主治所及",确诊甲状腺疾病的朋友,多伴有便秘、胃肠功能差的情况,所以调理甲状腺疾病,还要恢复消化系统的功能。

二、甲状腺疾病的经络处方

中医认为,形神合一,形体正常时,心绪也会平和;情绪低沉时,身体也会有气无力。在自我调理甲状腺疾病时,首先要调节与情志相关联的脏腑,通过疏通肝经、心包经、三焦经来恢复与这三条经络相关联脏腑的功能。

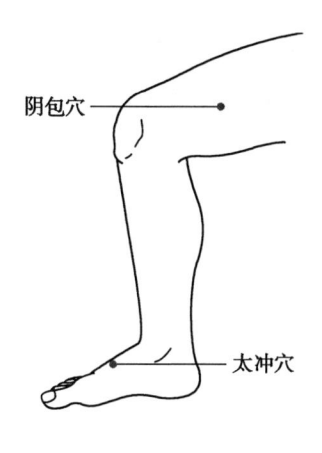

肝经的常用易堵塞穴位是阴包穴、太冲穴。

心包经的常用易堵塞穴位是天泉穴、"肘上二寸""肘下二寸"。天泉穴,在臂前侧,当腋前纹头下2寸(3指宽),肱二头肌的长、短头之间。肘上二寸,在肘横纹上2寸,肱二头肌中线下端。肘下二寸,在肘横纹下2寸,两筋之间。

三焦经的常用易堵塞穴位是"肘下二寸"和消泺穴。

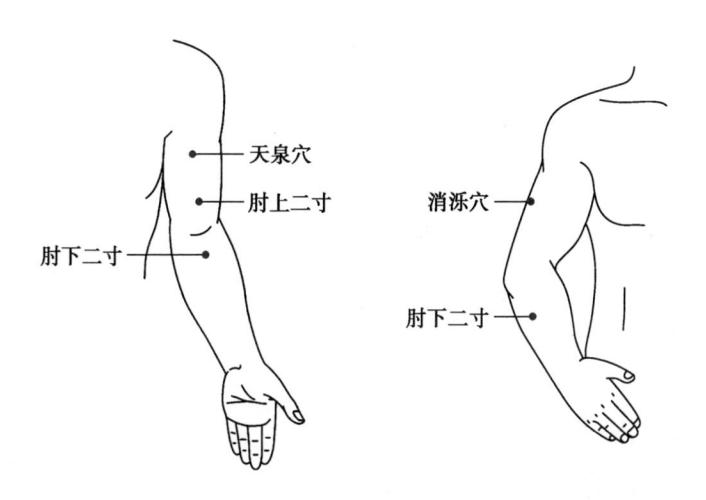

胃经和大肠经分别从甲状腺边缘经过,所以疏通胃经和大肠经也是调理甲状腺疾病的重要手段。

胃经的常用易堵塞穴位是缺盆穴、髀关穴、丰隆穴。缺盆穴,在锁骨上窝中央,前正中线旁开4寸。髀关穴,在大腿前面,当髂前上棘与髌底外侧端的连线上,屈股时,平会阴,居缝匠肌外侧凹陷处。丰隆穴,在小腿外侧,外踝尖上 8 寸,胫骨前肌的外缘。

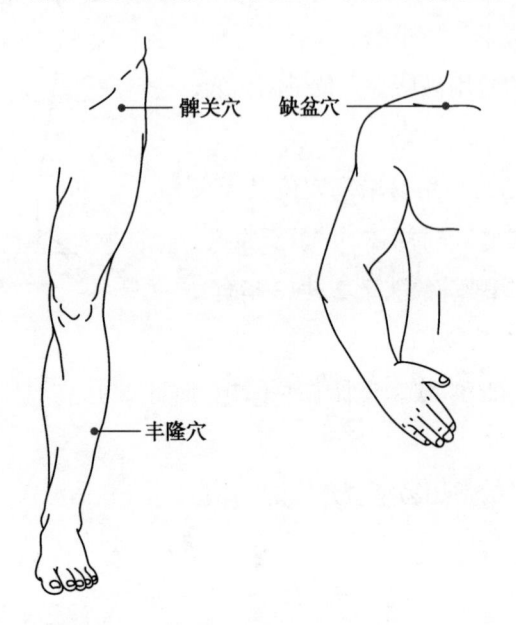

大肠经的常用易堵塞穴位是手五里穴、手三里穴、合谷穴。手五里穴,在臂外侧,肘横纹上 3 寸,曲池与肩髃连线上。手三里穴,在前臂背面桡侧,肘横纹下 2 寸(3 指宽),阳溪与曲池连线上。合谷穴,在手背,第 1 掌骨和第 2 掌骨之间,约平第 2 掌骨桡侧的中点。

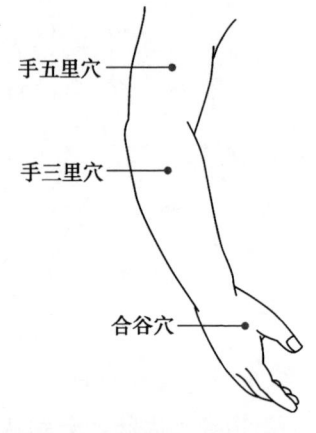

太冲穴、消泺穴、缺盆穴、合谷穴可以用点揉的方式疏通,其他易堵塞穴位可采用敲揉结合的方法。疏通经络的最终目的是松解局部僵紧,按揉、敲揉时力度不宜太大。每次每个穴位按揉 2 分钟,每天按揉两三次,先疏通患侧的经络,再按揉健侧的易堵塞穴位。

每天疏通经络尽量不超过三条,上述五条经络(肝经、心包经、三焦经、胃经和大肠经)可以隔日交替疏通两三条。

特别提示:有的朋友在按揉上述经络易堵塞穴位时会打嗝、排气,这是身体在排解过往积累的郁气,是好现象,不用担心。坚持按揉,当易堵塞穴位的痛感消失、经络畅通后,郁气也就排解干净了。

三、坚持刮痧,清理甲状腺周围垃圾

气舍穴在甲状腺的下方,是胃经的重要穴位,顾名思义,这个穴位是调节气机的。

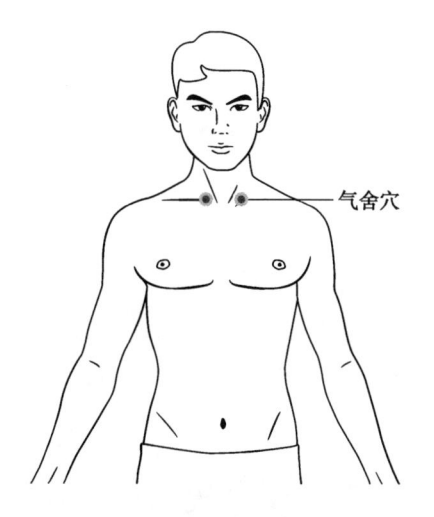

气舍穴,在颈部,当锁骨内侧端的上缘,胸锁乳突肌的胸骨头与锁骨头之间。刮痧时刮痧板可以从气舍穴开始,沿着锁骨内侧端的边缘操作,每次刮拭 2 厘米左右,刮拭力度以不疼为度,如果刮拭 20 多板,痧出透了就可以停下来。过几天痧退了,再刮拭一次。

颈部侧面有三焦经和胆经的循行路线,这个区域肌肉分布复杂,分层较多,气血流动性差,所以容易郁积垃圾,要每周刮拭一次,清理这些垃圾。从耳后开始涂润滑油,沿着颈部侧面一直刮到肩部肩井穴。初次刮痧可能出痧较多,这是好事,说明垃圾排出去了,不用担心。

四、捏软三角肌,保持经络畅通

许多患有甲状腺疾病的人,手臂上段的三角肌非常紧、硬。三角肌内侧边缘是大肠经的循行路线,三角肌外侧边缘是三焦经的循行路线,利用碎片化时间把三角肌捏软,对调节肠道和三焦功能有帮助。

手掌放在对侧三角肌上,轻轻挤压捏起,保持5秒,再松开。如此操作,每组10次,每天可以坚持捏拿5组,坚持1周,三角肌就变软了。

五、坚持摩腹,让身心放松

甲状腺出现问题后要努力保证充足的睡眠,让身体节律尽快与宇宙同频,还要养成良好的排便习惯,恢复肠道功能。坚持极轻力度、极慢速度地摩腹,可以助眠通便。

睡前和晨起后,平躺在床上,单手手掌置于腹部皮肤上,以肚脐为圆点,向上至胸骨剑突,向下至耻骨联合,先顺时针摩腹81圈,再逆时针摩腹81圈。摩腹的时候,要把自己的腹部当成小婴儿来对待,速度要极慢,力度要极轻,用推毫毛的劲儿,手掌肌肤与腹部皮肤似挨上非挨上,这是若即若离、若有若无的感觉。这种轻轻抚触,可对身体产生微微的刺激,最终目的是让身心真正放松下来,而这种身心放松是甲状腺疾病患者最需要的。在放松后,患者可轻松入眠,按时排便。

网友"苏昱霖"的分享

我平时在老师门诊抄方时,也帮着给患者刮痧,其间碰到了好几个甲状腺肿大的患者,每次都是在气舍穴附近刮痧15分钟左右,效果很明显。

这种刮法也是很巧合的一件事情,我自己在刮脖子时,在末端刮着很舒服我就一直刮,刮完后发现脖子上的肿大几乎没了,后面门诊碰到好几个有甲状腺肿的患者,我就用同样的方法试了下,结果都是15分钟左右就刮小了(但是绝对不能在肿大的位置刮,只能从明显的肿大以下,刮至末端锁骨处)。以上是个人经验,仅供大家参考。刮法也没什么讲究,就是刮到锁骨位置;力度也不限定,怎么舒服怎么刮。

乳 腺 疾 病

◎ **特别提醒:本文讲到的乳腺疾病包括乳腺增生、乳腺结节病、乳腺囊肿、乳腺炎、经行乳房胀痛等,在求医治疗的同时,患者可按照方案自我调理,以帮助身体恢复乳腺的气血供应,早日恢复乳房的健康。**

乳腺刚出现问题的时候,人们会积极治疗,可时好时坏的结果会使人慢慢失去信心，随时感触到的乳腺增生或者结节，也会让人经常担忧。乳腺增生、乳腺结节病并不可怕，可怕的是持续焦虑。

一、情志不舒是乳腺疾病的根本原因

中医称乳腺增生、乳腺结节病为"乳癖"。"风起于青萍之末"，老子说："有生于无"，在柔软的乳房内出现"硬结""肿块"之前，就是因为一口郁气没有排解掉，久之肝气郁结，才酿成这类疾病。

肝气不舒时，容易出现胁肋部胀痛，而肝经的期门穴在乳房下缘，长期肝郁会累及乳腺。根据五行的生克关系，肝气不顺还会横犯脾胃，使脾胃功能受损。胃经刚好纵向经过乳房，而胃经本为多气多血之经，胃气被郁结的肝气克制，如此持续下去，乳房的气血循环（血液循环、淋巴循环）就会变差，营养不能及时输送过来，垃圾不能及时排出，于是郁结成"痰"（注：中医所说的痰，除了吐出来的痰液，还包括机体内黏浊、可移动的病理产物）。

如果平素情绪压抑，或者经常烦躁易怒，导致体内气机不利，气血运行不顺畅，容易产生"痰浊"（垃圾），即使通过手术摘除了乳腺里的"肿物"，可是体内环境没有变化，这些垃圾慢慢又会生出来。所以，肝气郁结是当代女性患乳腺结节病、甲状腺疾病、子宫及卵巢疾病的根本原因。

女性压力大，生活、工作负担重，内心因琐碎的家务、繁重的工作、貌似重要的应酬而烦躁、焦虑、纠结，而且这种不良情绪产生的郁气很少有出口，所以调理乳腺应以疏肝解郁为主。有人在调理过程中出现打嗝、排气的现象，这是排解过往积累的郁气，是身体本能的回归。

二、气血供应不足是乳腺疾病的直接病因

持续的焦虑使精神更容易紧张,身体更容易僵紧,气血循环必然受阻,乳房周围的气血供应也随之变差,乳腺内的垃圾逐渐堆积而形成痰核,这个过程又是一个恶性循环。

按揉乳房周围 3 点、6 点、9 点、12 点位置,多数人会有僵紧疼痛的感觉。这四个点都是穴位,是气血向乳腺供应的重要通道,痛则不通,恢复乳腺的气血供应,首先要坚持疏通这四个穴位——气户穴、渊腋穴、膻中穴、期门穴。

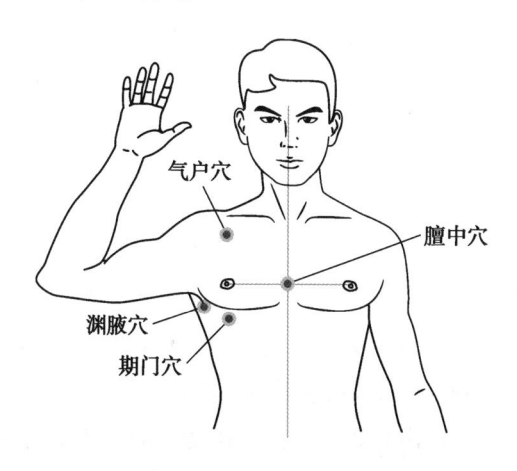

乳房上缘 12 点位置的疼痛点是胃经的"气户穴",它在锁骨中点的下方,距前正中线 4 寸,是胃经气血向下濡养乳房的重要路口。此处如果僵紧、疼痛,可以用示指轻轻点揉,逐渐增加力度,每次点揉 2 分钟,每日 3 次,坚持几天,痛感会消失。

在乳房外侧腋中线上,腋窝顶点下第 4 肋间隙处,用手指敲击 30 秒,此处会痛不可忍,这是胆经的"渊腋穴"。渊腋穴不仅是气血向乳腺供应的重要路口,还是心包经与胆经的交会处。"膻中"在《黄帝内经》中有时也指代心包,《黄帝内经素问·灵兰秘典论》曰:

"膻中者,臣使之官,喜乐出焉。"所以,任何不良情绪都会损伤心包。有人在按揉渊腋穴时会打嗝、排气,这是因为扰动了心包和胆的功能,身体开始主动排解郁气。疏通渊腋穴的手法、方法与气户穴相同。

乳房内侧是胸骨,两乳头连线与前正中线的交会点是"膻中穴",它是心包的募穴。由于心包经易受不良情绪的影响,将掌根放在胸骨上按揉,也会有痛感。疏通膻中穴可以用按揉的方法,也可以每周刮痧一次。

乳头直下的乳房下缘是肝经的"期门穴",此处也是肝经的易堵塞穴位,用手指敲击几下,痛感就会显现出来。疏通期门穴,可以采用拔罐的方式,每次留罐15分钟,每天一次,直到皮肤颜色恢复正常。

设想一下,乳房四周的道路通畅了,气血可以顺畅运行,局部的代谢得到恢复,"痰核"就会慢慢变软、缩小。

除了乳房四周的堵点,还有一个位置对于乳房保养非常重要,那就是肩胛骨中心点的"天宗穴"。天宗穴在乳房的背面,是小肠经的易堵塞穴位,可以缓解乳腺炎、产后缺乳、乳汁不通等乳腺问题。按揉天宗穴很痛的朋友可以采用拔罐的方式来疏通。

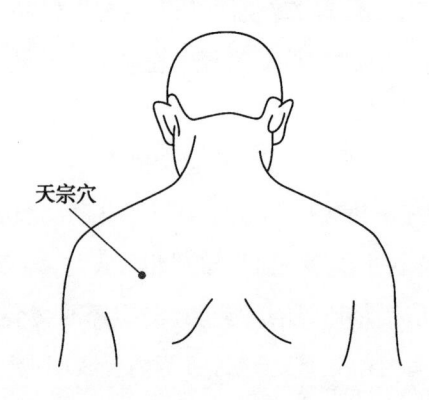

天宗穴

注意事项：如果痰湿严重，天宗穴、期门穴拔罐时很可能出现水疱，不用担心，皮下垃圾从穴位通道排出是好事。其间如果出现小水疱，可以挑破继续拔，直到鲜血出来后会自动结痂，每日或隔日1次。

三、实践三周，观察乳房的变化

虽然乳房周围的气血运行畅通了，但与乳腺有关的脏腑也需要调理。

人体内与情绪关联密切的脏腑是肝、心包和三焦。根据"经脉所过，主治所及"理论，肝经在体表的最后一个穴位是期门穴，它在乳房下缘；心包经在体表的第一个穴位是天池穴，就在乳头外旁开1寸的位置，所以调理乳腺疾病时肝经、心包经必须畅通。现代研究表明，中医所说的三焦与腺体有关，腺体类疾病都要疏通三焦经。情志不舒、贪食冷饮等因素导致当代人的脾胃功能受损严重，这也是乳腺疾病高发的原因。多气多血的胃经从乳腺经过，通过疏通胃经来恢复胃的功能对于加速局部气血循环和代谢相当重要。

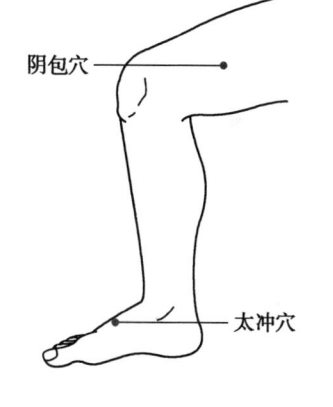

肝经的常用易堵塞穴位是阴包穴、太冲穴。

心包经的常用易堵塞穴位是天泉穴、"肘上二寸""肘下二寸"。

三焦经的常用易堵塞穴位是消泺穴、"肘下二寸"。

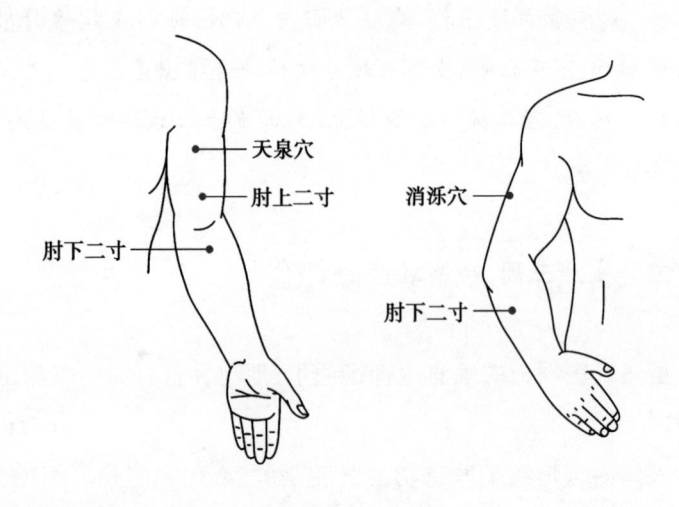

胃经的常用易堵塞穴位是缺盆穴、髀关穴、丰隆穴、内庭穴（在足背，第2、3趾间，趾蹼缘后方赤白肉际处）。

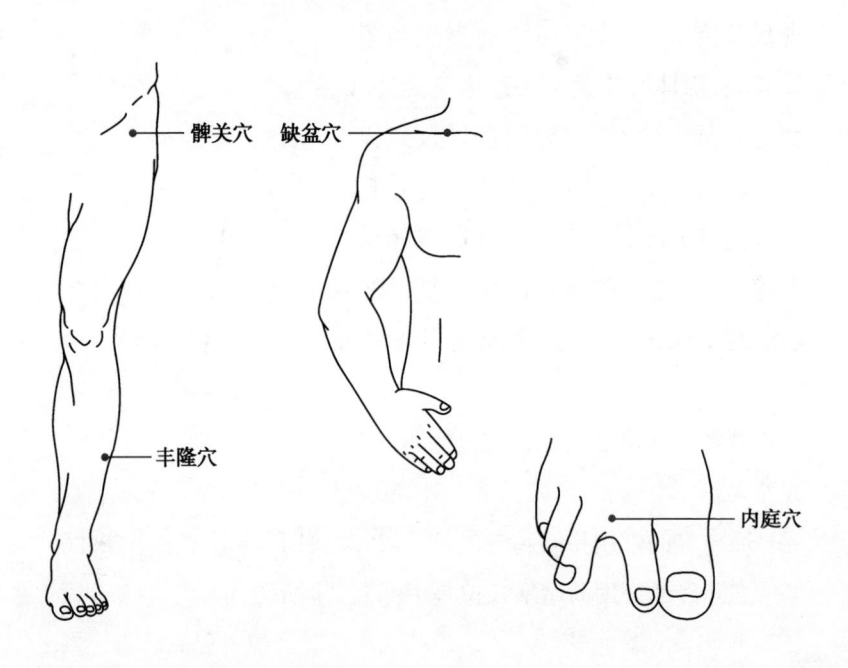

恢复乳房健康的方法已经明确,余下就是要坚持实践,用 3 周时间松解乳房周围僵紧,疏通四条经络的易堵塞穴位。

第一周:疏通乳房周围僵紧疼痛的穴位(气户穴、膻中穴、渊腋穴、期门穴、天宗穴)。

目标:恢复乳房的气血运行,促进局部垃圾排出。

第二周:疏通胃经、心包经的易堵塞穴位。

目标:恢复脏腑功能,调畅情志,调动气血,清理垃圾。

第三周:疏通肝经、三焦经易堵塞穴位。

目标:调节气机升降,促进情绪平和,随时消除隐患。

注意事项:①按揉上述穴位的时候,每次每个穴位按揉 2 分钟即可,先按揉患侧,再按揉健侧,每天操作 3 次;②按揉易堵塞穴位的时候,打嗝、排气会增多,这是身体主动排解过往积累郁气的表现,不要担心,当体内的郁气排干净后,这个现象会消失;③按揉阴包穴、天泉穴、髀关穴后可能有出痧、红肿的现象,这是身体清理垃圾的本能表现,如果穴位处还痛,可以力度轻一点儿继续按揉;④经期可以暂停,月经后再疏通。

四、乳腺疾病的特效穴

除了疏通经络恢复脏腑功能、促进乳腺的气血供应,还可刺激两个特殊的穴位来调理乳腺疾病。

"东乳穴"是调理乳腺疾病的经外奇穴,它在前臂掌面正中线上,腕横纹与肘横纹的中点处。虽然它在心包经的循行路线上,但古人在此没有设定穴位,所以属于经外奇穴。

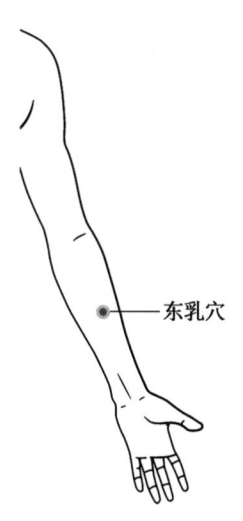

调理乳腺疾病时可以在此处刮痧,每次刮痧的力度以不疼为度,刮拭二三十板即可,每周刮拭1次。

"肩井穴"也是调理乳腺疾病的常用穴。肩井穴在身体上部,所以气血流动较差,此处多僵紧疼痛,最简单的疏通方法就是坚持捏拿,让它变柔软。

站在身体的角度思考,健康终归掌握在自己手里。在自我实践中告别过往的自己,让身心柔软下来,也许是"病痛"对我们的提醒。

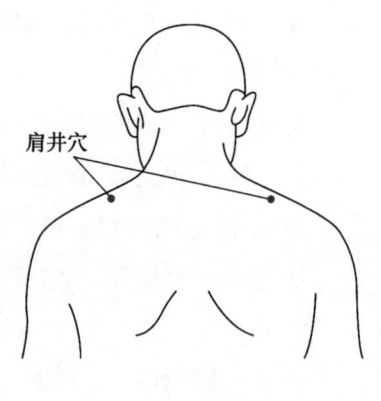

网友"盛盛"的分享

路老师好,一年来尽量坚持疏通经络,近期参加了调理乳腺21天女性训练营,坚持按揉并在气户、膻中、渊腋、期门穴处拔罐。今天体检,困扰我多年的乳腺增生和结节居然没有了,只剩甲状腺右侧变小的一处结节,本来左侧也有的,今天检查时也消失了。感恩,感动,感谢路老师的指导和引领。

网友"天使之吻"的分享

分享一下实践结果,侄女今年28岁,有乳腺增生,用手摸感觉有个小鸡蛋大的硬块,轻轻地摸都很痛,去医院医生建议做手术。

因为没结婚，侄女不肯做，问我有没有办法。我也是中医小白，平时有时间就看路老师的公众号和经络群里老师的课，给她疏通了肝经、心包经、胃经、脾经的易堵塞穴位，在小肠经的天宗穴拔罐。按揉期间排气多，第三天用手摸硬块时就发现变小了，疼痛也减轻了。这样疏通了7天，小鸡蛋大的硬块消失了，侄女高兴地说：大妈你真行，1周的时间就干成了一件大事。自从跟路老师学习中医后，家人身体有什么小问题都来问我，我差不多都能搞定，感恩路老师。

鼻　炎

◎ **特别提醒：鼻炎要重视，坚持调理会恢复。幼儿的腺样体肥大要慎做手术。**

鼻炎是常见病，鼻炎患者越来越多，发病年龄越来越小。持续的鼻塞、流涕、打喷嚏是鼻炎最令人痛苦的症状，严重时还伴有头痛、头晕，影响身心健康，使学习、工作效率降低。

说到鼻炎，很多人都知道按揉"迎香穴"来缓解鼻塞，但此法有时有效，有时无效，有时是短暂缓解。这就是"盲人摸象"的思维，鼻子难受不见得是鼻子坏了，鼻塞时按揉迎香穴如果无效，可以试试按揉胃经的"颊车穴"。

咬紧牙关，在耳垂前下方会有一块隆起的肌肉，示指放在那里，放松牙关，轻轻点揉，多数人会有强烈痛感，此处即为颊车穴。每

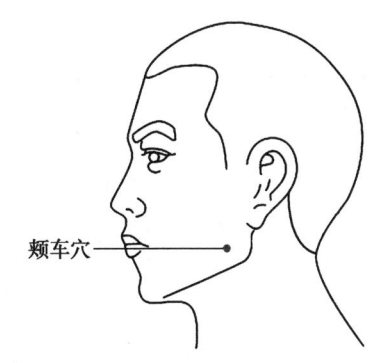

侧按揉2分钟,当痛感减轻时鼻塞可能会"意外"缓解。

按揉胃经穴位能缓解鼻塞,难道胃也出了问题?过敏性鼻炎不是因为过敏吗?远离过敏原是不是就万事大吉了?

治疗鼻炎的现代方法多是对症治疗,比如过敏性鼻炎,治疗方法就是努力寻找过敏原然后躲避之,或者用强力的抗过敏药物,以缓解打喷嚏、流鼻涕等症状,但这只是缓解而不是治愈,患者只能持续忍受痛苦。

一、思路不对,终成顽疾

人们在鼻炎发作,打喷嚏、流鼻涕的时候,只是想着赶紧止住,头晕脑涨太难受了。下面来思考一个严肃的问题:人为什么要打喷嚏?正常的人会喷嚏连连吗?

在鼻腔吸入异物或者被刺激的时候,正常人会打喷嚏。这种异物可以是有形的柳絮,也可以是无形的气体,比如寒气。

生活中我们会发现,幼儿由一个较热的空间突然进入空调房,马上会打几个喷嚏。这是因为肺主皮毛,当寒邪侵袭肌表时,警觉的身体马上通过打喷嚏的形式将它们赶走。

饮食寒凉、外在低温,使寒气聚集在体内,在春天阳气生发之时,身体与自然相呼应,正气萌动,开始通过鼻子这个通道祛除体内寒气。明白这个道理,就可以理解鼻炎为什么早晨严重,午后却"缓解"了(秋天发作的鼻炎也有它背后的逻辑,读者朋友可以参考天地变化来自己思考)。虽然服用药物可缓解鼻炎的症状,但寒气依然在体内,当阳气再萌动时,症状又会出现。仅靠药物维持而不改变不良的生活习惯,寒气越聚越多,将来可酿成大患。

综上,恢复被寒气损伤的脏腑功能,将体内寒气清理出去,是解决鼻炎问题的关键所在。

二、疏通经络,调理受损脏腑

因为肺主皮毛,寒凉之气首先伤肺。肺开窍于鼻,与大肠相表里,大肠经的循行路线又经过鼻旁,所以缓解鼻子问题首先要疏通肺经和大肠经,恢复它们所对应脏腑的功能。

当代人的生活方式导致人们很容易受寒,寒气伤人有内外两种途径。内在途径是饮食寒凉,脾胃受寒。此类患者常伴有前额痛,这是胃经循行路线上的反应。外在途径是空调冷气伤人肌表。中医认为,膀胱经在身体后面,是人体防御外邪的第一道屏障,长期处于低温环境中的朋友,15:00—17:00容易困倦。鼻炎患者容易伴有颈部僵硬、头后部疼痛的症状,这都是膀胱经有寒的证据。因此,膀胱经和胃经的易堵塞穴位也要疏通。

肺经的常用易堵塞穴位是尺泽穴、"肘下二寸"、鱼际穴。尺泽穴,在肘前侧,肘横纹上,肱二头肌腱桡侧凹陷中。"肘下二寸",在前臂掌侧,尺泽穴下2寸(3指宽)。鱼际穴,在手掌,第1掌骨桡侧中点赤白肉际处。

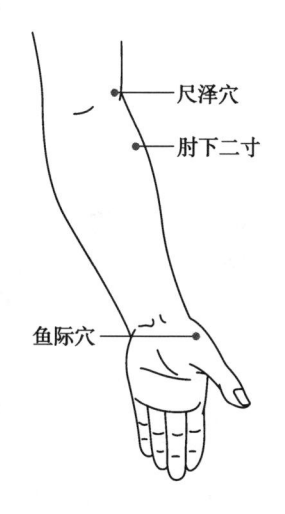

尺泽穴至"肘下二寸"这条线路可以采用刮痧的方式来疏通,每周刮痧一次。鱼际穴开始按揉时会很痛,要坚持按揉。

大肠经的易堵塞穴位是手五里穴、手三里穴、合谷穴。

胃经的常用易堵塞穴位是颊车穴、髀关穴、丰隆穴。

膀胱经的常用易堵塞穴位是承山穴和昆仑穴。

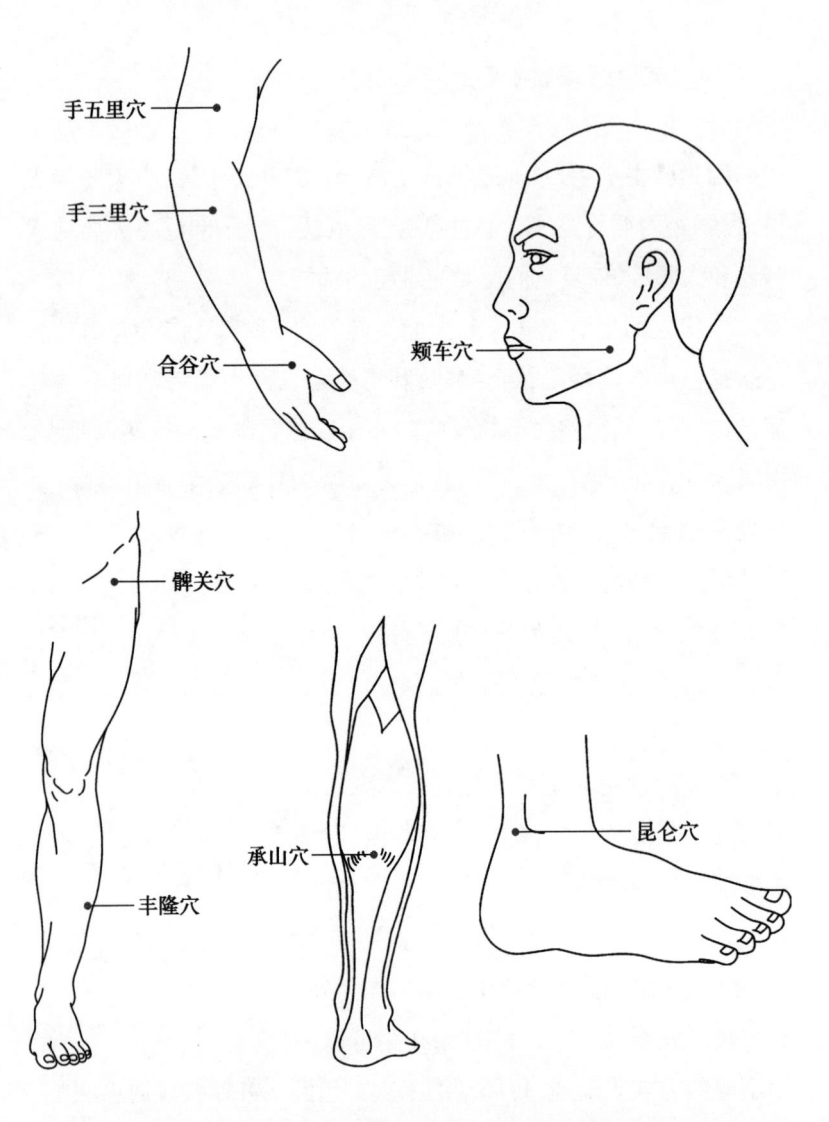

手五里穴

手三里穴

合谷穴

颊车穴

髀关穴

丰隆穴

承山穴

昆仑穴

上述经络的易堵塞穴位如果疼痛，要坚持按揉。每次每个穴位按揉 2 分钟，每日 3 次，1 周后痛感会减轻或消失。

三、清除寒气，灸法最快

在疏通上述经络的同时，还要用艾灸的方式补充阳气，驱赶寒气，恢复身体的内在和谐。

法无定法，适合才好。用灸法调理鼻炎时，一定要确定是因寒而起的，如果胡乱艾灸，则适得其反。如果有鼻流清涕，甚至是清稀的鼻水，舌胖嫩甚至有齿痕，平时喜食寒凉之品，或者生病后经常输液，就可以判断是寒气引起的鼻炎，可以用艾灸之法。

排解中、下焦的寒气，艾灸常用的穴位是中脘穴和关元穴。

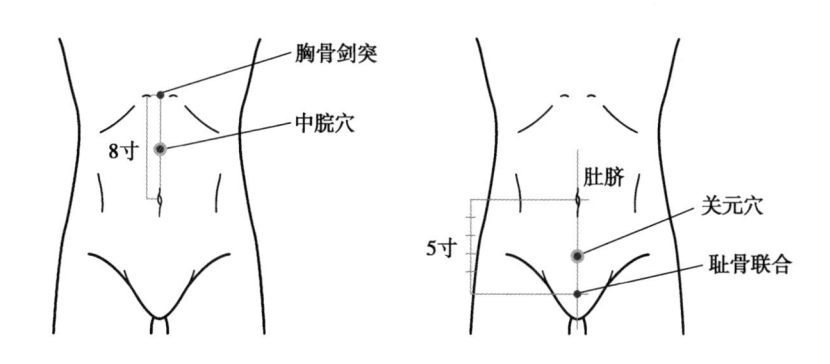

中脘穴和关元穴可隔日艾灸，交替进行，每次要灸透。有人在艾灸关元穴和中脘穴后，会突然出现症状加重的情况，这是寒气加速排出的表现，不用紧张。

需要提醒的是，在调理身体的同时一定要远离寒凉的环境，饮食也不要贪凉，坚持一段时间，鼻炎的发作频率会下降，病情也会减轻。拥抱阳光，神清气爽，健康就掌握在自己手中！

备注1：幼儿鼻炎、腺样体肥大者也可用上述方法来调理，每次按揉穴位时，时间短一点儿，力度轻一些，艾灸时要避免烫伤。

备注2：肺中寒气也可以通过对肺俞穴持续拔罐来清除。

网友"依依"的分享

路老师,你好!我有过敏性鼻炎,每年春天花开的时候开始发作,每天流清鼻涕,打喷嚏,有时候连起来可以打几十个,眼睛也很痒。几天前,我晚上咳嗽得很厉害,起来看了一下时间03:15,翻看了一下路老师公众号里面的文章,疏通了一下肺经,后来就睡着了,没咳嗽,一直睡到天亮。接触中医后,真的只有亲身体验过才知道身体真的很神奇。这几天一直在疏通肺经、大肠经、胃经、肾经和膀胱经,希望能够把鼻炎调理好。这几天咳嗽也很少了,偶尔咳几声,晚上基本不咳了,鼻涕也流得少了,鼻炎好了很多,没有那么难受了,我会坚持下去的,感谢路老师。

咳 嗽

◎ **特别提醒**:如果是长期原因不明的咳嗽,伴有低热,或者痰中带有血丝,要及时就医,查明原因。小儿咳嗽也可以参考下文方案。

《黄帝内经素问·平人气象论》曰:"平人者,不病也。"对于身体来说,咳嗽、吐痰和打喷嚏、流鼻涕类似,都是身体有异常时,机体排解异物的本能反应。

打喷嚏、流鼻涕是身体在清除肌表或脏腑浅层次的异物和垃圾,咳嗽也是身体的一种自净反应,通过咳嗽的形式表达身体的异常,并努力将"异物"清理出身体。这些异物可能是刚侵袭肺脏的寒气，也可能是郁积在肺内的热气，还可能是脏腑功能受损后产生的痰浊。

比如感冒发热后的咳嗽，貌似感冒好了，但还有余邪未解，于是频繁咳嗽。咳嗽，只是肺脏受累的本能反应，《黄帝内经》专门有一篇"咳论"，讲到咳嗽时更是有一句震耳欲聋的话："五脏六腑皆令人咳，非独肺也。"

所以，中医治咳有散寒止咳、润肺止咳、化痰止咳、宣肺止咳、固肾止咳等手段，当解决了本质问题之后，咳嗽也随之消失。

打破"见咳止咳"的误区，仔细观察自己，根据咳嗽初起、发展的不同阶段，以及累及的脏腑来调理。通过调节相应脏腑的功能，早日驱邪外出，使身体恢复干净。

下面从急性咳嗽、长期咳嗽、定时咳嗽、脏腑咳嗽的角度来设计调理方案。

一、急性咳嗽

急性咳嗽常见于感冒初期，咳嗽急促，声音洪亮。风寒之邪侵袭肌表，头项僵紧，肢体酸痛，无汗发热。因为肺主皮毛，这时的咳嗽是肌表受邪的表现。如果以药物治疗，可用散寒宣肺的思路来"止咳"。

咳嗽发作时间短的话，可以疏通肺经来助力肺功能，将寒邪清出体外。肺经的常用易堵塞穴位是尺泽穴、"肘下二寸"、鱼际穴。

如果感冒持续，寒邪入里化热，咳嗽时有痰，则要疏通脾经来健脾化痰。脾经的常

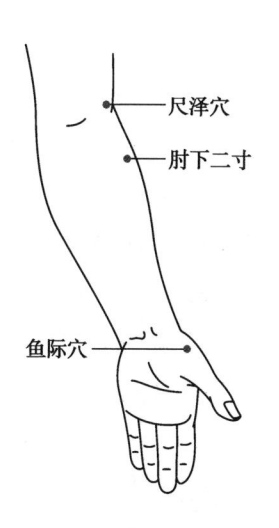

用易堵塞穴位是大包穴、地机穴、太白穴(在足内侧缘,第1跖趾关节近端赤白肉际凹陷中)。

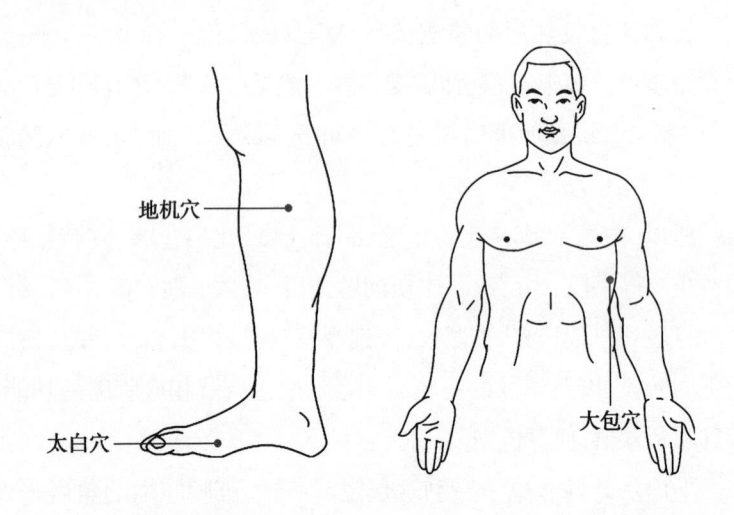

上述穴位可以用点揉、敲揉的方式来探查,每次在疼痛的穴位处按揉2分钟,多次按揉,争取当天见效。肺经尺泽穴至"肘下二寸"的线路也可以刮痧一次,如果在肘下二寸的位置痛感不明显,可以敲击肘下五寸的孔最穴,咳嗽发作时这个位置会更痛一些。

如果咽喉疼痛,要另外刺激少商穴。可以请针灸医生在少商穴放血,或者自己用指甲多次掐点。少商穴,在拇指末节桡侧,指甲根角侧上方0.1寸。

如果咳嗽时痰多,在疏通脾经易堵塞穴位的同时,可以在小腿胫骨内侧缘和外侧缘刮痧一次。胫骨内侧缘是脾经循行路线,胫骨外侧缘是胃经循行路线,在此线路上刮痧可清理局部垃圾,且化痰的要穴丰隆穴就在小腿中段,可以顺便刺激到它。

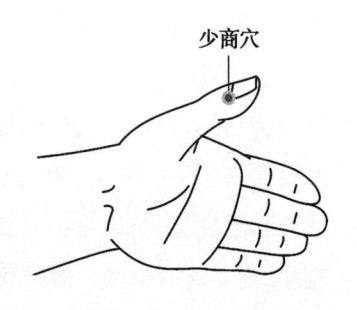

有时幼儿在饮食生冷的情况下会出现咳嗽,从肺经的经络循行路线来看,这是因为脾胃受寒后,寒气从胃循肺经侵袭肺脏,这是古人说的"饮冷伤肺"。对于幼儿的此类咳嗽,可以轻轻按揉肺经、脾经的易堵塞穴位来调理。但同时要引以为戒,饮食一定要远离寒凉,尤其是睡前绝对不要过多喝水和吃冷饮。

二、长期咳嗽

长期咳嗽的人,不论是何原因,都会耗损肾气。咳时喉中有喘息声,咽喉发痒,会忍不住地持续咳嗽,很是痛苦。久咳伤肾,且肾经的循行路线经过咽喉,对于长期咳嗽的患者,当单纯疏通肺经、脾经的易堵塞穴位效果不明显时,要增加疏通肾经的易堵塞穴位来缓解这种痒咳,让喉咙清爽。

肾经的常用易堵塞穴位是照海穴、水泉穴、大钟穴。

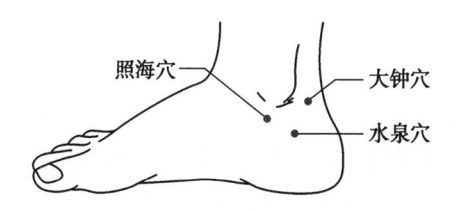

按揉内踝下缘的照海穴会刺痛难当,这是好现象,说明气血还比较充足。这时水泉穴和大钟穴可能也有强烈痛感。这三个穴位要坚持按揉,当它们痛感减轻的时候,痒咳会好转。

调理长期咳嗽还要每周在双侧尺泽穴刮痧一次,刮痧的力度以不疼为度,从上向下刮拭。如果皮下有垃圾,则会很快出痧。疏通肺

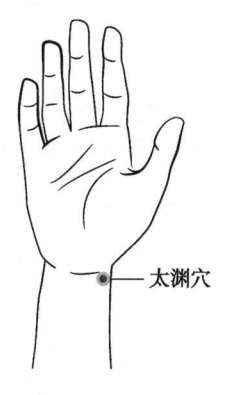

经、脾经、肾经的易堵塞穴位后,可经常轻轻点揉腕横纹拇指侧的太渊穴来补益肺气。

久咳之人,在调节肾、脾、肺的同时,应该采用拔罐的方式来清理肺内深层次的垃圾。按照"俞募配穴法",在肺俞穴和中府穴这两个联通肺的穴位处同时拔罐。肺俞穴,在脊柱区,第 3 胸椎棘突下,后正中线旁开 1.5 寸。中府穴,在胸部,横平第一肋间隙,锁骨下窝外侧,前正中线旁开 6 寸。

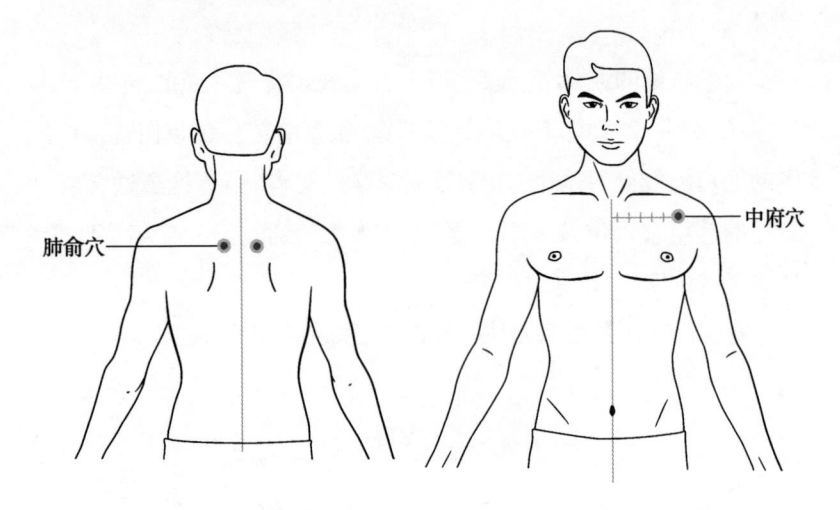

使用真空抽气罐定在穴位处,抽气 3 下,每次留罐 15 分钟,每日或隔日拔 1 次,直到皮肤颜色恢复正常。

需要提醒的是,有的人拔罐后局部出现了水疱,这是穴位处的水湿透皮而出的现象,不用紧张。大疱挑破后涂碘伏或艾灰,小疱不用管,继续拔,直到鲜血出来后会自动结痂。

三、定时咳嗽

稍微注意一下,我们会发现,每天 24 小时都咳嗽的情况非常少见,很多人的咳嗽是有时间规律的。一天当中固定在某一个时间段里咳嗽特别厉害,其余时间基本不咳。临证中,发现有的人是上午9点多开始咳,有的人是下午5点开始咳,也有晚上8点咳的,还有晚上9点、半夜12点咳的。

根据经气的子午流注次序,如果每天在固定时间出现身体异常,可以疏通对应经络的易堵塞穴位来恢复这个脏腑的功能。

遇到有时间规律的咳嗽,除疏通肺经、脾经、肾经之外,还可按揉发病时间对应经络的易堵塞穴位,往往是手到病除。其实,除了咳嗽,其他如定时头痛、困倦、乏力、出汗等症状,都可以按此规律调理。

四、脏腑咳嗽

和现代医学重视数据不同,中医更关注身体的症状表现。祖先对人体的观察也非常细致,《黄帝内经素问·咳论》曰:"五脏六腑皆令人咳,非独肺也。"

顽固性咳嗽可以对照下面文字,判断属于何种"咳",按揉其对应经络的易堵塞穴位来调理脏腑,按照"俞募配穴法"拔罐来清理垃圾。比如心咳,按揉心经的易堵塞穴位,心俞穴、巨阙穴拔罐;如果是肝咳,按揉肝经的易堵塞穴位,肝俞穴、期门穴拔罐。以此类推。

《黄帝内经素问·咳论》曰:"肺咳之状,咳而喘息有音,甚则唾血。心咳之状,咳则心痛,喉中介介如梗状,甚则咽肿喉痹。肝咳之状,咳则两胁下痛,甚则不可以转,转则两胠下满。脾咳之状,咳则右胁下痛,阴阴引肩背,甚则不可以动,动则咳剧。肾咳之状,咳则腰背相引而痛,甚则咳涎……胃咳之状,咳而呕,呕甚则长虫出……胆咳之状,咳呕胆汁……大肠咳状,咳而遗矢……小肠咳状,咳而失气,气与咳俱失……膀胱咳状,咳而遗溺。久咳不已,则三焦受之,三焦咳状,咳而腹满,不欲食饮。"

备注一:小儿咳嗽也可以按照上述方案调理,只是幼儿身体柔软,易堵塞穴位比成人少,疏通起来比成人快。本着通则不痛、痛则不通的原则,家长像做游戏一样在患儿疼痛的穴位处轻轻按揉,经常捏一捏。肺俞穴、中府穴、尺泽穴处拔罐、刮痧可用吮痧替代。

备注二:严重咳喘,自我调理如果无效则要就医,请中医师辨证诊治。

网友"若兰"的分享

我也来反馈一下,小孙子7岁,前段时间感冒好了,但还是时不时地咳嗽,有时咳得挺厉害。我就利用周末过来看看,发现孩子中午1点左右咳得厉害,我在心经探查,痛点不明显,探查小肠经的天宗穴时疼得厉害,我就在天宗穴拔了两个罐,只抽2下,拔了2分钟,罐印特别紫。第二天又轻轻地拔了1次,咳嗽彻底好了。

急、慢性支气管炎(附:哮喘急救穴位)

◎ **特别提醒**:如果出现剧烈咳嗽,喉中有哮鸣音,伴有呼吸困难,很可能是哮喘发作,要立即就医,为急救赢得时间。

咳、嗽、痰、喘是气管炎、支气管炎的常见症状。

急性支气管炎常在鼻塞、流涕、低热及咽痛等上呼吸道感染症状之后出现,多见于幼儿和年老体弱者。中医需要关注痰的颜色

(白、黄)和状态(清稀、黏浊)等来判断是寒还是热,并选择对症的药物来治疗。对于非医学专业人士,也许判断不清寒热,但既然是支气管的问题,就与肺有关,所以,在出现"上呼吸道感染(上感)"时要立即调肺。

慢性支气管炎常见于中老年人,患者每年咳嗽、咳痰3个月以上,并连续发病2年或2年以上。咳嗽、咳痰、气喘是其常见表现,由于多发于老年人,故被简称为"老慢支"。

轻症患者随季节变化,受秋、冬季寒凉的影响而发作;重症患者四季均咳,日夜咳嗽,早、晚尤为剧烈,异常痛苦。咳嗽同时伴有痰多,由于细支气管黏膜受损,痰液阻塞及支气管管腔狭窄,会产生气喘(喘息)症状,甚至呼吸困难。久咳、痰喘,除了肺脏受损,脾、肾等器官也受到累及。

一、急性支气管炎的经络处方

急性支气管炎常发生在上呼吸道感染之后,而"上感"多由受寒引起,寒邪侵袭肺部,出现发热、咳嗽、咽痛的症状,这时要疏通肺经来调肺。

膀胱与肺是五脏旁通,膀胱经又是机体的第一道屏障,受寒引起上呼吸道感染时要多次捏脊,以松解背部膀胱经循行路线的僵紧疼痛;按揉膀胱经下肢循行路线的易堵塞穴位,促进膀胱经畅通,间接帮助肺脏恢复功能。

肺经的常用易堵塞穴位是尺泽穴、"肘下二寸"、鱼际穴。

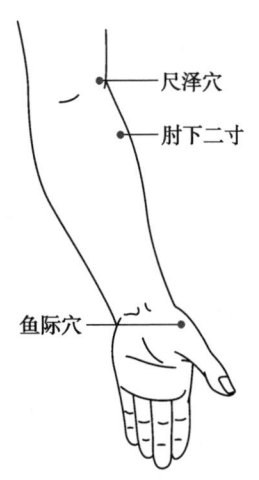

在咳喘、咽痛的时候，尺泽穴至"肘下二寸"线路会有僵紧疼痛，每次按揉 2 分钟，每天按揉数次，直到痛感消失。对于幼儿，可以在尺泽穴至"肘下二寸"线路上吮痧一次。

膀胱经的常用易堵塞穴位是昆仑穴、承山穴、合阳穴。

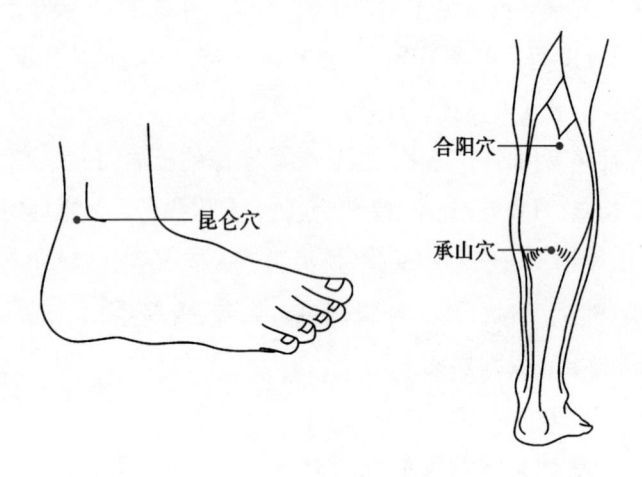

昆仑穴、承山穴、合阳穴和鱼际穴，可以用按揉的方式来疏通，每个穴位按揉 2 分钟，每日 3 次。

如果咳嗽频繁，可按揉肺俞穴。肺俞穴是肺的背俞穴，刺激这里可以快速调节肺的功能。

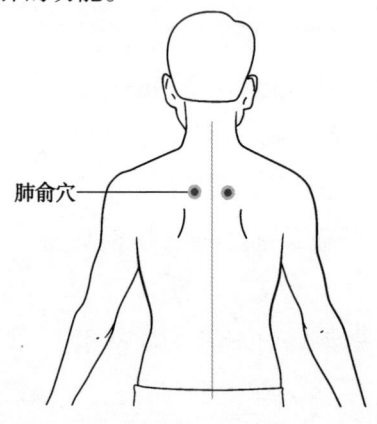

如果咽痛明显,要刺激少商穴,指甲掐点或者放血都可以,对缓解急性咽痛起效快速。

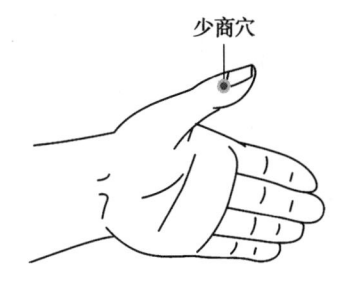

二、慢性支气管炎的经络处方

慢性疾病迁延不愈,累及的脏器较多,长期咳嗽、痰喘也会消耗元气,所以要请中医师诊治,明确病因,对症用药,化痰、平喘、止咳,并配合疏通肺经、肾经、脾经、胃经来辅助调理。

肾经的常用易堵塞穴位是照海穴、水泉穴、大钟穴。

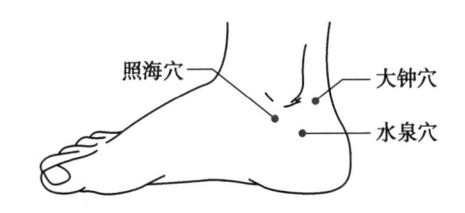

疏通肾经对缓解痒咳、气喘有帮助。

脾经的常用易堵塞穴位是阴陵泉穴、地机穴、太白穴。

土生金,疏通脾经可健脾益气,缓解气喘、乏力;另外,肺为贮痰之器,脾为生痰之源,疏通脾经也有减少痰浊的作用。

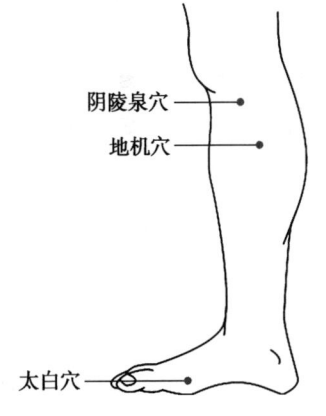

胃经的常用易堵塞穴位是缺盆穴、足三里穴[在小腿前外侧,当犊鼻下3寸,距胫骨前缘一横指(中指)]、丰隆穴。

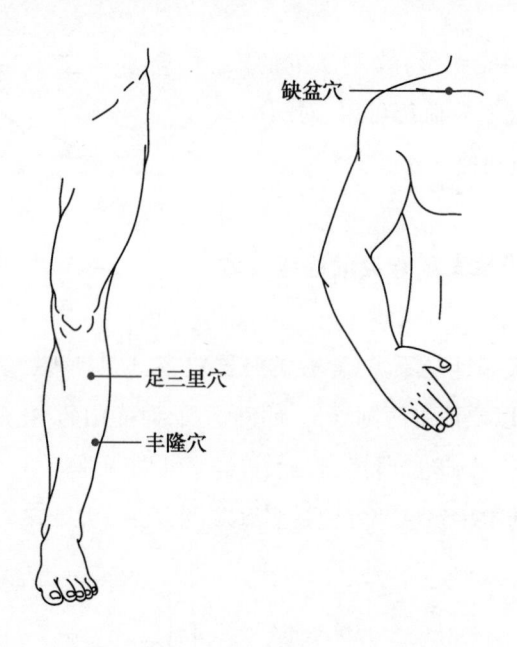

缺盆穴在锁骨上窝中央,是气血在胸部正常布散的重要开关,轻轻点按此处会有僵紧疼痛的感觉,坚持按揉僵紧会松解,痛感会消失。丰隆穴是胃经的络穴,联通脾经,有化痰的作用,痰多的人按揉此处会有痛感。

上述穴位,每次按揉2分钟,每日3次,坚持到穴位痛感消失为止。

慢性支气管炎患者还需要在肺俞穴、中府穴拔罐。肺俞穴是背俞穴,中府穴是募穴,古人认为它们是肺与外界相连的通道,在这两个穴位处坚持拔罐可以清理肺内垃圾。

天气转凉、饮食寒凉、空

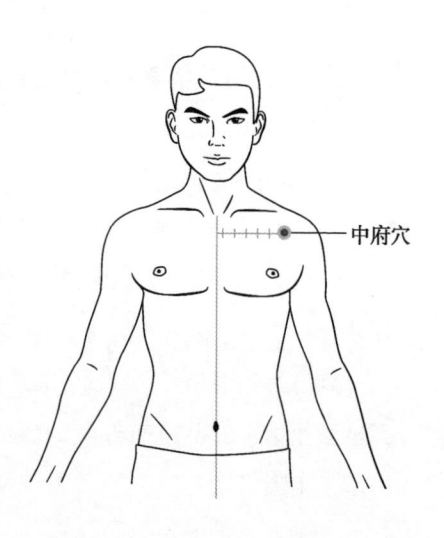

气污染、烟酒无度是慢性支气管炎发作的诱因,在调理身体的同时,要重视防护,远离诱因,避免诱发咳喘,加重病情。

支气管哮喘的救急穴位

咳喘气促、呼吸困难是支气管哮喘发作的主要表现。哮喘发作非常凶险,在及时就医的同时,可以按揉穴位来缓解症状。

常用的救急穴位是膻中穴、太渊穴、外劳宫穴。

膻中穴在两乳头连线与前正中线的交会点。哮喘发作的时候,用手掌的小鱼际按揉此穴,可以起到宽胸顺气的作用。

太渊穴在腕前区,桡骨茎突与手舟骨之间,拇长伸肌腱尺侧凹陷中。轻轻点揉此处可补益肺气。

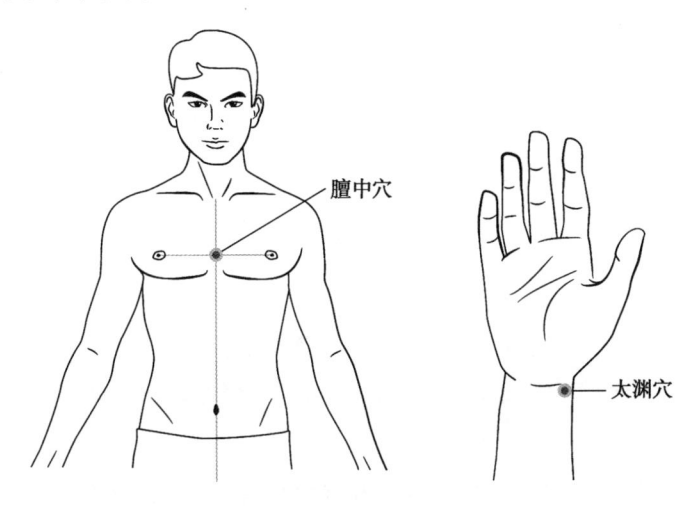

外劳宫穴也是经外奇穴的"落枕穴",在手背,第2、3掌骨之间,掌指关节后0.5寸凹陷中。哮喘发作时用力点按,如果有痛感就坚持按揉。

除上述三个救急穴位之外，肺经的常见易堵塞穴位尺泽穴、"肘下二寸"、鱼际穴和肺俞穴也可以交替点揉，以调节肺的功能，争取在送医过程中缓解呼吸困难，减轻咳喘症状。

网友"鲁红"的分享

支气管炎拔罐疗法确实管用！在中脘穴、肺俞穴、大椎穴处拔罐2周，今天开始基本不咳了，但是穴位处皮肤还有罐痕。继续拔，待罐痕颜色和周围皮肤一致，再拔肩井穴和肾俞穴。

网友"杨敏"的分享

我在2013年被诊断为慢性阻塞性肺疾病、哮喘，之前一直用西药治疗，如甲泼尼龙、孟鲁司特钠、枸地氯雷他定片等。后来到2019年，咳得越来越厉害，基本每天都要咳很久。其间断断续续看了四五年的中医，基本都是喝中药，也做过针灸治疗，依然没有好转。每天到晚上11点后就咳，能咳2小时，身体状态很差。前些时候咨询了路老师，按了一些相关的穴位，1周之后晚上基本就不咳了，真是没有想到能这么快缓解。然后有时下午5点左右咳，又按了肾经的相关穴位，1周后就基本不咳了。非常感谢路老师。通过实践，我更深刻地感受到了古人的智慧，我将继续坚持，对十二条经络进行轮流按摩。待其他问题解决后再来反馈。

扁桃体炎

◎ **特别提醒**：急性扁桃体炎要及时调理，如果效果不明显，要及时就医，以免出现心肌炎、肾炎等并发症。另外，需要提醒的是，切除扁桃体一定要慎重。

扁桃体炎的常见表现是咽喉肿痛，属于中医"乳蛾"的范畴。发病时咽部疼痛、充血红肿，扁桃体肿大，表面甚至有脓点，常伴有颌下淋巴结肿大。

急性扁桃体炎多发生于幼儿及青少年，起病急，常伴有寒战、高热，幼儿可能因高热而抽搐、呕吐或昏睡。如果处理不及时，还可能诱发肾炎、心肌炎等并发症。

一、急性扁桃体炎的常用穴位

当咽喉如刀割样疼痛，扁桃体肉眼可见红肿时，可以在少商穴或关冲穴放血来治疗。

少商穴，在拇指末节桡侧，指甲根角侧上方 0.1 寸。少商穴是肺经的穴位，有清肺热、利咽喉的作用。关冲穴，在环指末节尺侧，指甲根角侧上方 0.1 寸。关冲穴是三焦经的穴位，有泻火生津的作用。

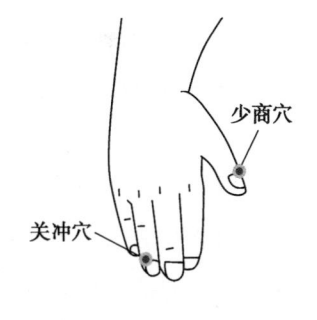

针灸医生用三棱针点刺双侧少商穴或关冲穴，挤出的血由暗红色转为鲜红色即可。当鲜血出来的时候，喉部会异常清爽。如果不方便放血，也可以用指甲掐点的方式来刺激。

急性扁桃体炎多由受寒引起，如果伴有恶寒发热，可以在少商穴、关冲穴放血的同时,在大椎穴(在后正中线上,第7颈椎棘突下凹陷中)拔罐来驱散寒邪,每次留罐15分钟。七八岁以下的幼儿可以用吮痧的方式来替代。

也有由实热引起的急性扁桃体炎,伴有高热口渴、舌红苔黄,可在少商穴放血的同时,掐点内庭穴来泄内热。内庭穴是胃经的常见堵点,用手指掐点时,如果痛感强烈,可以多次刺激。

备注:如果上述方法效果不显,要及时就医。

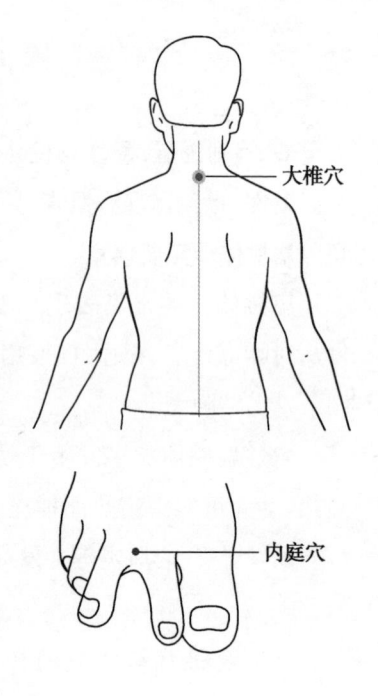

二、慢性扁桃体炎的经络处方

从身体结构来看,扁桃体是咽喉的门户。按照中医的理解,当外邪侵袭机体的时候,扁桃体因与外邪抗争而经常受累,所以扁桃体炎常伴随感冒症状。

身体是整体性的,任何一个器官都是有用的。现今科技发达,摘除扁桃体也有了微创技术,但建议还是不要轻易将其摘除。扁桃体是重要的免疫器官,是身体的重要门户,如果只是因其抗邪肿大而将其切除,人体缺失了预警防卫器官,邪气在没有任何阻挡的情况下会长驱直入。

防治扁桃体反复发炎,应该解表固本,预防在先。因为肺主皮毛,而膀胱经又是人体的第一道屏障,慢性扁桃体炎要疏通肺经、膀胱经、肾经的易堵塞穴位,恢复相应脏腑功能,随时清除隐患。

肺经的常用易堵塞穴位是尺泽穴、"肘下二寸"、鱼际穴。

膀胱经的常用易堵塞穴位是昆仑穴、承山穴、合阳穴。

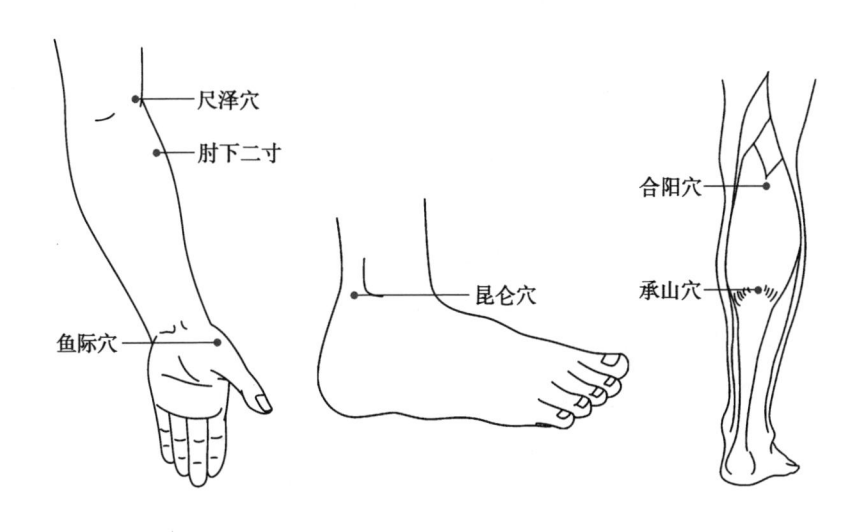

肾经的常用易堵塞穴位是照海穴、水泉穴、大钟穴。

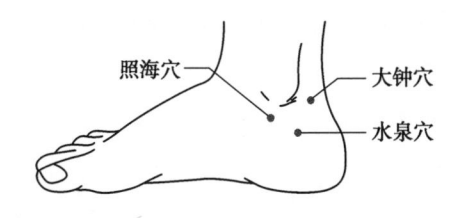

上述穴位如果疼痛明显,可以每次按揉2分钟,每天按揉3次,坚持至痛感消失。

网友"园园"的分享

前几天有个同事患急性扁桃体炎,我按照路老师文章中的方法给她疏通,然后将文章发给她,让她回家跟着做。后来她和别人说,喉咙不痛了,但是在按揉时发现鱼际穴特别疼。

风寒感冒

◎ **特别提醒:风寒感冒如果口不渴,要尊重身体感受,不要过多饮水。如果感冒引发了高热、大渴、咳喘、抽搐,要及时就医。本文方案也适用于儿童感冒的防治。**

感冒是感受触冒外邪,邪犯卫表而导致的常见外感病,以鼻塞、打喷嚏、流涕、咳嗽、头痛、恶寒、发热、全身不适为主要表现。

引发身体出现感冒症状的外邪包括风寒、风热、风温、暑湿、寒湿等。冬季天寒地冻,夏天空调冷气,当代人机体受寒的概率增大,风寒感冒更为常见。

感冒病程一般为 5~10 天,及时请中医师诊治,可缩短病程,减少痛苦。

一、重视预防,保护体弱人群

对于感冒,要重点保护老人与儿童。俗话说:"老怕伤寒少怕痨。"这句话的意思是,青壮年怕得痨病,导致身体虚弱,丧失劳动能力；老年人如果感受风寒,会损伤机体,甚至危及生命。

如果有打喷嚏、流鼻涕、怕冷、无汗的症状,并伴有颈项部肌肉僵紧、疼痛,或者背部、大腿后侧出现僵紧和痛感,进而全身酸痛,这是风寒感冒的表现。

中医认为,风寒之邪首先侵袭身体的第一道屏障——膀胱经。膀胱经起于目内眦,经由头向后循行于身体背面,经过背部、大腿、小腿,最后在小脚趾结束。风寒感冒初起,整个身体背面感受强烈,说明膀胱经区域受邪,机体在奋起抗争。

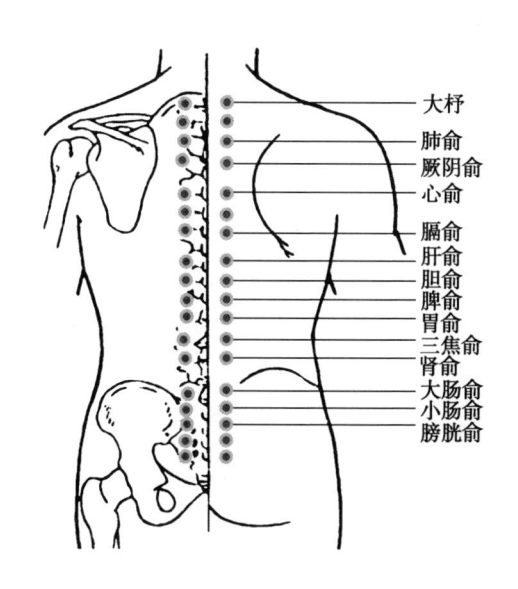

大杼
肺俞
厥阴俞
心俞
膈俞
肝俞
胆俞
脾俞
胃俞
三焦俞
肾俞
大肠俞
小肠俞
膀胱俞

从膀胱经背部经络图可以看出,从第3胸椎开始,旁开1.5寸(2指宽)的距离,依次分布着联通十二脏腑的背俞穴。

为什么老年人怕受寒？因为老年人器官功能下降,如果膀胱经受寒后治疗不及时,病邪极易由此侵入平时功能较弱的脏器,可能出现食欲减退,诱发肺炎,甚至心力衰竭、肾衰竭等危象。

与老年人相比,儿童生长力旺盛,但脏腑娇嫩,容易感受寒邪,且机体阳气旺盛,与外邪的抗争激烈,易引发高热,如果处理不当,也可能出现神昏、抽搐的情况。

二、风寒感冒的防护要点

1. 防寒气　冬季,要做好保暖。在北方,如果室内温度高,身体出汗,毛孔打开,到户外的时候一定要穿保暖的衣服,防止寒邪侵入身体。尤其是老年朋友,不要有侥幸心理。

夏季,要注意空调寒气。夏季室外温度高,小孩子玩耍时满头大汗,进入室内马上到空调下吹凉,寒气瞬间进入体内,正邪交争,很快就发热了。所以,应避免儿童玩耍后立即吹空调,防止受寒。

2. 防过汗　皮肤是人体最大的排泄器官,也是呼吸器官,正常情况下毛孔微张,与外界联系,皮肤表面是温润的感觉。让身体被动出汗的方式不可取,如频繁汗蒸、过度泡温泉等,在大量出汗的同时,毛孔过分张开,寒气极易进入体内,损伤卫气,埋下隐患。

过度出汗还会消耗气血,"汗伤心液",夏季天热,毛孔微张,肌肤湿润是正常的状态,但经常性的暴汗则埋下伤"心"的隐患。

三、及时发现感冒苗头,随时清除感冒隐患

打喷嚏、流鼻涕、怕冷、颈背部肌肉发紧、无汗、口不渴、小便清长(量多、颜色淡),是风寒感冒的前期表现。此时即使没有发热,也要重视,可立即在颈背部脊柱、两侧膀胱经和胆经刮痧,这是简单的、能快速清除病邪的方法。

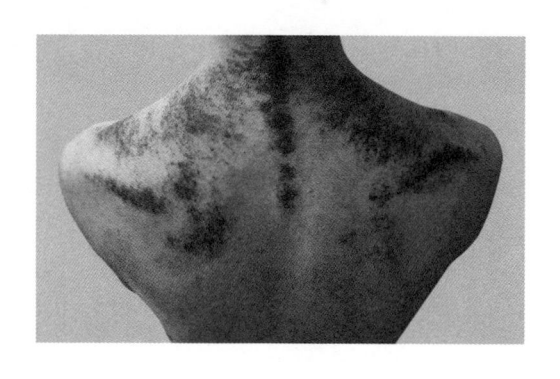

颈背部刮痧会杀死"细菌""病毒"吗？不会！

中医认为，人体内的环境变化给细菌、病毒在机体安家落户、繁衍生息提供了条件。中国文化倡导万物和谐共生，中医不治"病"，治的是人本身。

"圣人避风，如避矢石"，当外界温度下降或者邪风吹人时，我们会本能地将双手抱在胸前做自我保护，所以胸腹部受寒的概率很小。而后背，尤其是颈项部疏于防范，就要靠身体本能来自保了——肌肤的毛孔为阻挡寒邪会自动闭合，这是本能反应。如果机体在寒冷环境中停留时间很短，毛孔闭合后会很快张开，机体环境没有变化。如果寒邪一直侵袭机体，毛孔就要持续闭合，皮下组织要收缩，毛细血管持续收缩，气血流动会变差，局部新陈代谢能力下降，垃圾淤积，颈背部肌肉会僵紧。此时体内环境发生了改变，为本就存在于外界空间的细菌、病毒提供了在体内繁衍生息的条件，人体对进入体内的异物做出反应，引发后续的变化。

在中医看来，肺和皮毛是一个系统，肺开窍于鼻，所以，肌肤毛孔持续闭合后，接着会出现鼻塞的症状——身体为了自保，暂时关闭与外界沟通的通道。毛孔持续闭合，本应从皮肤蒸发的水液，转而从小便排出，这是无汗状态下小便增多的原因。这时还没有口渴的表现,说明身体细胞暂时不缺水。上述表现,说明病位仍在肌表。

寒邪刚侵袭肌表时,打喷嚏、流鼻涕是机体在报警和自救的反应。正常人不会经常打喷嚏,寒气袭表,风寒束肺,这时人体本能地用打喷嚏、流鼻涕的方式清理寒气,同时也提醒机体,敌人已经在皮毛层面了,要做好防护,要为身体助力。此时是颈背部刮痧的好时机。

刮痧时,沿着脊柱和两侧膀胱经,从头项结合部开始,从上至下,每次刮拭3厘米,力度以不疼为度,在一处刮拭20板,颜色不再变化后,再向下刮拭。如果寒气少、侵袭机体的时间短,刮拭至肺俞穴就没有痧了;如果寒气侵入多,可能出痧的区域会更广,依次向下操作,直到不出痧为止。刮完脊柱和两侧膀胱经,再依上法刮拭颈部侧面的胆经循行路线。

如果出痧顺畅,痧象鲜红,说明病位确实在表,皮下毛细血管在刮拭下碎裂了,管壁内的微小垃圾会被大循环吸收而代谢,局部会恢复干净,气血将正常运行,肌肉不再僵紧,毛孔不再紧密闭合,身体恢复了常态。

所以,在风寒感冒的最早期及时刮痧,清除隐患,也就没有后续发热、头痛、咳喘的问题了。

备注: 七八岁以下的儿童若出现上述症状,可以沿相应经络吮痧。

如已发热,说明病邪向里走了,身体进入另外一种应答模式,这时刮痧的效果就不理想,此时要疏通经络,调节脏腑功能,以帮助身体恢复常态。

四、风寒感冒的经络处方

恶寒（怕冷）、发热、无汗、颈项僵紧是风寒感冒的典型表现。这是人体对寒邪侵袭身体的应答，这些应答是身体在自救。

无汗，说明毛孔闭合，身体在阻挡寒邪。如果毛孔持续闭合，则是不正常的——血管会扩张，能量在局部汇聚，颈背部发热，机体就要想办法打开毛孔。有经验的家长会发现小儿在风寒感冒发热时，后背特别热，但四肢、手脚是凉的。所以，中药的解表剂就是帮助身体打开毛孔，徐徐出汗，医圣张仲景的描述是："遍身势势，微似有汗者益佳，不可令如水流漓，病必不除。"如果寒邪少，或者身体正气足，可以依靠身体本能打开毛孔，会有微汗、怕风的情况，这时的调理应以健脾胃为主，为身体提供后援物资，适合服用经典方剂——桂枝汤。

风寒感冒时，因为能量汇聚于肌表，内在脏腑能量不够，所以，身体感觉到由内而外地怕冷，即恶寒。缓解风寒感冒，就要调节与肌表有关的脏腑。肺主皮毛，膀胱经主一身之表，所以，肺经和膀胱经的易堵塞穴位要按揉疏通。肺与大肠是表里关系，按照机体的应答，肺气受损的时候，肠道也会受影响，出现便秘、高热，因此，大肠经也要疏通。《黄帝内经素问·灵兰秘典论》曰："三焦者，决渎之官，水道出焉。"《黄帝内经灵枢·本藏》曰："三焦膀胱者，腠理毫毛其应。"根据祖先对身体的认识，三焦调节水液的代谢，也主肌表的问题，因此三焦经也需要疏通。

肺经的常用易堵塞穴位是尺泽穴、"肘

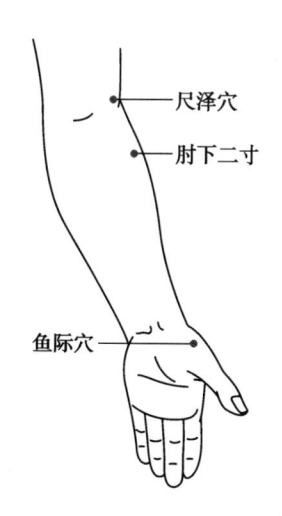

下二寸"、鱼际穴。

膀胱经的常用易堵塞穴位是昆仑穴、承山穴。

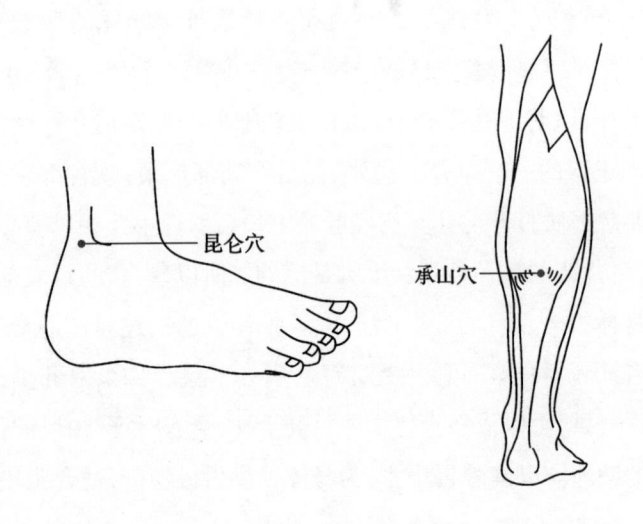

三焦经的常用易堵塞穴位是翳风穴、消泺穴、"肘下二寸"。翳风穴适合针刺，如果按揉，可用耳后高骨下端后缘的胆经完骨穴来代替。

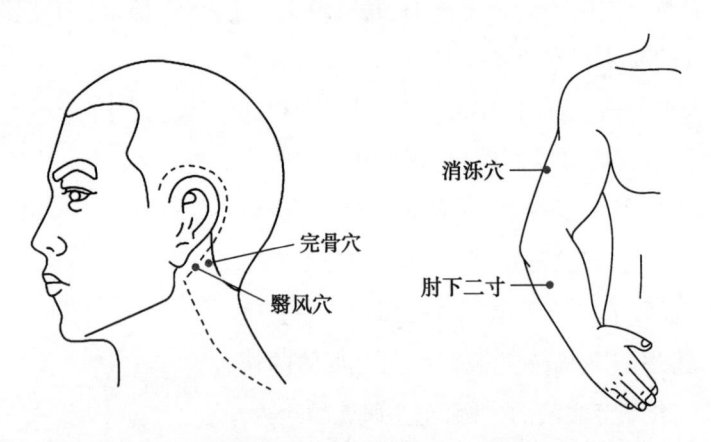

大肠经的常用易堵塞穴位是曲池穴、合谷穴。曲池穴，在肘横纹外侧端，屈肘，当尺泽与肱骨外上髁连线中点。

肺经尺泽穴至"肘下二寸"线路及三焦经消泺穴附近,可以刮痧1次,其他易堵塞穴位按揉即可,次数不限,每次每个穴位按揉2分钟。另外,可以多次捏脊,这是松解背部膀胱经的方法。

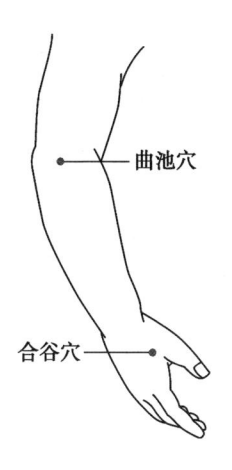

五、风寒感冒变化后的加减方案

如果胃口差,说明胃气不足,可按揉疏通膀胱经、三焦经、大肠经、胃经的易堵塞穴位。

如果伴有恶心、口苦,说明影响了胆,可按揉疏通肺经、膀胱经、三焦经、胆经的易堵塞穴位。

如果伴有呕恶、腹泻,说明影响了肠道,可按揉疏通肺经、大肠经、三焦经、脾经的易堵塞穴位。

如果鼻塞严重,配合点按胃经的颊车穴。

备注:胃经、胆经、脾经的易堵塞穴位具体位置见"附录"。

感冒虽然靠机体自身的努力可以自愈,但中医方法的参与会更快速地帮助身体恢复正常。

网友"君子兰健康管理师"的分享

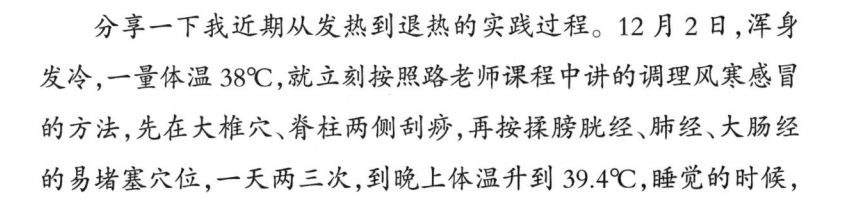

分享一下我近期从发热到退热的实践过程。12月2日,浑身发冷,一量体温38℃,就立刻按照路老师课程中讲的调理风寒感冒的方法,先在大椎穴、脊柱两侧刮痧,再按揉膀胱经、肺经、大肠经的易堵塞穴位,一天两三次,到晚上体温升到39.4℃,睡觉的时候,

头痛欲裂。第二天早上起来惊奇地发现,体温居然降到36.8℃,但是还有头痛。于是又按照路老师讲的治疗偏头痛的方法,按揉胆经、三焦经的易堵塞穴位,还有头部的风池穴,每个穴位在白天都按了好几次,到晚上睡觉的时候,头就不痛了。本想着能睡个好觉,但睡到半夜,嗓子又剧痛,开始流鼻涕。半夜里又开始按照路老师讲的治嗓子痛的方法按揉心经、肺经的易堵塞穴位,再加上两个特效穴——少商穴和关冲穴。经过一番按揉后,嗓子疼痛明显减轻了,但脓鼻涕仍然特别多。到了第三天早上,嗓子几乎不痛了,每天都有令人惊喜的变化,我的信心更足了,开始解决脓痰和鼻涕多的问题,按揉肺经、脾经、胃经的易堵塞穴位,一天两三遍。第四天早上脓痰和鼻涕少了许多,但是舌尖和口腔又有几处起疱,开始拉肚子,所以继续按照路老师课程中讲的方法按揉了治疗口舌生疮的穴位。第五天早上脓鼻涕和痰还有少量,舌尖和口腔也好了许多,白天也没有拉肚子。

这就是我从发热到基本恢复的过程,没有吃一粒药,全是按照路老师的课程操作的。体会最深的是,自己的身体每时每刻都在竭尽全力地帮助我,只要方法得当,身体就像打怪升级闯关一样,步步有惊喜。这次在疫情特殊的环境下出现高热,我居然一点儿不慌张,究其原因是有路老师的引领和陪伴,实践了路老师说的自己的身体不外包。在这里谢谢路老师,也希望我的分享能给大家一些自己动手的信心。

慢性咽炎(附:急性咽痛)

◎ **特别提醒**:咽部空间虽然狭窄,但五脏的经络都经过这里,咽部不适要辨清真相,合理用药,避免随意服用寒凉药而耗伤阳气。

嗓子干、痒、痛是慢性咽炎的常见症状,经常在熬夜、吃热性食物后加重,人们习惯采用清热泻火的方法来治疗,但症状却反复发作,因为迁延不愈,故称"慢性咽炎"。

一、看舌象,辨别"火"的虚实

治疗慢性咽炎,首先要辨明病因,实火可以用泻火的药物,虚火则万万不可用。看舌象是最容易掌握的判断实火、虚火的方法。

1. 实火 舌质颜色暗红、舌苔黄厚干裂,或者舌尖红有芒点、舌苔薄黄,同时伴有口臭、眼干、便秘等症状。这是真正有火的表现,可采用清热利咽的药物治疗。

2. 虚火 舌质色淡、舌苔薄白湿滑,甚至舌体胖大有齿痕,同时伴有手脚发凉、喜温怕冷、腹泻与便秘交替出现等症状。这时的咽部干痒是因中、下焦虚寒而导致的虚火上炎,需要用温补的方法来补益脾肾。此时用清热泻火的药物来治疗就是南辕北辙,会进一步损耗身体的阳气。

二、疏通经络是调理咽炎的"捷径"

按照经络的循行路线,五脏(肝、心、脾、肺、肾)皆与咽部相通。《黄帝内经灵枢·经脉》曰:"肾足少阴之脉……从肾上贯肝膈,入肺中,循喉咙,挟舌本。""肺手太阴之脉……上膈属肺,从肺系(含咽喉部)横出腋下。""脾足太阴之脉……上膈,挟咽,连舌本,散舌下。""心手少阴之脉……从心系,上挟咽,系目系。""肝足厥阴之脉……布胁肋,循喉咙之后,上入颃颡。"

从上述经络循行路线可以看出,五脏都与咽喉有关。咽部出现问题时首先要重视,其次要收集更多信息来辨别真相,最后才是对症治疗,有的放矢。

经脉所过,主治所及。经络与脏腑本为一体,经络畅通意味着脏腑功能正常。所以,咽部出现干、痒、痛时,可以根据具体情况来疏通相应经络的易堵塞穴位,当脏腑的气血正常运行至咽部时,局部的痛苦也会有所缓解。

三、慢性咽炎的经络处方

根据咽部不适的症状,可以分为三种情况。

(一)咽部干痒,调肾经、脾经

咽部干痒要马上疏通肾经、脾经。咽部干痒是慢性咽炎的常见症状,病程长,持续口服寒凉药会耗伤肾气,也会伤脾胃。脾胃属土,土生金,恢复脾的功能,还可增强肺系的能量,对缓解咽部干痒有帮助。

肾经的常用易堵塞穴位是照海穴、水泉穴、大钟穴。

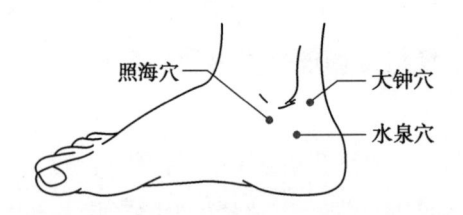

咽炎发作时,照海穴、水泉穴的痛感相对明显,按揉2分钟后痛感会减轻,咽部干痒会随之减轻。

脾经的常用易堵塞穴位是阴陵泉穴、太白穴。

脾经的太白穴尤其重要,在五输穴理论中太白穴的五行属性是土,所以,太白穴具有健脾润肺的作用。

上述穴位最好在咽炎发作早期疏通,每次每个穴位按揉 2 分钟,每天按揉 3 次,坚持按揉 1 周,痛感会消失。

(二) 咽喉肿痛,调心经、肺经

如果咽喉红肿疼痛,舌红苔黄,表明有实火,可以疏通心经和肺经来降火利咽。

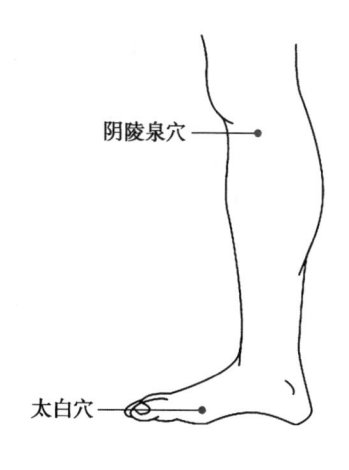

心经的常用易堵塞穴位是少海穴、少府穴。

肺经的常用易堵塞穴位是尺泽穴、"肘下二寸"、鱼际穴。

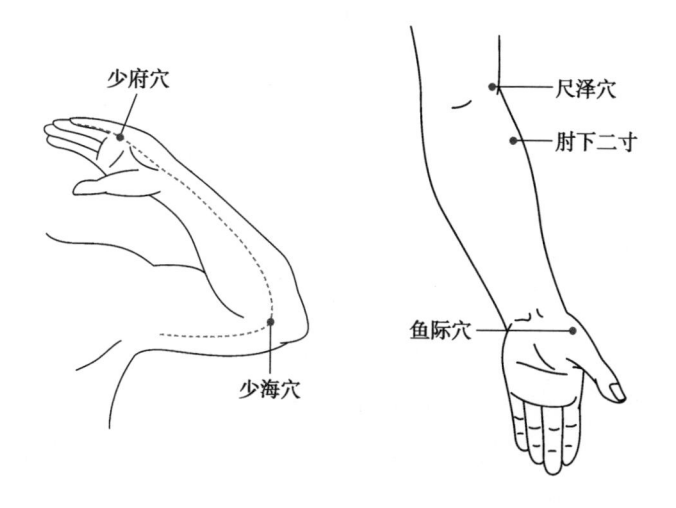

咽喉肿痛的时候,可以先在尺泽穴至"肘下二寸"线路上刮痧。少海穴、少府穴、鱼际穴适合按揉,每次每个穴位按揉 2 分钟,每日 3 次。

（三）熬夜、生气后喑哑，调肝经、肾经

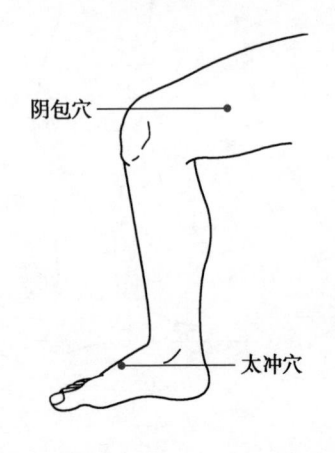

熬夜、生气等行为会伤肝，肝经"循喉咙之后，上入颃颡"，所以，有的人在熬夜后出现嗓音沙哑，有的人在生气怒吼后出现喑哑，这些都是肝脏受损的表现。若想恢复肝气的状态，可以疏通肝经。另外，水生木，疏通肾经对疏肝也有帮助。

肝经的常见易堵塞穴位是阴包穴、太冲穴。

肝经和肾经的易堵塞穴位按揉疏通后，嗓音沙哑的情况会好转。

四、急性咽痛的特效穴

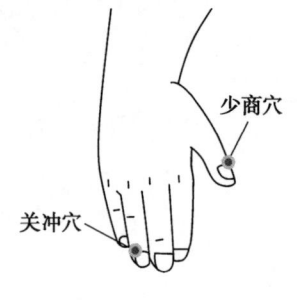

突发的急性咽喉肿痛、扁桃体炎等可以通过疏通肺经、肾经、脾经来调理，同时刺激少商穴和关冲穴来配合。

急性咽痛发作时，刺激少商穴和关冲穴最有效的方法是放血，用采血针点刺，挤出三五滴血，如果血是暗红色的，继续挤至鲜红色的血出来，咽部的疼痛会瞬间缓解。如果不方便放血，也可以用指甲掐点少商穴和关冲穴来刺激。

网友"键盘手"的分享

家里来了亲戚，我妈连续两天说话多，结果慢性咽炎又犯了，干咳到今天都没好。这段时间我又一直在做引产手术后的恢复运动，就没顾上给她疏通经络和按揉穴位。今天下班回家看到她太痛苦了，就立即给她按揉肾经的易堵塞穴位，左脚、右脚的穴位交替按揉了五六分钟，她就基本不咳嗽啦，见效太快了！

网友"dream"的分享

路老师，您好！经络按摩太神奇了。昨天我咽喉痛，还发热，按照您说的方法，按摩肺经、脾经、膀胱经的相应穴位，晚上做了刮痧，今天早上起来突然吐出一团浓浓的、带着血丝的东西，然后就觉得咽喉已经只有一点点痛了，发热也好了，整个人轻松太多了。由衷地感谢路老师！这是我这么多次感冒以来，好得最快的一次，平时都得大半个月，甚至导致肺炎，需要住院的那种。这次一感冒马上就按照路老师说的经络按摩，真的太好了！

肺 结 节

◎ 特别提醒：结节类疾病与情志关系密切，调理这类疾病，需要使心理和身体都柔软下来。

有些人因为咳嗽就医,检查时却查出了肺结节,从此开始了如鲠在喉的"带病生活",时刻留意着结节的大小。有的人更"悲催",没有任何症状,是在例行体检中发现了肺内的结节。

对于成天焦虑、过度担心的朋友,肺结节可能只是一个善意的提醒,你需要做的是运用祖先的智慧将身心调回良好的状态,让身体与心理柔软下来,让结节逐渐变小、消失。

一、什么是肺结节

肺结节多是在体检中发现的,日常偶尔有咳嗽的症状,多数人没有任何异常表现。肺结节直径如果小于1厘米,医生的建议是"继续观察",每年复查一次。如果肺结节长到1厘米以上,可进行手术取出来,然后做病理检查。如果病理诊断是恶性的,再按照肿瘤的治疗方案治疗。

漫长的等待是一种煎熬,幸亏有中医之法,在观察期可以自我辅助调理,而不是束手无策、害怕变化、持续焦虑。

二、五脏都与肺有关系

被诊断为肺结节的朋友通常会很焦虑,尤其是在每次复查前的半个月,担心它会长大和癌变。有肺结节的朋友先别紧张,因为焦虑对肺部的影响非常大,过度紧张可能导致疾病加重。我们要思考的是,从哪里入手来改善身体状况。

从"盲人摸象"的视角看,多数人会以为只是肺的问题。在中医看来,五脏都与肺有关系,从经络的角度来看更加直观。

经络是中国人的人体解剖学,我们根据古人标记的经络循行路线来了解与肺有关的脏器。

《黄帝内经灵枢·经脉》记载,肺经"起于中焦",中焦是脾胃系统,脾的状态好,可以化生气血,将五谷精微向上布散,滋养肺。心经的循行路线——"复从心系却上肺",心经经过肺部,而心属火,如果心火妄动,必会伤肺。肾经的循行路线——"上贯肝膈,入肺中",从经络角度为"久咳伤肾"奠定了理论基础,而且肾气不足,也会影响肺的功能。肝经的循行路线——"复从肝别贯膈,上注肺",肺为"娇脏",除了熟知的心火克肺,肝火也可以克肺,焦虑、压抑会导致肝郁,肝郁化火而克肺。

所以,从中医的角度看,肝郁、心火、脾虚、肾虚都会导致肺的功能减退,肺结节的出现是身体整体问题在局部的反应,我们不能紧盯着肺,需要调整、恢复多脏器的功能。

三、肺结节的经络调理步骤

首先用1周时间疏通肝经、肺经、脾经,调节肺的功能,疏肝解郁,健脾理气。

肝经的常用易堵塞穴位是阴包穴、太冲穴。

肺经的常用易堵塞穴位是尺泽穴、"肘下二寸"、鱼际穴。

脾经的常用易堵塞穴位是地机穴、三阴交穴、太白穴。

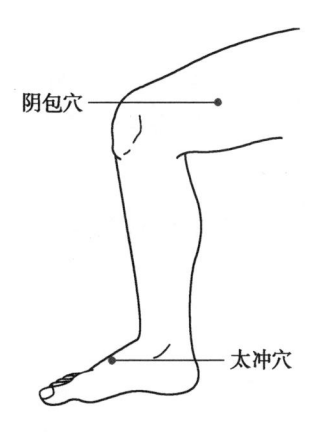

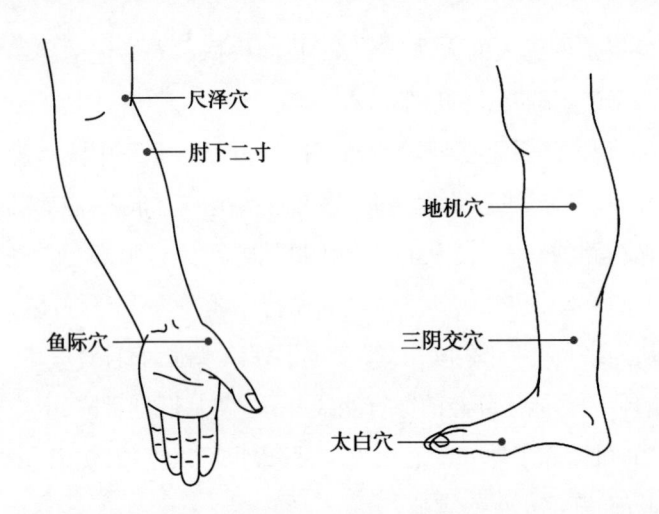

每次每个易堵塞穴位按揉 2 分钟,每日 3 次,坚持按揉,1 周后肝经、肺经、脾经的易堵塞穴位痛感应该会消失。然后再疏通肾经、心经、心包经的易堵塞穴位,恢复相应脏器的功能。

心包和情绪关系更密切,任何不良情绪都会损伤心包,使身体气血运行逆乱。所以,疏通心包经时,会打嗝、排气,这是身体主动排解过往积累的郁气。

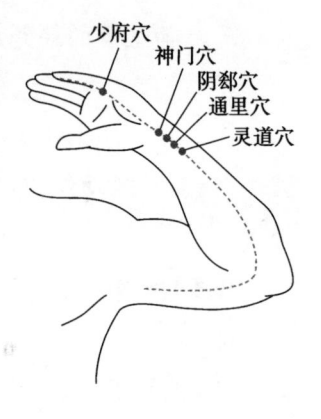

心经的常用易堵塞部位及穴位是蝴蝶袖(即心经上臂部分悬垂松弛的赘肉)、腕部四穴、少府穴。

肾经的常用易堵塞穴位是水泉穴、照海穴。

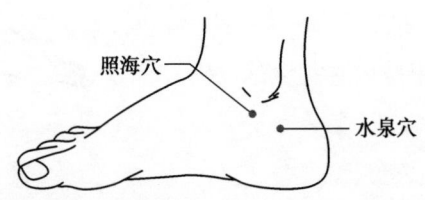

心包经的常用易堵塞穴位是天泉穴、"肘上二寸""肘下二寸"。

四、柔软的身体给"结节"出路

《黄帝内经素问·至真要大论》曰："诸气膹郁,皆属于肺。"保持稳定的情绪、淡定从容的心态,对肺结节的改善很有帮助。

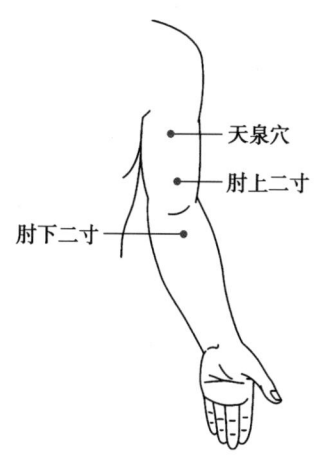

健康的标志是身体柔软、心理柔软。身体柔软,气血运行没有过多阻力;心理柔软平和,气血运行不会逆乱。在这样的状态下,身体信息的传递是自然的,气血运行是顺畅的,组织、细胞的代谢正常,结节就不会出现。

紧张、焦虑的情绪会造成气血运行不畅,必然导致肌肉失养,使肌肉进一步僵紧。有肺结节的朋友,要经常观察自己的身体,多数人的三角肌、股四头肌、腓肠肌、肩背部肌肉都是硬的,要下一点儿功夫将僵紧的肌肉捏软。尤其要坚持捏脊,使背部竖脊肌变软。背部竖脊肌是膀胱经的循行路线,分布着十二脏腑在背部的通道,睡前捏脊3遍,可间接调节肝、心、脾、肺、肾等脏器。

五、调匀呼吸是养肺的"捷径"

肺,主导呼吸。当代人在忙碌中已经忘了去察觉呼吸的存在,用合适的方法主动调匀呼吸可以帮助恢复肺的状态。

腹式呼吸是一种很好的调息方法,不仅可以调肺,还可以让身体放松,回到正常状态。睡前躺在床上,吸气时口微闭,舌抵上腭,轻轻放松腹肌,在感觉舒服的前提下,吸得越深越好,小腹充分鼓起;屏住呼吸(时间尽量长),然后用口徐徐吐气,同时将腹肌收紧。反复吐纳,小腹丹田区域即有热感。

《老子》说:"专气致柔,能如婴儿乎。"幼儿都是腹式呼吸,所以腹式呼吸时不必增加意念,放下目的和企图心,认真享受这个过程,随着身体难得的放松,很快就睡着了。

刚被确诊为肺结节的朋友要换一个角度想一想,这是身体给你提了个醒,以后不要过劳、不要熬夜、不要给自己太大压力了。与其担心害怕,不如动手实践起来,告别过去的自己,恢复身体的良好状态,也许再次体检的时候,肺结节就不见了。

网友"凤"的分享

2020年1月3日体检查出两肺多发磨玻璃结节,最大的直径为29毫米。接着我就去医院就诊,医生说结节较大,需要做手术,但要等1个多月才能排到。我带着忐忑不安的心情回家等医院通知,在我害怕、恐慌、迷茫的时候,一位朋友带我接触了路老师的经络课。在这50天的时间里,我认真学习路老师的每次讲课,认真按揉穴位。等我再次检查后发现,肺结节缩小了5毫米,看到诊断书的那一刻,我激动万分,中医真是太神奇了!

急 性 胃 痛

◎ **特别提醒:本文所述的急性胃痛,特指胃部没有实质性病变的偶发胃痛。由胃炎、胃溃疡甚至胃穿孔导致的胃痛,可以配合本文方法治疗,但一定要及时就医。**

平素没有胃病,胃部突然疼痛,对生活和工作都产生影响。偶发胃痛可能与进食不当有关:吃饭时咀嚼不充分,增加了胃的工作负荷;边吃饭边说话,过多空气进入胃里;吃饭时生闷气,肝气不舒,横犯脾胃;贪食寒凉后,胃的平滑肌痉挛。

对身体特定穴位进行刺激,可以快速缓解急性胃痛。

一、肘窝刮痧,顺气和胃

胃痛时,肘窝刮痧是最快速的缓解方法。

胃痛时,使用刮痧板、汤匙、钱币等圆润的工具,在肘窝处涂一点儿润滑油(刮痧油、润肤油、精油、菜油等),每一板都从肘窝上方刮拭至肘窝下方,先刮肘窝肌腱的外侧区域 20 下,再刮肘窝肌腱的内侧区域 20 下。先刮右侧肘窝,再刮左侧肘窝。刮痧的力度以不疼为度,如果出痧顺畅,胃部的痉挛疼痛会很快缓解。

肘窝刮痧为什么可以快速缓解胃痛?肘窝从外向内分别有肺经、心包经、心经经过,肘窝刮痧通过疏通经络来调节相应的脏腑,起到顺气和胃的作用。

中医认为,肺主宣发肃降,胃以通为顺,肺经通畅可以恢复降气的功能,所以胃痛时刮拭肘窝外侧肺经循行路线常有打嗝的情况,这是胃气开始通降的表现。先刮右侧肘窝也遵循了体内气机左升右降的规律。

心包和心的五行属性是火,火生土,胃痛时,胃的平滑肌痉挛,恢复心包和心的功能可以给胃以动力,舒缓胃部肌肉的痉挛。在五脏旁通中,心包与胃联通,所以通过刮痧清理肘窝心包经的垃圾,对胃也有调理作用。

从生命全息理论的视角看,如果把整条手臂看作身体的全部,当手臂贴在身侧、掌心向前的时候,肘窝位置刚好对应躯体中焦位置,虽然刮的是肘窝,其实就是在调理脾胃。

综上,肘窝刮痧可以快速缓解胃痛。即使出痧不多,通过对肺经、心包经、心经的刺激,胃痛也会有所缓解。刮痧时不要为了追求出痧而用蛮力刮拭,可按揉其他穴位来配合。

二、点揉中脘,舒缓胃体

按揉中脘穴可以刺激胃体。

中脘穴在腹部,前正中线上,当脐上4寸,即肚脐与胸骨剑突连线中点处。开始点揉腹部穴位时,力度一定要极轻,待身体放松后,再逐渐增加力度。如果手劲儿很大,身体会本能地让腹肌紧张,影响效果。每次轻轻按揉中脘穴2分钟,间隔一段时间再轻揉,反复多次,胃部平滑肌也就舒缓了。

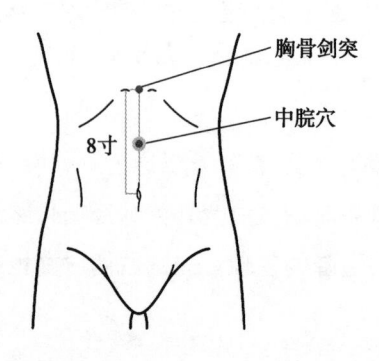

三、敲揉髀关，疏通胃经

在点揉中脘穴的间隙，还可以敲揉胃经的髀关穴。

髀关穴是胃经由腹部进入下肢的第一个穴位，是重要的关口，这个位置经常堵塞。正坐位，双脚放平，双手握拳敲击腹股沟中点下方3指宽处，敲击10下，痛感就出来了。每次在痛处按揉2分钟，坚持多次，穴位痛感会消失，意味着胃经在此处是畅通的。

胃痛发作的时候，肘窝会紧绷，中脘穴、髀关穴会疼痛，先肘窝刮痧，如果胃痛缓解，这时中脘穴、髀关穴的痛感可能也消失了，因为身体是整体的、统一的。通过刺激外在肌表，调节了内在脏腑，这是祖先的智慧。

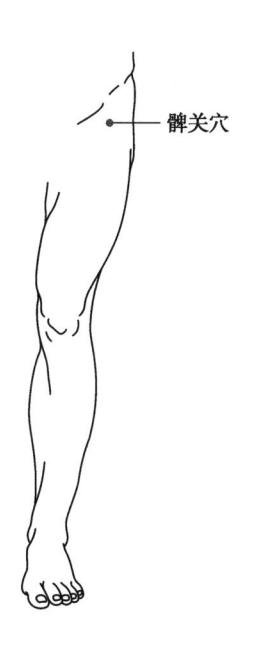

髀关穴

网友"叶"的分享

昨天下午休息后起来，我先生觉得太热，就把客厅空调和风扇都打开了，我一会儿就觉得脚和坐的凳子有些凉，同时胃和小腹像抽筋似的疼痛，以为要拉肚子，赶紧上厕所但又没有反应。我找到胃经的易堵塞穴位——髀关穴、丰隆穴、颊车穴、内庭穴、缺盆穴、足三里穴，一边按揉一边排气，这时胃和腹部慢慢就不痛了，1小时左右就恢复正常了。当时我很激动，没想到按揉穴位这么灵,这是我跟路老师学习疏通经络一个多月以来亲身实践成功的体验。

慢 性 胃 病

◎ **特别提醒**:慢性胃病患者,如突发严重腹痛、恶心、呕吐,甚至出现呕吐物中有鲜血、大便变黑等情况,要马上就医,以免延误病情。本文所述"**慢性胃病**"是多种胃病的统称,这些疾病有相似的症状,如上腹胃脘部不适、疼痛,饭后饱胀、嗳气、反酸,甚至恶心、呕吐等。

临床上常见的胃病有急性胃炎、慢性胃炎、胃溃疡、十二指肠溃疡、胃十二指肠复合性溃疡、功能性胃肠病、胃息肉、胃结石,胃的良、恶性肿瘤,以及胃黏膜脱垂、急性胃扩张、胃下垂、幽门梗阻等。

胃部疼痛或不适是胃病的常见表现。胃痛常见于急、慢性胃炎,胃或十二指肠溃疡及功能性胃肠病等。急性胃炎起病较急,疼痛剧烈。慢性胃炎起病较慢,疼痛隐隐。溃疡病疼痛有节律性,胃溃疡疼痛多在饭后 0.5~1 小时出现,疼痛部位多在剑突下或稍偏左处;十二指肠溃疡疼痛多在饭后 3 小时发作,疼痛部位多在上腹部偏右处,进食后可获暂时缓解。功能性胃肠病多在受刺激后情绪波动时发病,痛连胸胁,无固定痛点。

胃部不适可随时影响日常生活,长期胃病还有胃穿孔、胃出血、癌变等风险,所以,慢性胃病需要积极治疗。

一、从致病因素看调理思路

胃病种类虽多,但累及的脏器以胃和十二指肠为主。根据中医对胃功能的认识,明确慢性胃病产生的根本原因,进而制订合理的治疗方案。

中医认为,胃主受纳,腐熟水谷。食物在胃内被消化为食糜,细嚼慢咽是很好的保持健康的习惯,食物被咀嚼得越碎,胃的消化越充分,小肠吸收转化越完全。如果食物被胡乱吞下,胃的工作负担就会加重,食物吸收得不充分,代谢不了的中间产物就变成体内的垃圾。

中医认为,胃主通降,以降为和。胃中的水谷经过胃的腐熟后,下传于小肠,其精微经脾之运化而营养全身。如果胃的动力不足,消化能力下降,食物在胃中停留过久,就会形成壅塞,有持续饱胀感,使食欲不振。

当代人胃功能受损的主要原因有四类。

1. 寒邪侵袭,内忧外患　维持胃动力正常是需要能量的。寒主收引,在外界环境突然变冷的时候,胃痛发作,得温之后痛减。经常饮食生冷,导致胃的平滑肌痉挛,也会产生疼痛。外寒内冷,长此以往,形成胃病。

2. 辛辣肥甘,湿热内蕴　辛辣肥甘的食物,刺激胃部,增加消化负担,导致胃失和降,湿热内蕴(瘀滞产生内热),损伤胃气。

3. 忧思恼怒,肝气犯胃　肝属木,胃属土,肝木克土。情志不畅则郁结伤肝,气机阻滞使肝气横犯脾胃,从而引发胃炎、胃溃疡、功能性胃肠病。

4. 劳倦过度,饮食内伤　劳倦过度则气血耗伤,脾胃虚弱。当代人的饮食习惯比较极端,要么大鱼大肉、肥甘厚味,增加脾胃负担；要么不吃主食，以水果、蔬菜为主，导致气血不足，久则脾胃虚弱，形成胃病。

从这些病因来看，当代人的生活及饮食习惯不健康、情绪状态不稳定，是导致慢性胃病越来越多的根本原因。对于慢性胃病，在药物治疗、疏通经络的同时，要改掉不良的生活及饮食习惯，回归正常的生活状态，多管齐下方能缓解顽疾。

二、慢性胃病的经络处方

胃，对于机体极为重要。《黄帝内经素问·玉机真藏论》曰："五脏者皆禀气于胃，胃者五脏之本也。"中医对于危重病情还有"有胃气则生，无胃气则死"的说法。胃病涉及的脏器也较多。

既然是胃病，不论病种，不论寒热虚实，根据"经脉所过，主治所及"理论，首先要疏通胃经，然后再疏通与胃关系密切的脏腑经络。

胃和脾在五行中均属土，它们一表一里，一阴一阳，一升一降，相互配合，所以治胃一定要调脾，脾经要疏通。

胃和大肠在六气中同属阳明，胃经为足阳明，大肠经为手阳明，胃肠同气相求，因此调理胃病，大肠的功能要恢复。

木克土，肝气不舒会横犯脾胃，这是生气或郁闷之后容易腹胀、胃痛的原因，因此，肝气舒畅对胃病的恢复有重要作用。

肝胆同属木，十二指肠是脂肪消化的重要场所，而胆汁的主要作用是促进脂肪消化，因此不论是胃部疾患还是十二指肠溃疡，不论是从中医理论角度还是现代医学的生理认识角度来看，胆经都要疏通。

在五脏旁通中，胃与心包有联系，心包属火，火生土，恢复心包的功能可以给胃以动力,舒缓胃部平滑肌的痉挛。"膻中"在《黄帝内经》中有时也指代心包,在《黄帝内经素问·灵兰秘典论》中讲脏腑的社会属性时说,"膻中者,臣使之官,喜乐出焉",据此,疏通心包经可以使情绪稳定,降逆顺气,缓解胃胀。

慢性胃病累及的脏腑较多,上述六条经络都要疏通,一周时间坚持疏通三条经络,下一周再疏通另外三条,也可以每天按揉三条经络,交替进行,直至经络易堵塞穴位的痛感消失。

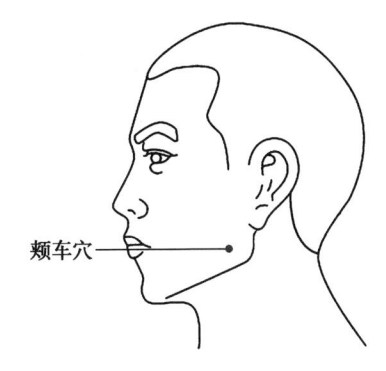

胃经的常用易堵塞穴位是颊车穴、缺盆穴、髀关穴、足三里穴、丰隆穴。

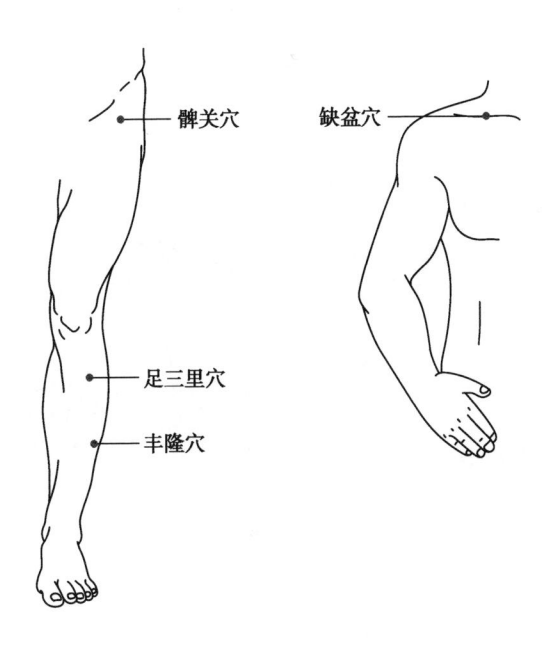

脾经的常用易堵塞穴位是大包穴、血海穴、地机穴、公孙穴、太白穴。

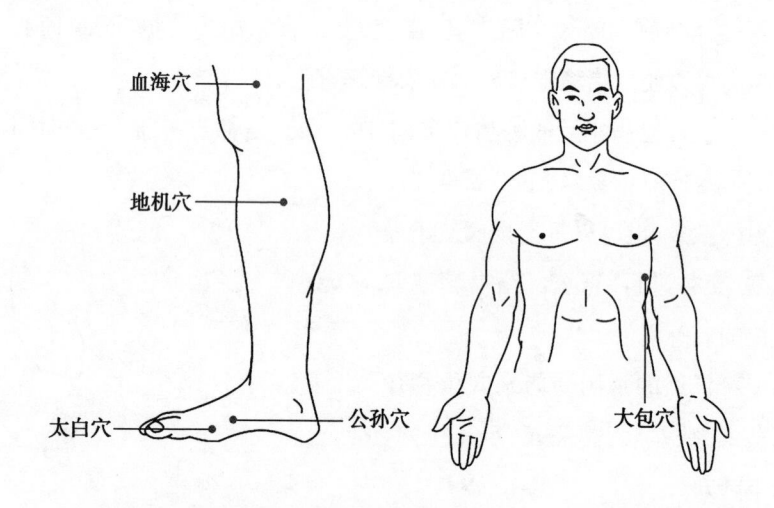

大肠经的常用易堵塞穴位是手五里穴、手三里穴、合谷穴。

肝经的常用易堵塞穴位是期门穴、阴包穴、太冲穴。

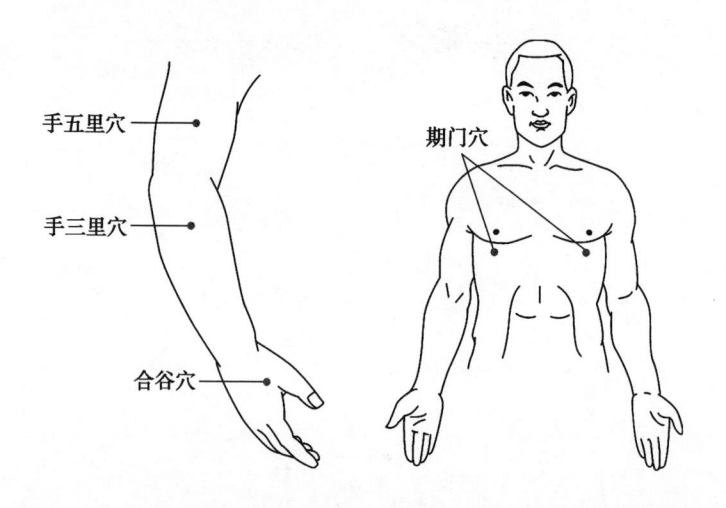

胆经的常用易堵塞穴位是肩井穴、渊腋穴、风市穴、足临泣穴。

肩井穴，在肩上，第7颈椎棘突与肩峰端连线的中点处。渊腋穴，

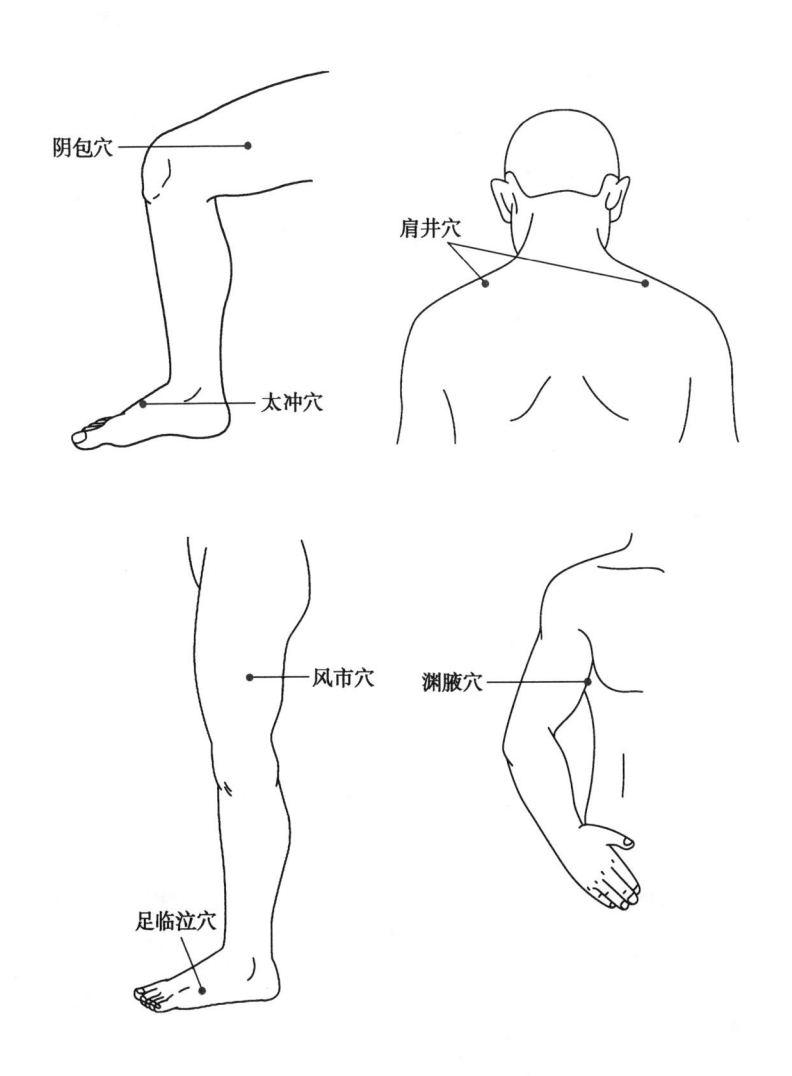

在侧胸部,第 4 肋间隙中,腋中线上。风市穴,直立垂手,掌心贴于大腿处,中指尖所指凹陷中,髂胫束后缘。足临泣穴,在足背,第 4、5 跖骨底结合部的前方,第 5 趾长伸肌腱外侧凹陷中。

心包经的常用易堵塞穴位是天泉穴、"肘上二寸"、"肘下二寸"、郄门穴、劳宫穴。前三个穴位的具体位置前文已有介绍。郄门穴,在前臂掌侧,当曲泽与大陵的连线上,腕横纹上 5 寸。劳宫穴,在手掌心,握拳屈指时中指尖处,第3掌骨桡侧。

上述穴位,每次每个穴位按揉2分钟,每天按揉两三次,当穴位痛感减轻或消失后,相应脏腑也得到了调理。

三、慢性胃病的常用特效穴

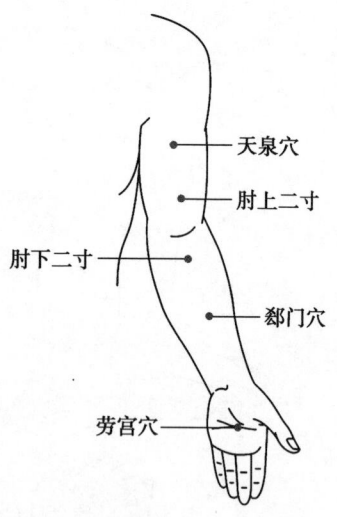

调理慢性胃病,除了疏通相应经络,还需要坚持按揉胃俞穴、中脘穴、至阳穴、建里穴。

胃俞穴和中脘穴分别是胃的背俞穴和募穴,通过刺激背部和腹部的穴位来调节胃的功能。胃俞穴,在第12胸椎棘突下,后正中线旁开1.5寸,左右各一。中脘穴,在腹部,前正中线上,当脐上4寸,即肚脐与胸骨剑突连线的中点处。中脘穴刚好在胃体中心附近,极轻力度按揉此穴,可促进胃的平滑肌松弛,缓解胃痉挛。至阳穴,在第7胸椎棘突下凹陷中(平肩胛下角)。在胃出现问题时,此穴有压痛。至阳穴正当横膈,通利上、中二焦之气机,既可治胸部心肺疾患,又可调理中焦脾胃,以止痛见长。建里穴,在中脘穴下1寸的位置(脐上3寸),点揉时力度也要轻柔。

每个穴位每次点揉2分钟,每日多次,坚持数日。点揉腹部中脘穴和建里穴时,力度要极轻柔,待身体放松,腹肌没有抗力的时候,可稍微增加一点儿力度。

多数胃病是慢性病,与起居、饮食、情绪的关系密切,在调理过程中,生活中的不良习惯也要借机改掉,让生命状态回到正轨才是健康之道。

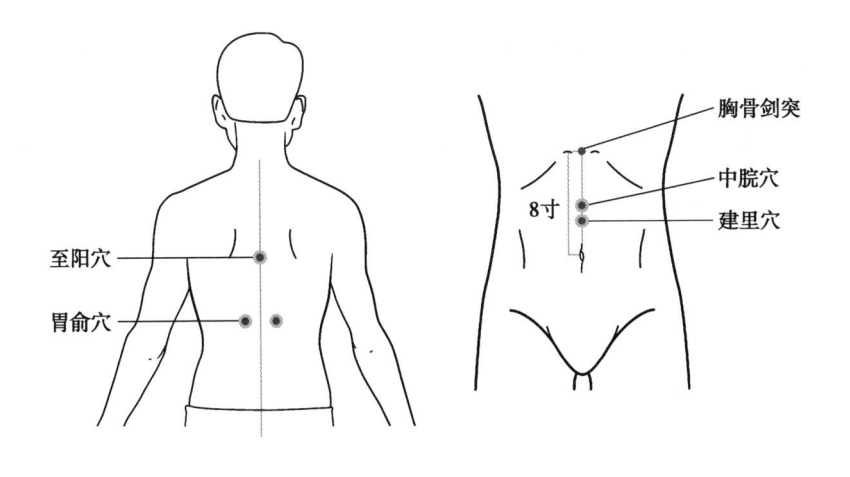

图中标注：至阳穴、胃俞穴、胸骨剑突、中脘穴、建里穴、8寸

糖尿病（消渴）

◎ **特别提醒：对于糖尿病，一部分人认为靠中医就能治好，一部分人认为这是世界性难题，只能终身服药。对于这两类人的"执着"，笔者希望大家能站在身体的角度思考，给身体恢复正常提供一种可能。**

随着糖尿病的发病率越来越高，对于血糖、尿糖异常，很多人认为这是"世界性"难题，只能依赖现有的医疗手段进行控制，每天坚持测血糖、尿糖，以为只要数值正常就万事大吉了。

与当代人过分关注数据不同，中医相对更关心身体感受。中医是治人的，治疗的目标是缓解症状，让身体舒服起来。

糖尿病，属于中医学"消渴"范畴。"消渴"最早记载于《黄帝内经》，书中有"脾瘅""消渴""肺消""膈消""消中""肾热病""消瘅"等相关描述。成书于东汉末年的《伤寒杂病论》更是根据不同类型的"消渴"，创制了五苓散、乌梅丸、甘草干姜汤、肾气丸、白虎加人参汤、栝楼瞿麦丸、文蛤散等方剂来对症治疗。

一、消渴的脏腑根源

糖尿病的典型症状是"三多一少"——多饮、多食、多尿、消瘦，中医将以这类症状为主要表现的疾病称为消渴。多饮，为上消；多食、善饥，为中消；多尿，尿液引来蚂蚁、小虫，为下消。

多饮，说明喝进去的水在体内没有参与代谢，由于细胞一直缺水，大脑收到了口渴的信号，提示身体要补水，但补进来的水依旧不被细胞吸收，直接排出体外，导致喝多少就尿多少，中医称之为"饮一溲一"。

多食、善饥，明明吃了很多，或者刚餐后不久，很快又有饥饿的感觉，马上还要再吃一顿。这说明摄入体内的食物，要么没有充分转化成能量供养身体，要么转化的能量不为细胞所用，身体为了自救而促使胃增强蠕动，导致饥饿。

食物与水进入体内，经过转化被身体所用的过程，称为"运化"。中医认为，脾胃主导水谷的运化，所以对于消渴，首先要调理脾胃，让机体的每一个细胞都获得充足的营养和能量。

如果为了维持血糖的数据"正常"而人为地减少含糖量高的食物和淀粉类食物的摄入，只会让细胞进一步缺乏营养，长此以往，四肢肌肉会松软、萎缩。中医认为，脾主肌肉，从肌肉的状态可以看出，长期患糖尿病的人，其脾胃更加虚弱，形成恶性循环。

除了脾，中医认为，肺、肾两脏也与水液代谢有关。

因此，《伤寒杂病论》中治疗消渴的经典方剂，其侧重点各不相同，有针对脾胃的白虎加人参汤，有针对水饮的五苓散，有针对肺冷的甘草干姜汤，有针对肾气虚弱的肾气丸、栝楼瞿麦丸。

当出现消渴症状、血糖异常的时候，明智的选择是先恢复脾、胃、肺、肾的功能，调节身体，使其恢复至常态，而不是马上形成药物依赖。

二、透过自然来了解糖在体内的代谢

血糖超标是消渴的一个重要特征。

血液中的糖为什么会升高呢？糖的主要作用是为身体细胞提供能量，它本应该进入细胞啊？这是因为组织细胞对糖的利用发生了障碍，糖游离在细胞外，徘徊在血液里，这就导致血液中的糖很高，但细胞却始终处于缺糖的饥饿之中。

糖是甘味，五行属土，糖的代谢和利用障碍，从中医的角度来讲，是脾胃系统障碍。脾胃属土，我们把身体用自然界来比拟，古人云，"人之有血脉，如大地之有江河"。将血液中糖分过多的病理情况扩展到自然界来看，就是水中的土太多了。同理，血液里沉积了较多的糖，导致糖尿病的慢性并发症多为血管病变、肢体远端微循环障碍。

土本来是大地用来长养万物的，现在却跑到河里了。为什么土会流失？源于河流上游树木被砍伐，植被减少。糖尿病从五行根源上看是土的问题，但它还与水、木有关联。防止水土流失的关键在木，身体中与木这个系统对应的脏腑是肝和胆。

治疗糖尿病的根本之道是解决糖不能顺利进入细胞为身体所用的问题，如果只关注血糖指标，甚至通过减少相应食物的摄入来控制血糖，则如掩耳盗铃。

三、血糖初次升高，先改掉三类不良习惯

身体被使用，脏腑功能偶尔出现异常可以接受，但不良习惯若长期存在，会导致脏腑功能下降，体内代谢异常，机体的功能指标也开始变化。

中年,正是年富力强时。中年人如果出现血糖异常,除非出现糖尿病急性并发症,否则就不必着急依赖药物,而应该检讨近期的生活习惯,如果有不良习惯就先改过,给机体自我调整的机会。

暴饮暴食、持续熬夜、持续焦虑,这三类不良习惯会导致糖的代谢异常。

随着生活水平的提高,过食膏粱厚味是当代人糖尿病高发的主要原因。过多摄入高热量食物超出了脾胃的消化能力,增加了脾胃的负担,导致代谢失常。

与古人相比,当代人睡觉更晚,而持续熬夜会消耗肾气。违背自然节律的作息对肝、肾、肺等脏器的损伤很大,现代医学研究也证实熬夜可导致内分泌失调。

信息过多,压力过大,使当代人更容易焦虑。心情的持续压抑使肝气郁结,肝木克脾土,肝气横犯脾胃,导致脾胃功能受损。所以,调理血糖异常时,维持情绪稳定也非常重要。

有上述不良习惯的中年朋友,如果体检血糖超标,必须马上回归正常的生活状态。同时,自我疏通相应脏腑的经络,帮助机体恢复功能。坚持2周,再去检测血糖,也许就正常了。

四、糖尿病的经络处方

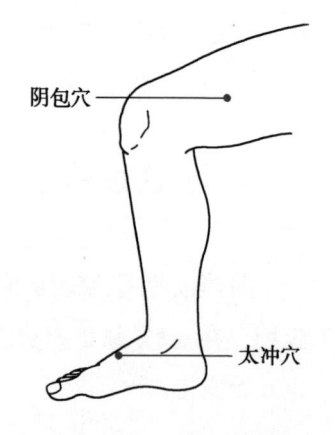

由于糖的代谢涉及多个脏腑,糖尿病的经络调理方案可以分2周进行。第一周疏通肝经、肺经、脾经,第二周疏通肾经、胃经、胆经。

肝经的常用易堵塞穴位是阴包穴、太冲穴。

肺经的常用易堵塞穴位是尺泽穴、"肘下二寸"、鱼际穴。

脾经的常用易堵塞穴位是阴陵泉穴、地机穴、三阴交穴、公孙穴。

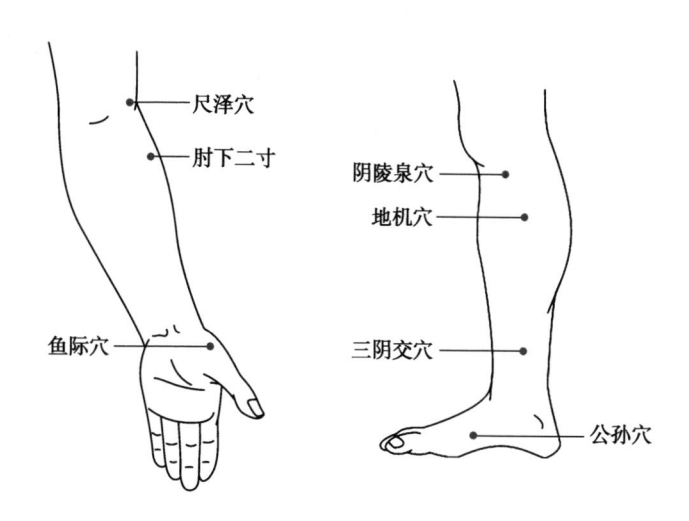

对于糖尿病患者,在按揉易堵塞穴位的时候力度要轻一点儿,避免因为手法问题蹭破皮肤。每次每个穴位按揉2分钟,每日3次,坚持1周,穴位处的痛感会减轻。

肾经的常用易堵塞穴位是照海穴、水泉穴、大钟穴、然谷穴。

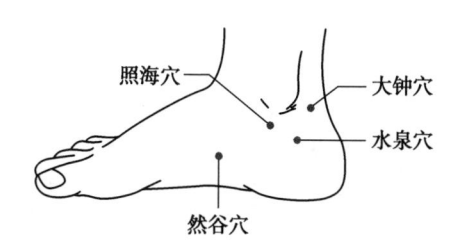

胃经的常用易堵塞穴位是缺盆穴、髀关穴、足三里穴、内庭穴。

胆经的常用易堵塞穴位是肩井穴、渊腋穴、风市穴、悬钟穴[在小腿外侧,外踝尖上3寸(4指宽),腓骨前缘]。

第二章 | 48种常见疾病的经络处方与特定穴调理方案 | 127

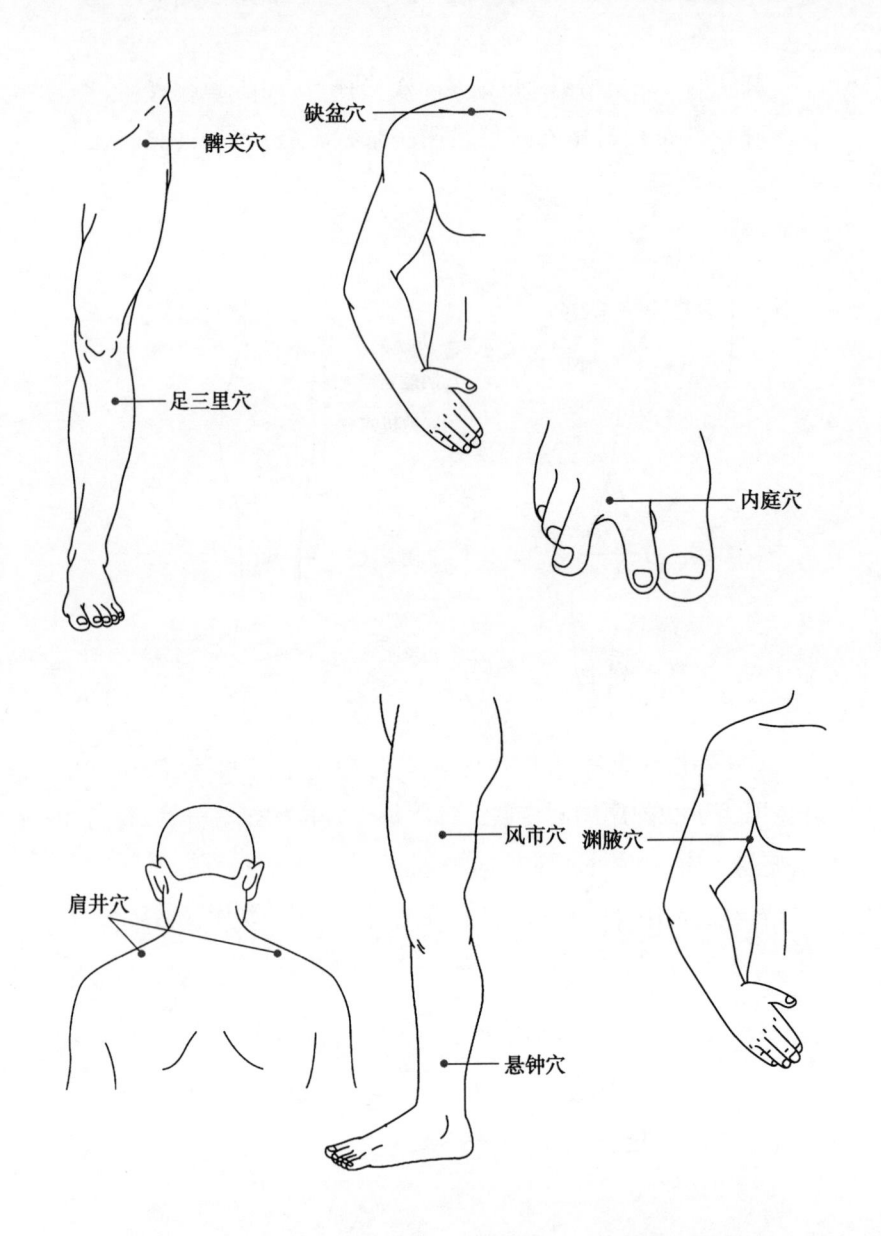

胃经的缺盆穴可以采用示指点按的方式来松解局部僵紧,胆经肩井穴可以用捏拿的方式使之变软。其他易堵塞穴位可以用敲、揉的方式来疏通。

在疏通经络的同时,要坚持捏脊。长期患糖尿病的人,四肢肌肉已经萎软松弛了,但脊柱两侧的竖脊肌却是僵硬板结的。脾主肌肉,肢体上的肌肉松垮说明脾虚,板结的竖脊肌也是脾虚的表现。

《黄帝内经素问·金匮真言论》曰:"中央为土,病在脾,俞在脊。"所以,捏脊有健脾的作用,捏脊的最终目的是恢复皮肤、肌肉、骨骼的关系,恢复气血在脊柱两侧的顺畅运行。在竖脊肌板结的情况下,捏脊很痛,每天睡前捏脊3遍,坚持1周痛感就消失了。

虽然现代医学将糖尿病分为1型和2型,但坚持实践的朋友不必在意分型,要关注自己的身体,早日恢复经络的畅通,让僵紧的背部肌肉变软。当身体恢复常态的时候,也许就会有"奇迹"发生。

网友"小金鱼"的分享

路老师,您好!非常兴奋地告诉您一个好消息!孩子在上个月中旬血糖(空腹)突然升高至13.1mmol/L,我就按照您给的糖尿病经络处方开始给孩子按揉。第一周按揉肝经、肺经、脾经的易堵塞穴位,加揉腹和捏脊,测血糖(空腹)是10.4mmol/L。1周降了不少。接着第二周按揉肾经、胃经、胆经的易堵塞穴位,加揉腹和捏脊,测血糖(空腹)是8.4mmol/L。太有希望了,让我坚定了信心。我继续帮他疏通,还加了三焦经的易堵塞穴位,又疏通10天,第三次测血糖(空腹)是7.1mmol/L,今天早上测血糖(空腹)为5.1mmol/L。通过这次实践,我发现把心态放平和,温柔地和身体对话,默默等待着身体的变化,血糖真的可以调至正常!非常感恩路老师让我在实践中受益,我也决定在中医的路上继续走下去,去帮助身边更多的人!

痛　风

◎ **特别提醒**：由药物及血液病、慢性肾脏病等导致的痛风，按照本文方案调理可能效果不显。

痛风以男性多见，发作时异常痛苦，近年来发病率越来越高。

痛风多发生在足部跖趾关节、踝关节和膝关节，手臂、手指关节处亦有可能发生，以局部红、肿、热、痛为主要症状，多疼痛剧烈，影响活动。

一、探寻痛风病因，有的放矢改善病情

（一）从现代医学角度看痛风病因

痛风是因血中尿酸过高，尿酸结晶沉积在关节内而引发的一种疾病，沉积的结晶导致关节内和关节周围出现疼痛性炎症。使用显微镜观察，会发现患处组织内有松针状尿酸盐沉淀，它引起了剧烈疼痛。

过多嘌呤在体内代谢和/或尿酸排泄减少是尿酸高的原因。解决痛风问题要从两方面入手：一是控制体内嘌呤，二是保持尿酸排泄正常。

人体内的嘌呤来源有两个途径，一是机体内的蛋白质代谢产生，二是外界的食物。嘌呤是核苷酸（DNA 及 RNA 的基本组成单位）的代谢产物，它的不足或过多对身体都有危害。蛋白质（氨基酸）代谢紊乱会引起嘌呤含量偏高。即使禁食富含嘌呤的动物内脏、肉汤及深海鱼类、贝类，禁止饮用啤酒（啤酒中嘌呤成分含量高），有些人痛风依旧发作，这源于自身代谢紊乱。

现代研究表明，嘌呤分解代谢的主要场所是小肠、肝及肾，保

持这三个脏器的功能正常对于嘌呤的正常代谢和尿酸的有效排出至关重要。

（二）从身体角度看痛风病因

小肠是人体最大的消化器官，摄入体内的饮食绝大多数在此转化为身体所需要的养分。小肠中有各种消化酶，这些酶是催化剂，它们工作的好坏决定了营养是否被充分吸收。

影响酶发挥作用的最关键因素是肠道内的温度（最佳温度为37℃），温度过低就会降低消化酶的工作效率而使蛋白质的转化反应不完全，产生过多的嘌呤。如果经常摄入寒凉饮食，小肠内的温度会下降，所以同样是蛋白质，动物内脏、海鲜等蛋白质偏于阴寒，冰镇啤酒更会使小肠变冷，喝啤酒、吃海鲜使代谢异常，嘌呤增多，从而诱发痛风。

嘌呤在黄嘌呤氧化酶的催化下转变为尿酸的反应多在肝脏进行，尿酸代谢和肝脏的代谢功能有密切关系。肝脏代谢功能不正常会引起促进尿酸合成的酶增加，从而导致尿酸生成过多。

当今时代，经常熬夜、持续焦虑、饮酒过度是肝功能受损的主要原因。据统计，半夜痛风发作的人占多数。中医认为，凌晨01:00—03:00是肝经气血旺盛的时间段，此时痛风发作也可以证明肝功能在下降。

肾有生成尿液、排泄代谢废物，以及维持水、电解质和酸碱平衡等功能。尿酸和肾功能相互影响，肾功能障碍时，肾小球滤过率下降，可引起尿酸排泄减少，导致血尿酸升高；当尿酸排泄受阻时，又引起尿酸结晶沉积于肾脏，导致肾功能不全，引起痛风性肾病、尿酸性肾结石，甚至急性肾衰竭等。

痛风发作，调理的思路应该是从恢复小肠温度、促进肝肾功能方面入手（注：这里的肝肾功能不是西医检查"肝功""肾功"的数据指标)。

二、痛风的经络处方

一群人吃海鲜、喝啤酒,但发生痛风的却是少数,这是因为食物进入体内,起决定因素的还是人的自身能力。所以,中医是治人的,中医手段的最终目的是恢复身体的常态。

(一)拔罐艾灸,恢复小肠温度

晨起,将手掌放在肚子上,掌心正对肚脐,痛风患者会很快感受到寒气刺激掌心,这是小肠阴寒的直观感受,可通过拔罐和艾灸的方法祛除寒气,增加热度,逐渐恢复小肠的消化功能。

天宗穴是小肠经的重要穴位,在肩胛部,当冈下窝中央凹陷处,与第4胸椎相平,左右各一。

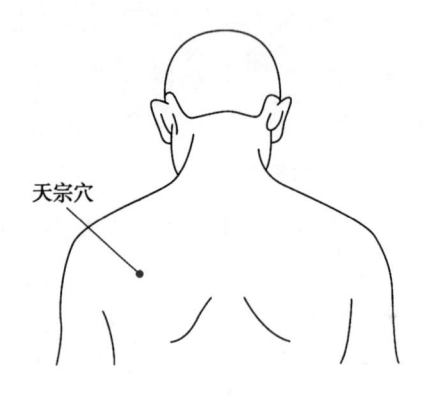

经脉所过,主治所及。小肠经从肩胛部经过,如果小肠寒气重,气血运行差,肩胛骨周围的肌肉会僵紧疼痛,在天宗穴拔罐可帮助排出小肠寒气,恢复局部气血运行,肩胛骨周围的肌肉也会变软。

每日或隔日拔罐一次,每次留罐15分钟。寒气重者,罐痕紫黑,不用担心,可坚持每日或隔日拔罐一次,待罐痕颜色恢复正常则可停止。

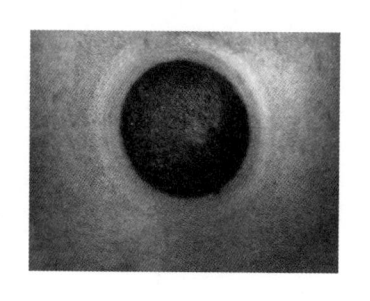

关元穴是小肠的募穴,在肚脐下3寸。艾灸此处可以恢复小肠的温度,增强小肠功能。每日上午用艾条悬起灸,每次灸透。坚持艾灸数日,如果艾灸时小腹很快充满热感,说明小肠温度恢复,这时就可以停灸了。

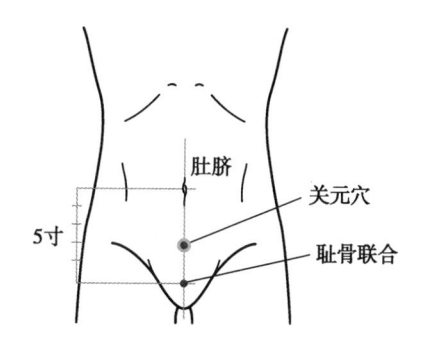

(二)疏通经络,调节肝脾肾

通经络,调脏腑,疏通肝经、肾经,对恢复肝、肾的功能有帮助。在中医看来,脾和小肠是五脏旁通的关系,它们主导消化,而发生于跖趾关节处的痛风也刚好在脾经的循行路线上,所以调理痛风,也要疏通脾经。

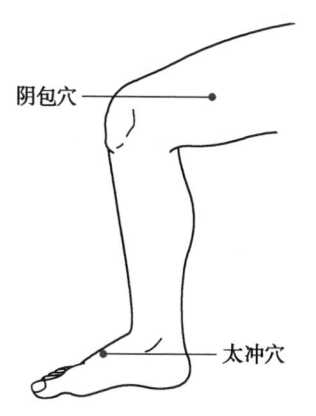

肝经的常用易堵塞穴位是阴包穴、太冲穴。

肾经的常用易堵塞穴位是然谷穴、照海穴、水泉穴、大钟穴。

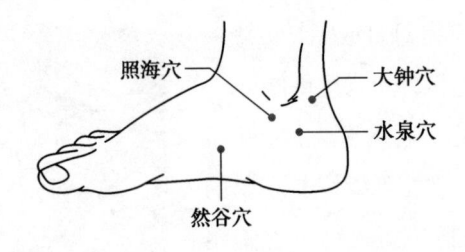

脾经的常用易堵塞穴位是大包穴、血海穴、地机穴、太白穴。

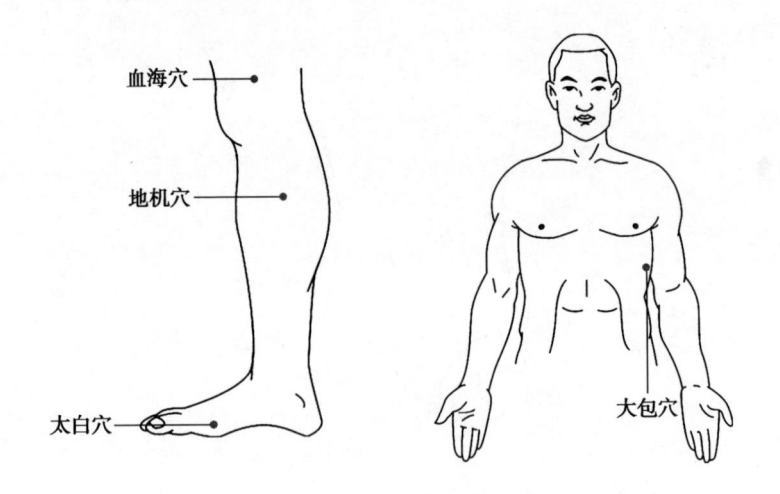

疏通经络应该在平时(痛风未发作时),探查上述经络的易堵塞穴位,对于疼痛的穴位,每次按揉 2 分钟,每日 3 次,争取尽快使穴位处的痛感消失。

痛风发作时,如果痛处在脚趾,患侧脾经的太白穴就不能按揉了;如果痛处在脚踝内侧,患侧肾经的易堵塞穴位也不能按揉了,这时可以按揉肝经、脾经、肾经其他部位和健侧的易堵塞穴位。

调理痛风,功夫在平时,饮食远离寒凉,坚持疏通经络,也许痛风顽疾就消失了。

网友"阿莲"的分享

路老师,您好!我儿子的脚开始消肿了。我在他关元穴连续灸了2小时,小肚子都灸得呈粉红色了,暖暖的,天宗穴也拔罐了,肝经、肾经也按揉了。才两天时间,除了药物,按摩功效显著。去年发作时,消肿没有这么快。我心里的牵挂终于放下了,谢谢老师,您的方法我已记在本子上了。

便　秘

◎ **特别提醒**:下文的经络调理方案对于继发性便秘(结肠梗阻、肠道肿瘤、肠结核、先天性巨结肠、盆腔肿瘤压迫引起的排便困难)、药源性便秘(服用左旋多巴、可待因等药物引起的排便异常)可能有帮助,但效果欠佳。

排便时间、大便状态可以反映身体内在脏器的功能。如果每天排便一两次,每次顺利排出两三条香蕉便,说明身体处于正常状态。现代医学认为,排便次数减少,每周少于3次,伴有粪便干硬和/或排便困难,即是便秘。

一、查明病因,有的放矢

便秘的根本原因是肠道(大肠)蠕动减慢。脏腑功能下降、心情紧张焦虑是肠道蠕动慢的诱因。所以,老年朋友,长期喜食寒凉、肥甘厚味之人，胸、腹腔手术后的患者，长期紧张焦虑、频繁出差的人，易出现便秘。

老年人身体器官功能逐渐衰退，肠道蠕动能力下降，很容易出现便秘；小朋友如果食肉过多，超出脾胃的消化能力，严重影响大肠功能，也会出现排便困难；过食寒凉之品，消耗身体正气，损伤脾胃功能，使肠道推动能力下降，可引发便秘；饮食以蔬菜、水果为主，少吃或不吃主食的人，身体能量不足，肠道推动能力下降，也容易出现便秘；胸、腹腔手术后，元气大伤，身体向下的推动力不够，所以术后常出现小便困难、大便秘结难排的现象；紧张焦虑、经常出差，会导致体内节律变化，肠道蠕动的节律发生改变，从而几天不排便。

查明了便秘的原因，就会有合理的解决办法了。如果是脏腑功能下降，可以通过疏通经络或使用药物来调节脏腑功能；如果是饮食因素，就要改变不良饮食习惯，让身体恢复气血能量；如果是元气损伤，就要静养调理，培补元气；如果是情绪紧张，就要疏肝解郁，平心静气。

二、便秘的基础经络处方

便秘发生后，在就医的同时，可自我疏通大肠经、肺经、脾经、肝经的易堵塞穴位来调理。

既然是肠道蠕动减慢导致的便秘，大肠经一定要疏通，通过疏通其易堵塞穴位来恢复大肠的功能。肺与大肠是表里关系，在五行中均属金，金气主降，当肺气不足的时候，人体向下的推动力量就不够了，所以便秘时要疏通肺经。中医的"脾"主导消化，排便异常也与脾的功能失常有关，因此，需要疏通脾经来调节脾的消化功能。根据五脏旁通理论，肝与大肠相通，当情绪波动、烦躁不安的时候，肝气不舒，导致肠道蠕动的节律失常，所以便秘时还要疏通肝经以恢复肝的状态。

大肠经的常用易堵塞穴位是手五里穴、手三里穴、合谷穴。

肺经的常用易堵塞穴位是尺泽穴、"肘下二寸"、鱼际穴。

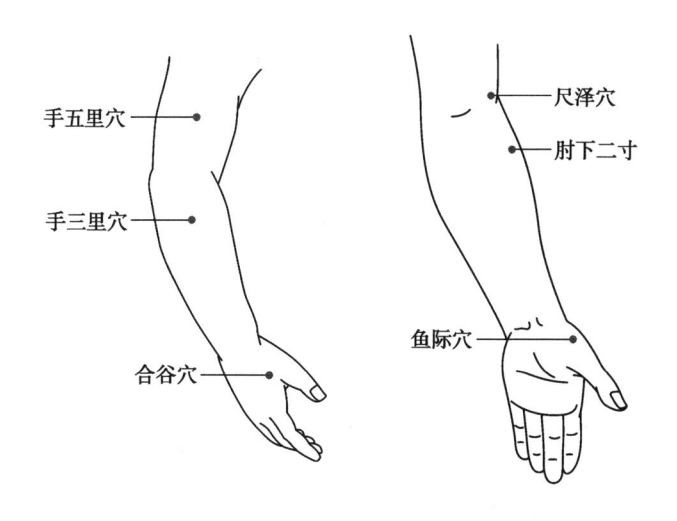

脾经的常用易堵塞穴位是地机穴、三阴交穴、公孙穴。

肝经的常用易堵塞穴位是阴包穴、太冲穴。

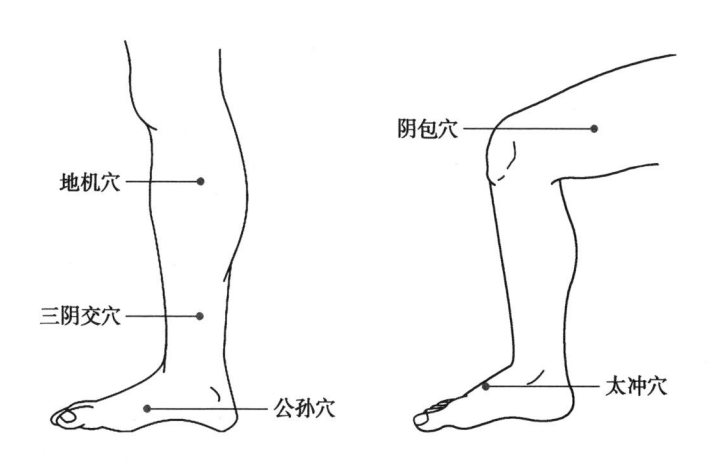

上述易堵塞穴位可以采用按揉的方式疏通,每次每个穴位按揉 2 分钟即可,每天坚持 3 次。1 周左右,穴位处的痛感就会消失,意味着这条经络畅通了。

大肠经手五里穴处、脾经小腿内侧的循行路线经常容易堵塞,也可以每周刮痧一次来清理局部垃圾,帮助脏腑恢复功能。

三、偶发便秘的补充方案

对于由出差、突发的情绪波动导致的偶发便秘,除了疏通上述基础经络处方的四条经络,还可以点按大横穴和天枢穴来应急。

大横穴,在腹部,脐中旁开 4 寸,右侧大横穴在升结肠与横结肠交接处附近,左侧大横穴在横结肠与降结肠交接处附近。这类拐弯交接的地方容易蓄积垃圾,按揉大横穴时经常是疼痛的。

天枢穴,在腹部,脐中旁开 2 寸,在大横穴与肚脐之间的中点。它是胃经的穴位,同时还是大肠的募穴,是大肠气血汇聚之处,刺激天枢穴见效会很快。

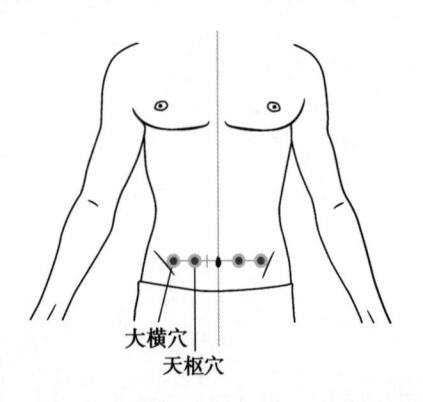

大横穴
天枢穴

用示指、中指同时在大横穴和天枢穴上轻轻点揉,不要过分用力,避免腹肌紧张,先点揉右侧穴位 2 分钟,再点揉左侧穴位 2 分钟。

在点揉穴位的同时,另一只手的拇指稍微用力按住脐上4寸的中脘穴,以免在刺激双侧大横穴、天枢穴的时候发生气逆、恶心的情况。点揉大横穴、天枢穴可直接促进横结肠蠕动,有人在点揉之后很快排便。

四、长期便秘的补充方案

由于便秘日久,肠道气血匮乏,在疏通基础方案的四条经络(大肠经、脾经、肺经、肝经)的同时,还要促进肠道功能恢复。

按照俞募配穴法,在天枢穴和大肠俞穴处持续拔罐,直接补益大肠的气血。大肠俞穴,在腰部,当第4腰椎棘突下,旁开1.5寸,双侧髂后上棘连线刚好平第4腰椎棘突。

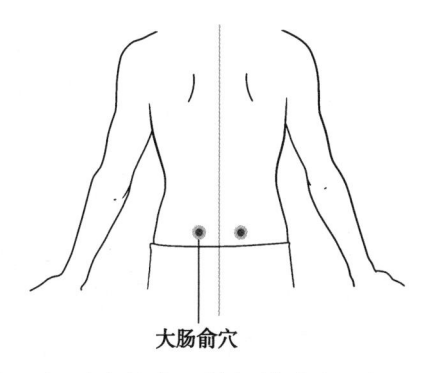

大肠俞穴

拔罐时,将口径适中的真空抽气罐放在天枢穴和大肠俞穴上,抽气3下,留罐15分钟,每日或隔日拔一次,直到罐痕颜色恢复正常为止。

五、老年人便秘的补充方案

老年人便秘要坚持疏通大肠经、脾经、肺经、肝经的易堵塞穴位,大横穴、天枢穴也要持续拔罐以增强肠道推动力。

有些老年人气血亏虚,经常有便意,但排便困难、无力,此时可以加揉三焦经的支沟穴。支沟穴,在前臂背侧,当阳池与肘尖的连线上,腕背横纹上3寸(4指宽),尺骨与桡骨之间。在排便时,按揉或者敲击此穴,可以促进排便。

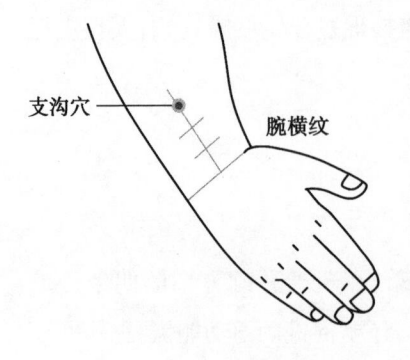

支沟穴　　腕横纹

六、儿童便秘的补充方案

小儿便秘多与喂养不当有关,大肠经、脾经、肺经、肝经的易堵塞穴位可以轻轻揉一揉。

小儿的身体结构与成年人一样,他们的经络也有易堵点。由于小儿身体柔软,易堵塞穴位比成年人少,因此按揉时不疼的穴位就不要刺激。要像做游戏一样,有时间就在孩子感到疼痛的穴位上轻轻捏几下即可,坚持几天,穴位处的痛感就消失了,经络也通畅了。

家长还可以轻轻推手穴的"大肠穴",清大肠是缓解小儿便秘的常用方法。小朋友入睡后,家长用手指以极轻的力度快速地在小儿示指桡侧(挨着拇指的一侧)从指根推到指尖,每次15分钟,推左手即可。切忌力度过大,不然家长很累,孩子也会紧张。

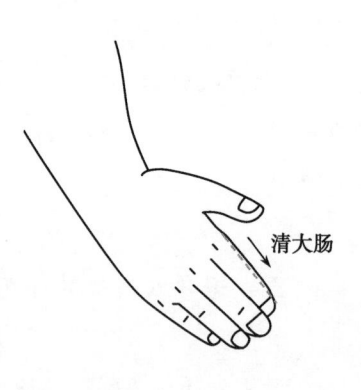

清大肠

小儿身体虽然娇嫩,但身体干净、心灵纯净,本来是良好的状态,如果家长过度紧张、焦虑,则会干扰孩子的心神;如果饮食上过度喂养,则超出小儿的身体负荷,导致便秘的孩子越来越多。要解决小儿便秘问题,家长还要从自身、从生活上找原因,改掉这些不良习惯才是恢复孩子身体健康的正道。

七、便秘的常用特效穴

如果在工作中没有足够的时间疏通经络,可以刺激少商穴和商阳穴来帮助肠道恢复蠕动。

用指尖轻轻点按少商穴或商阳穴(在示指末节桡侧,指甲根角侧上方0.1寸),如果有痛感,就点按1分钟,每天若干次。

少商穴是肺经的穴位,商阳穴是大肠经的穴位,它们虽然在肢体的最远端,但对它们进行刺激也可以触动内在的肺与大肠。五音中"商音"属金,所以少商穴和商阳穴有降气的作用,可以促进排便。

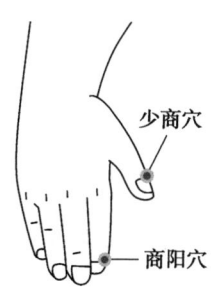

八、便秘的日常调养方法

(一)练习十指抓伸,调节脏腑功能

十指抓伸的动作非常简单,在站、走、坐、卧时都可以练习,有助于缓解便秘。十指抓伸时,肩、肘自然放松不动,手指充分握拳再伸直为1次。频率为每分钟90次,每遍尽量达到这个频率。

开始练习时,不要为了追求数量而过劳,累了就歇一会儿。反复多次,抓伸的数量每遍都有增加。坚持练习1天,每遍可以抓伸300下;持续练习1周,每遍轻松达到1000下。

这个动作可以锻炼前臂小肌群,经络是一种空间通道,前臂肺经、大肠经、三焦经的循行路线如果有拥堵,持续练习这个动作可以松解僵紧,恢复经络畅通。

便秘时,先练习示指抓伸10分钟,再点揉大肠经、肺经的易堵塞穴位会事半功倍。

(二)极轻力度摩腹,让身心放松

便秘与身心紧张也有关联,身心放松能让身体恢复到正常状态,让体内脏腑自然运行。

睡前和晨起,平躺在床上,单手手掌置于腹部皮肤上,以肚脐为圆点,向上至胸骨剑突,向下至耻骨联合,顺时针摩腹81圈,再逆时针摩腹81圈。摩腹的时候,可以把自己的腹部当成小婴儿来对待,速度要极慢,力度要极轻,用推毫毛的劲儿,手掌肌肤与腹部皮肤保持似挨上非挨上,若即若离、若有若无的状态。

若我们推腹过于用力,或带着强烈的目的,身体不会被你的想法打动,相反还可能产生抗拒、紧张,消耗能量。轻轻抚触,给身体微微的刺激,刺激位于腹部的脏器,让它们恢复本来的功能。在身心放松的状态下,睡眠和排便都会有变化。

(三)坚持腹式呼吸,给内脏做按摩

如果在早、晚摩腹的时候不能放松,就不要做了,否则它反而成了一个思想包袱,越想解决病痛越放松不下来。这时可以换用腹式呼吸,练习让自己放松。

便秘,好像不是"大病",但它确实是身体病了的反映,希望引起大家的重视,坚持自我调理,早日远离"病态"。

网友"熊熊"的分享

我做了阑尾切除术,3天没大便了。昨天是术后第二天,昏睡了一天,没力气按穴位。今天下午医生来问,得知还没大便,就开了通便的药,有口服的,有外用的。我不想用药,赶紧爬起来找路老师公众号中有关便秘的处理方法,按揉加上轻轻敲击,20多分钟就起效果了,可以顺畅排便了。

网友"张永刚"的分享

今晚去医院看了一位病号朋友,谈话中得知他两天没解大便了,我就给他敲、按了肺经的"肘下二寸"、大肠经的手三里穴,都有痛的感觉,20分钟后他就忙着去卫生间了。用路老师教的知识解决他人的痛苦,感觉很高兴,助人利己,很有成就感。

腹　泻

◎ **特别提醒**:对于腹泻要辨明原因,合理止泻;下面方案适用于急、慢性肠炎,肠功能紊乱、过敏性结肠炎等疾病的辅助调理;如果是痢疾排脓血便,或者腹泻严重,出现脱水、电解质紊乱的情况,要及时就医。

腹泻,又称泄泻,主要症状为大便次数增多,粪质稀薄如糜,甚至如浆水样。急性腹泻迁延失治常转为慢性,现代医学将这类疾病称为急、慢性肠炎。

一日腹泻数次,导致身体疲乏、痛苦不堪时,人们首先想到的是立即消炎、止泻。在中医看来,当腹泻发生时要找到身体的内在原因,再对症调理。

腹泻时还要收集身体其他信息,比如:大便状态(稀溏、水夹粪块、水夹食物残渣、浆水样)、大便颜色(深黄、淡黄、黑)、大便气味(恶臭、微臭、无味)、便后感觉(舒服、便意未解、肛门灼热、肛门无感)等。通过对多种信息的整理,可以判断出身体的真实状态,明确腹泻的真正原因。当调节回身体常态,肠道功能恢复后,大便也就正常了,所以中医的治病思维始终强调的是"治人"。

一、辨明腹泻类型,因证施治

(一) 寒性腹泻

主要症状:腹部隐痛,水样便或水夹粪块,伴手脚冷,有饮食寒凉或肌表受寒的诱因,舌质淡、苔白。

治疗寒性腹泻须遵循"寒者热之"的平衡思想,选用温中焦脾胃的药物,如理中丸、丁桂儿脐贴等,也可将大粒粗盐炒热装小布袋中,热敷肚脐,每天操作数次,以驱散中焦脾胃的寒凉。

(二) 寒湿腹泻

主要症状:恶心、呕吐,腹泻,低热,大便黏腻,头晕、昏沉,舌质淡、苔厚腻。

寒湿腹泻在夏天常见,它类似于胃肠型感冒的症状。由于寒湿夹杂,用药思路以温中除湿为主,可以选用藿香正气水。

(三) 热性腹泻

主要症状:发热,腹泻,便黄、溏黏、味臭,便后肛门灼热,舌红苔黄。

《伤寒论》中的经典方剂葛根黄芩黄连汤(组成:黄连、黄芩、甘草、葛根)适合外感发热而热移肠胃的热性腹泻。方中黄连、黄芩是凉药,清热厚肠;甘草保护脾胃,避免寒凉过度;重用葛根,清热生津,透邪外出。这个方子清热而不伤正,只要对症,可一剂知,二剂已。

(四) 湿热腹泻

主要症状:腹痛,里急后重(腹痛急需如厕,便少,解后不爽),肛门灼热,身热、口渴,小便短赤,甚则下利脓血,舌红、苔黄腻。

湿热腹泻的治疗思路是既要清热,又要利湿。《伤寒论》中的白头翁汤为治湿热下利的有效方剂,方中白头翁凉血解毒,秦皮清肝凉血,黄连清热厚肠,黄柏燥湿坚阴。四味药配伍严谨,具有清热解毒、凉血止痢的作用。如果具有上述症状,可请中医师诊治,以确定是否使用本方。

(五) 伤食腹泻

主要症状:大便有未消化的食物,气味酸腐,食欲不佳,口中也有酸腐味道,舌苔厚腻。

伤食腹泻,在幼儿中比较常见。幼儿脏腑娇嫩,喂养中过食肥甘厚味,使脾胃功能受损,食物郁积在胃中,形成积食。这种情况要用焦三仙(焦山楂、焦神曲、焦麦芽)、鸡内金来消食化积。

(六) 慢性腹泻(慢性结肠炎)

主要症状:大便长期稀溏,如饮食刺激则腹泻加重,形体消瘦,体虚乏力,腰膝酸软,舌淡苔白。

《黄帝内经素问·灵兰秘典论》曰:"大肠者,传道之官,变化出焉。"在合适的环境下,经过小肠消化后的食物残渣在大肠会有二次发酵的过程,从而产生精华物质对肾精进行补充。腹泻的患者,食物残渣在大肠内很难生成精华物质,长期腹泻会出现消瘦乏力、困倦、精力不足,这是肾精消耗、肾气虚损的表现。这类情况在调理肠胃功能的同时,还要温肾助阳,慢慢培补元气。

二、腹泻的经络处方

腹泻分型多,用药须精准辨证。但是通过经络系统进行调节,非医学专业人士可以绕过辨证的困扰。

无论哪类腹泻,终归是大肠功能出现了问题,所以自我调理首先要疏通大肠经,以恢复肠道功能。胃与大肠均是消化系统的重要器官,胃为足阳明,大肠为手阳明,同属阳明,同气相求,肠道的问题也要疏通胃经。中医认为,脾主运化,出现腹泻时还要疏通脾经来调脾。肝与大肠五脏旁通,有的人在紧张、焦虑的时候容易腹泻;溃疡性结肠炎患者吃辛辣食物或者发怒后易出现腹泻,且肠内溃疡面不易愈合。所以,调理腹泻还要疏通肝经,以恢复肝气的顺畅。

大肠经的常用易堵塞穴位是曲池穴、手三里穴、合谷穴。

胃经的常用易堵塞穴位是髀关穴、足三里穴、内庭穴。

脾经的常用易堵塞穴位是阴陵泉

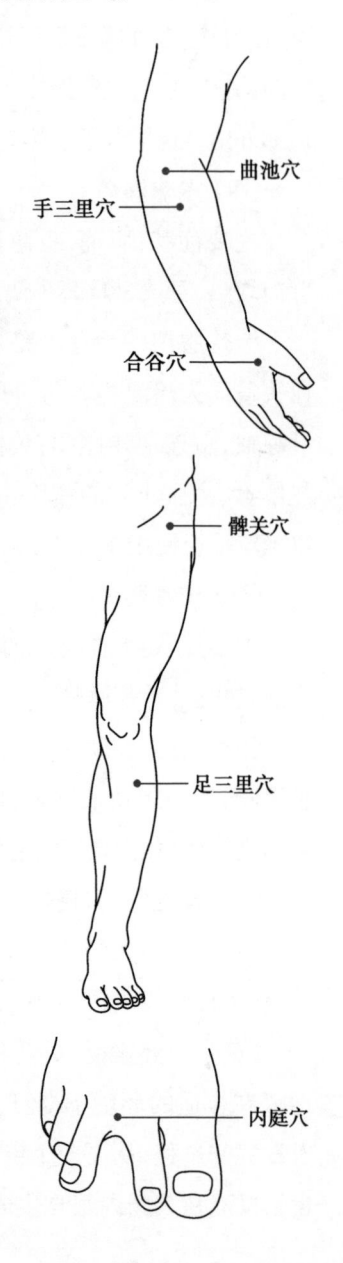

穴、地机穴、公孙穴。

肝经的常用易堵塞穴位是阴包穴、太冲穴。

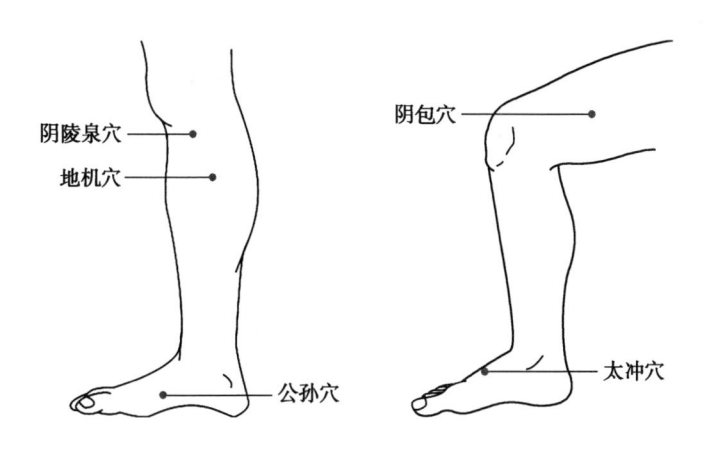

急性腹泻发作时,可以在大肠经曲池穴至手三里穴的线路上、脾经阴陵泉穴至地机穴的线路上刮痧一次,如果很快出痧,则对缓解症状会有帮助。

在按揉其他易堵塞穴位时,哪儿疼就揉哪儿,痛则不通,每次每个穴位按揉2分钟,每天按揉3次,坚持按揉三五天,穴位处的痛感会减轻。

三、腹泻的常用特效穴

调理腹泻的常用特效穴是上巨虚穴、梁丘穴、关元穴。

上巨虚穴不仅是胃经的穴位,还是大肠的下合穴,它在小腿前外侧,当犊鼻下6寸(4指宽的距离是3寸)。腹泻发生时按揉上巨虚穴可以通调大肠腑气,促进肠胃功能恢复。

有资料显示,艾灸左侧梁丘穴对于寒性、慢性腹泻效果显著。梁丘穴在胃经的大腿循行路线上,在股前外侧,髌底上2寸,胃肠

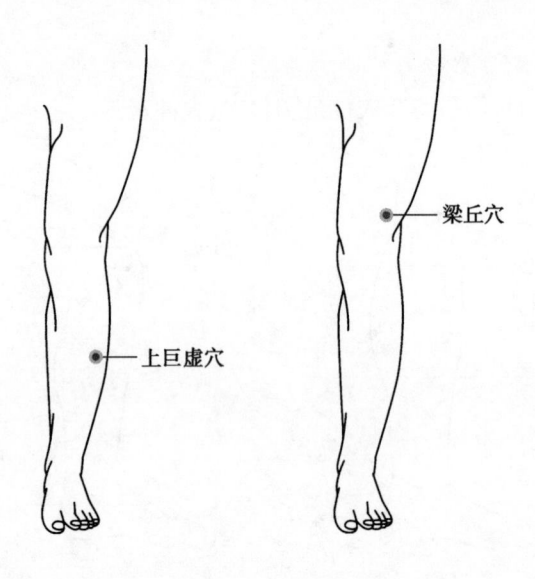

炎发作时敲击此处会有强烈痛感。将艾绒搓成麦粒大小的艾炷,采用直接灸法,在左侧梁丘穴上施灸 12 壮,每壮在皮肤感觉热痛时去掉,换新艾炷复灸。

对于慢性结肠炎患者,在疏通经络、调节脏腑的同时,可重灸关元穴来培补元气。关元穴在脐下 3 寸,每天用艾条悬起灸一次,每次灸透。坚持数日,直到艾灸 3~5 分钟,热感充满全腹时可以停灸。

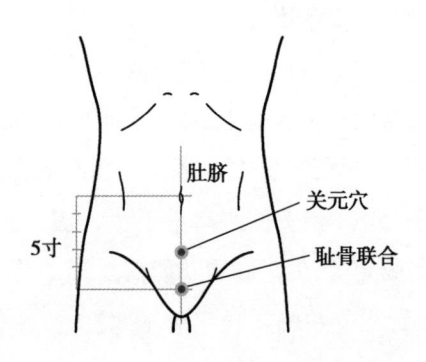

对于急性腹泻,针灸医生还可在脐旁 2 寸的天枢穴点刺,然后拔罐放血,此法通过刺激大肠的募穴来恢复肠道功能,效果明显。

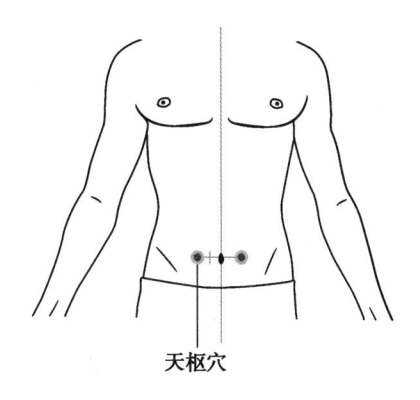

天枢穴

小儿腹泻的分型与调理思路可以参考上文的经络处方,只是在按揉小儿穴位时力度要轻柔,每次按揉 1 分钟,每天多次操作。另外,刺激三焦经的关冲穴对缓解小儿水泻有帮助。家长用示指指尖轻轻点按此穴,每日操作多次。

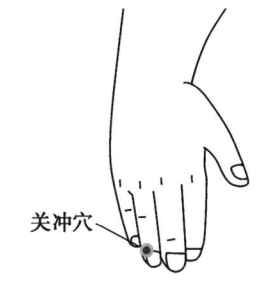

关冲穴

网友"le yan"的分享

昨天同事肚子痛,上午腹泻 3 次,主动要求拔罐,我给他拔了曲池穴和天枢穴,按揉了肺经和大肠经的其他穴位,下午他就没再腹泻了,直呼神奇。我说,经脉所过,主治所及,疏通经络可为身体助力。

网友"平常心"的分享

路老师好,分享一下我的亲戚由不信中医到佩服中医的过程。她昨天总是去厕所,后来去了厕所不回来了,我去找她,问她怎么回事,她说总是拉肚子,干脆在厕所不回去了,我被她弄得哭笑不得。说话间我就把她的胳膊拿过来,探查她的大肠经,刚碰到她的手三里穴时,她就不让碰,我说你自己揉揉吧,她就开始按揉。大概也就十几分钟,她就不想去厕所了。平时我疏通经络,她总说我一天到晚捶捶的,我正好这时问她信不信,她笑而不答,不停地敲揉,还自言自语地说为何拉肚子捶胳膊就好了呢?一直到晚上也没有再拉了。今天早上问她,已经完全好了,她说怎么这么神奇!

口腔溃疡

◎ **特别提醒**:口腔溃疡本质上是消化系统问题,所以服用寒凉泻火药物时要慎重。

口腔溃疡又叫"口疮",是发生于口腔黏膜的浅表性溃疡,大小不等,溃疡面凹陷,周围充血,伴有疼痛。

口腔溃疡是身体常见问题,多数时候会很快自愈,也有人迁延难愈,严重影响食欲,痛苦不堪。

脾开窍于口,口腔是消化系统的组成部分,中医认为,脾主导消化,所以脾虚容易导致口腔溃疡。如果心火亢盛,而中焦脾胃虚寒,则心火不降反而向上熏灼口舌,出现溃疡。

一、口腔溃疡的经络处方

口腔问题本质上是消化系统问题,所以要疏通脾经、胃经来调理脾胃,再疏通心经以平抑心火。

脾经的常用易堵塞穴位是大包穴、地机穴、公孙穴。

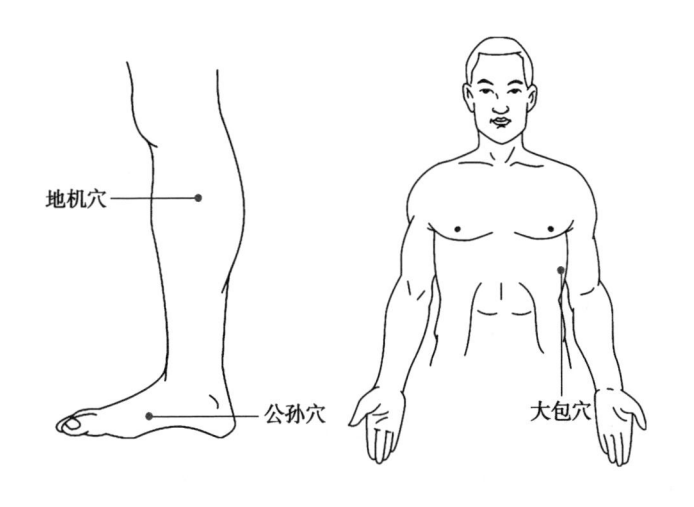

胃经的常用易堵塞穴位是颊车穴、缺盆穴、髀关穴、内庭穴。

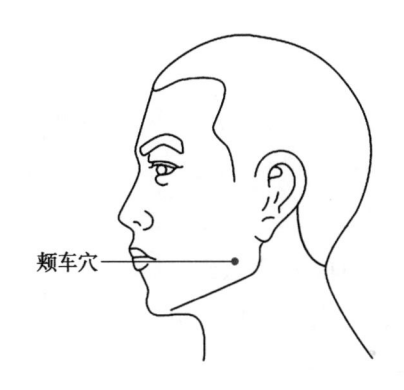

髀关穴　缺盆穴

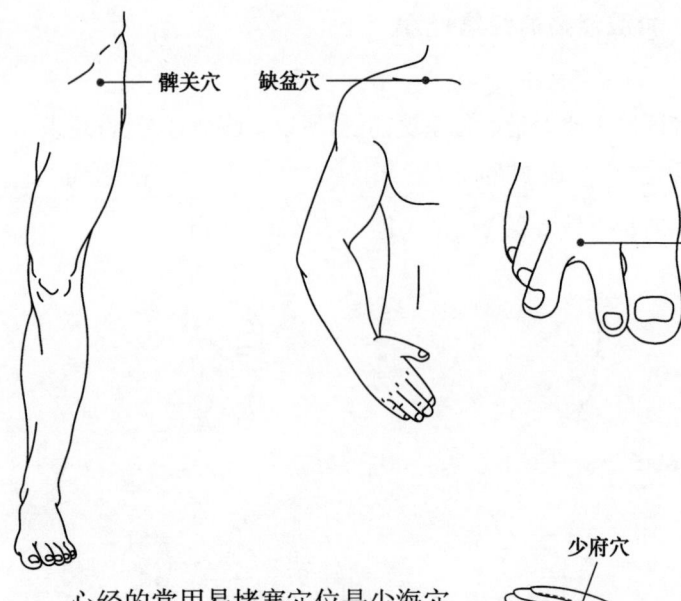

内庭穴

少府穴

心经的常用易堵塞穴位是少海穴、少府穴。

口腔溃疡发生时,按揉上述经络的易堵塞穴位会有痛感,每次每个穴位按揉2分钟,每日3次,坚持3天,当穴位处痛感减轻或消失后,口腔溃疡会有所缓解。

少海穴

如果口腔溃疡是由长期熬夜、持续焦虑引起的,则需要配合疏通肝经,因为这类行为会伤肝。另外,根据"经脉所过,主治所及"理论,肝经"从目系下颊里,环唇内",它的循行路线经过唇内,所以对于口腔溃疡,疏通肝经见效较快。肝经的常用易堵塞穴位是阴包穴、太冲穴。

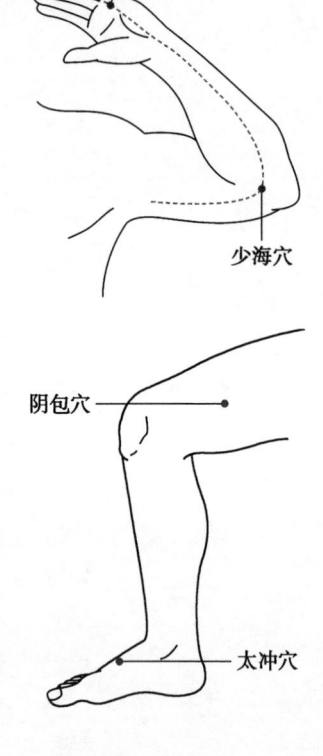

阴包穴

太冲穴

152 ｜ 各论 ｜ 48种常见疾病的经络调理方案

二、口腔溃疡的特效穴

口腔溃疡发生时,除了疏通上述经络,还可以配合点按劳宫穴和承浆穴。

劳宫穴是心包经的易堵塞穴位,有降心火的作用。

承浆穴是任脉与胃经的交会穴,在颏唇沟的正中凹陷处。

口腔溃疡发生时,劳宫穴和承浆穴可以随时多次点按,每次点按1分钟即可,对缓解疼痛、促进溃疡面愈合有帮助。

预防口腔溃疡,平时饮食要远离寒凉,避免脾胃功能受损,减少焦虑,不要熬夜。

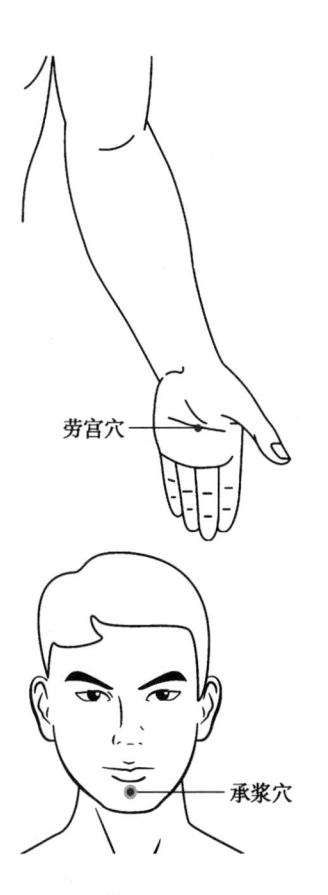

网友"覃琼"的分享

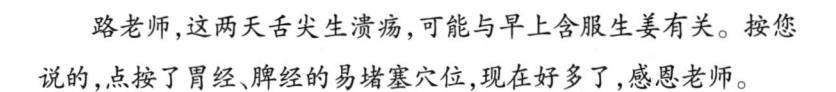

路老师,这两天舌尖生溃疡,可能与早上含服生姜有关。按您说的,点按了胃经、脾经的易堵塞穴位,现在好多了,感恩老师。

网友"梧桐鸟"的分享

路老师,您好!我姐口腔溃疡有1周了,怎么都不好。昨天我给她按了心经的易堵塞穴位,特别疼。今天她反馈说口腔溃疡好了。经络太神奇了,感谢您!

三叉神经痛

◎ **特别提醒:三叉神经痛发病急骤,疼痛异常,平时要坚持疏通相应经络的易堵塞穴位,防护在前,避免发作。**

三叉神经是12对脑神经中的第5对,包括眼神经、上颌神经、下颌神经,分别分布于眶腔、鼻腔、口腔,其末梢神经分布于面部皮肤。三叉神经感觉支传导颜面、眼、鼻、口腔等的浅感觉及咀嚼肌的本体感觉,运动支支配咀嚼肌的随意运动。

三叉神经痛是非常令人痛苦的疾病。在头面部三叉神经分布区域内,疼痛突然发作,呈阵发性放射性电击样剧痛,如撕裂、针刺、火灼一般,患者极难忍受。每次疼痛持续时间短,数秒或数分钟后自行缓解,疼痛呈周期性发作,发作间歇期同正常人一样。

本病发病原因不明,疼痛由面部、口腔或下颌的某一点开始扩散到三叉神经某一支或多支,以第二支、第三支发病最为常见。因此,三叉神经痛患者多见上、下颌部疼痛,额部疼痛较为少见。

疼痛的起点，称为"触发点"，多位于上唇、鼻翼、齿龈、口角、眉梢等处，可因吹风、说话、洗脸、刷牙、吃饭等刺激而发作，以致患者精神萎靡不振，行动谨小慎微，甚至不敢洗脸、刷牙、进食，说话也小心，唯恐引起发作。

一、循经络线路，设计经络处方

"经脉所过，主治所及"，在三叉神经痛再次发作之前，根据面部经络的循行路线，观察触发点的位置，通过疏通相应经络的易堵塞穴位来调理这个顽疾。

胃经、大肠经从上唇、鼻翼、齿龈、口角经过，如果触发点在口唇区域，平时要按揉胃经、大肠经的易堵塞穴位。

胆经、三焦经的起点和终点在眉梢附近，如果触发点在眼角外侧，就按揉胆经、三焦经的易堵塞穴位。

由于疼痛发作多在脸颊第二、三分支的区域，这里分布着胃经、大肠经、胆经、三焦经，因此，不必拘泥于"触发点"的位置，坚持疏通这四条经络，对防治三叉神经痛是有帮助的。

胃经的常用易堵塞穴位是颊车穴、缺盆穴、髀关穴、内庭穴。

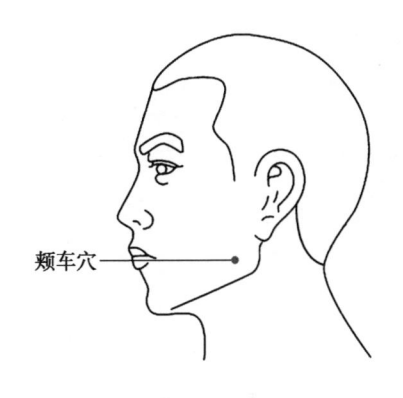

颊车穴

髀关穴　缺盆穴

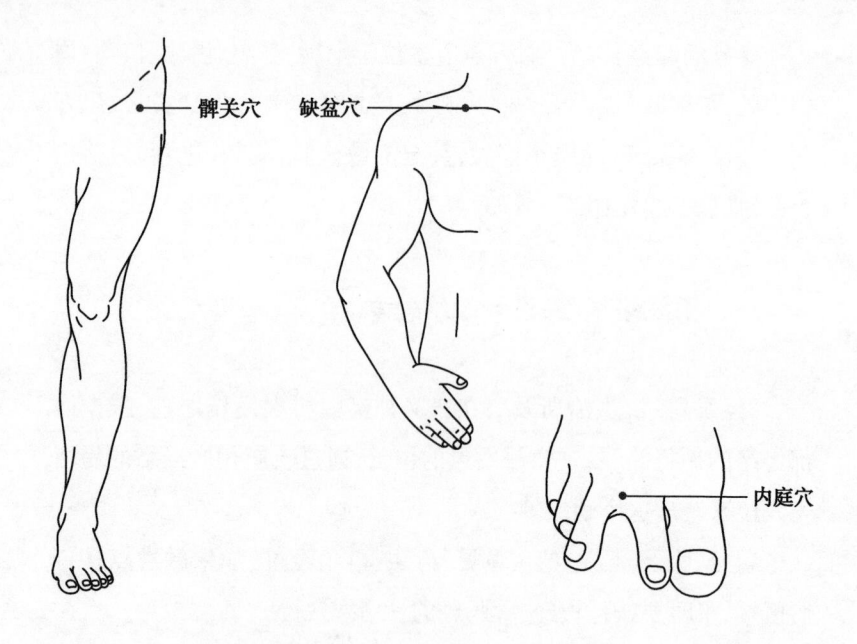

内庭穴

大肠经的常用易堵塞穴位是曲池穴、手五里穴、手三里穴、合谷穴。

胆经的常用易堵塞穴位是肩井穴、渊腋穴、风市穴、足临泣穴。

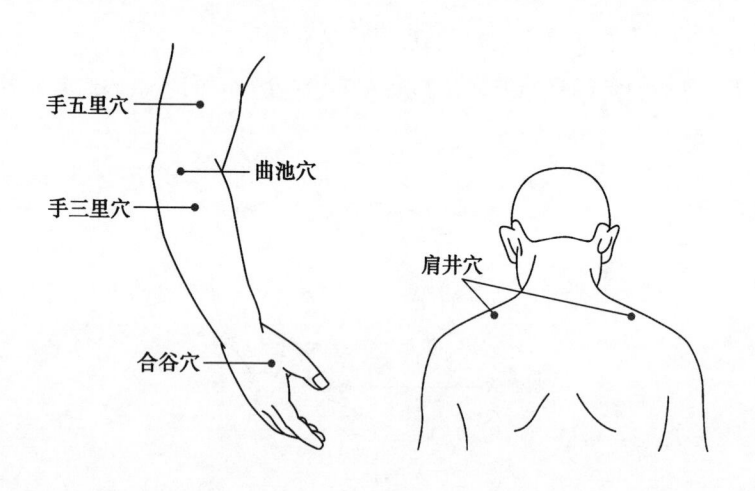

手五里穴
曲池穴
手三里穴
合谷穴
肩井穴

风市穴　渊腋穴

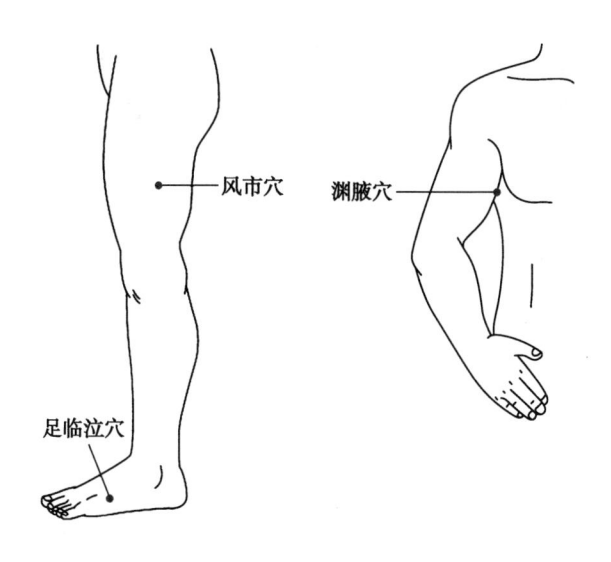

足临泣穴

三焦经的常用易堵塞穴位是翳风穴、消泺穴、"肘下二寸"。翳风穴适合针刺，如果按揉，可用耳后高骨下端后缘的胆经完骨穴来代替。

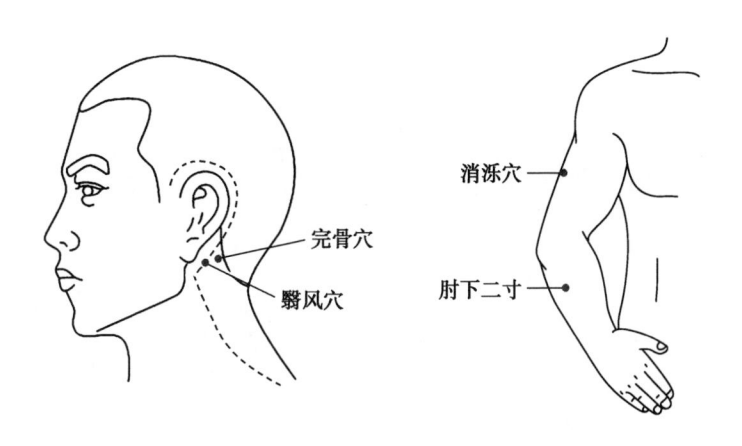

完骨穴
翳风穴

消泺穴
肘下二寸

疏通健侧大肠经的易堵塞穴位（因为双侧大肠经在人中处交叉后向鼻翼循行），疏通患侧胃经、胆经、三焦经的易堵塞穴位，哪个穴位按揉时疼痛就要按揉哪个，每次在这个穴位处按揉2分钟，每日3次,坚持1周,痛感会消失。然后可以每周探查一次,个别穴位如有疼痛就马上按揉,争取时刻保持上述经络畅通。

大肠经的手五里穴、三焦经的消泺穴,也可以采用刮痧的方式来疏通,每周刮拭一次。

二、三叉神经痛的特效穴

在三叉神经痛频频发作的时候,可以在疏通胃经、大肠经、胆经、三焦经的同时,请针灸医生针刺颧髎穴、三间穴来缓解,自己平时也可以加按这两个穴位来配合调理。

颧髎穴,在面部,当目外眦直下,颧骨下缘凹陷中。可在未发病时点揉此处。

三间穴属于大肠经,在手背,当第2掌指关节桡侧近端凹陷中。三叉神经痛发作时,可用示指点揉健侧三间穴,每次点揉2分钟。

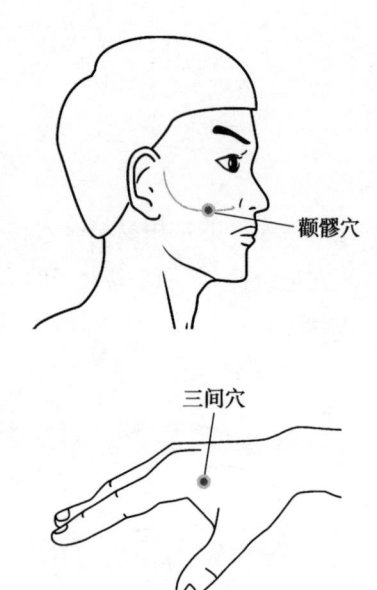

网友"天堂文竹"的分享

学习路老师的经络课后,我治好了自己的突发性三叉神经痛。我是误吃硝酸甘油造成的偏头痛,之后引发突发性三叉神经痛,疼了3天后,我按揉三焦经就好了。

口　苦

◎ 特别提醒：本文所述的是一时性口苦，如果持续口苦，并伴有右上腹部疼痛、厌食油腻，甚至黄疸等症状，要及时就医，以免延误病情。

口苦，指口中有苦味，这是当代人的常见问题。一时性口苦多在熬夜、持续焦虑、发怒后出现，春季尤为常见。持续性口苦则可能见于胆汁反流性胃炎等反流性疾病，以及肝胆系统疾病，要足够重视，尽快就医。

胆汁味苦，它的主要作用是促进脂肪消化。胆汁由肝分泌，然后储存在胆囊里。在进食咀嚼时，胆囊就开始准备了，当含有脂肪的食糜由胃进入十二指肠时，胆汁喷发进去参与脂肪的转化、代谢。如果肝、胆、胃的功能受损，胆汁的分泌、分布就可能出现异常，从而引发口苦。

中医认为，一时性口苦不一定是由肝、胆的器质性病变引起的，但与肝、胆的状态有关。熬夜、发怒会使肝火上炎，春气生发容易导致肝火旺，肝胆之火上冲，则胆汁不降，妄行上逆于口而引起口苦。轻者晨起口苦，重者时时口苦。口苦与肝、胆有关，要及时调理。

一、调理肝胆首先疏通肝、胆经

经脉所过，主治所及，肝胆疾病首先要疏通肝经和胆经。

肝经的常用易堵塞穴位是阴包穴、太冲穴。

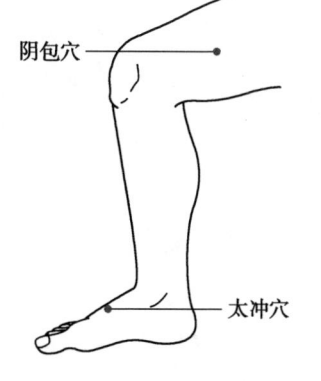

按揉肝经阴包穴、太冲穴时有可能出现打嗝、排气的现象,这是肝气顺畅后,身体排解郁气的表现。

胆经的常用易堵塞穴位是肩井穴、渊腋穴、阳陵泉穴(在小腿外侧,腓骨头前下方凹陷中)、足临泣穴。

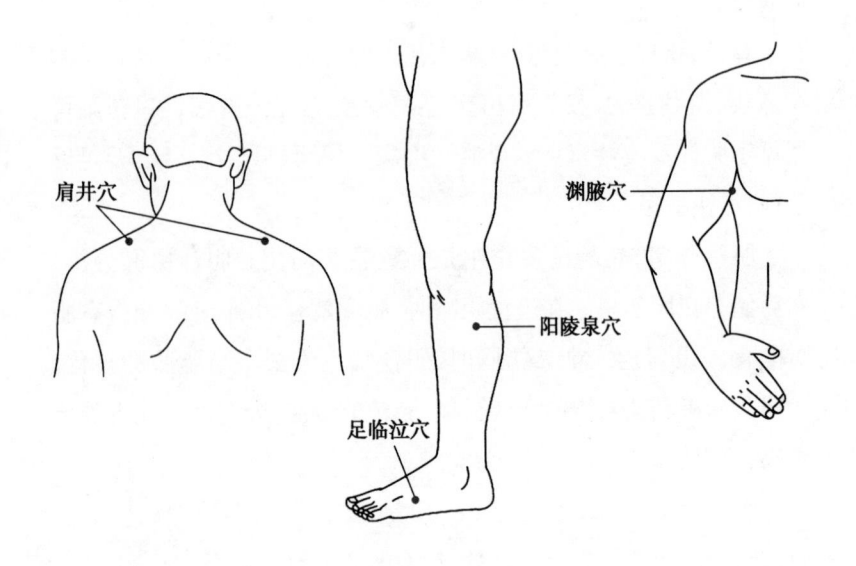

疏通肩井穴时可采用捏拿的方式,每次捏拿10下,每天三五次,坚持3天,僵紧的肌肉会变软,痛感会减轻。渊腋穴在肋间隙处,容易拥堵,手指敲击时异常疼痛。阳陵泉穴是治疗口苦的常用穴位,探查时痛感明显。足临泣穴在足面,空间狭小,经常拥堵,点揉时痛感很强烈。坚持按揉,当这几个穴位的痛感减轻后,口苦症状也会减轻。

二、疏通肺经,恢复气机升降

春夏秋冬,日出日落,升降有序是自然界的规律,身体也是如此。肝属木,主升;肺属金,主降。肝升肺降,肺气肃降正常,可以避免肝气上冲、胆汁上逆。当体内的气机升降有序时,胆汁就不会上冲溢出,口苦的症状也会缓解,所以,调理口苦还要疏通肺经。

肺经的常用易堵塞穴位是尺泽穴、"肘下二寸"、鱼际穴。

"肘下二寸"和鱼际穴可以采用按揉的方式疏通,尺泽穴也可以通过刮痧来疏通。

疏通肝经、肺经、胆经的易堵塞穴位后,恢复了肝、肺、胆的功能,口苦的症状就随之消失了。此法对反流性食管炎等疾病导致的口苦也有辅助调理作用。

三、口苦的常用特效穴

在疏通肝经、胆经、肺经的同时,可在肝俞穴、胆俞穴、期门穴、日月穴处拔罐,这是利用俞募配穴法来调理肝胆疾病。

背俞穴分布在脊柱两侧,肝俞穴在第9胸椎棘突下旁开1.5寸,胆俞穴在第10胸椎棘突下旁开1.5寸。

募穴则在胸腹部,期门穴在乳头直下第6肋间隙,日月穴在乳头直下第7肋间隙。(注:男性乳头在第4肋间隙)

肝俞穴与胆俞穴距离很近,一个中号罐放上去,就可以同时拔这两个穴位。日月穴和期门穴距离同样很近,一个罐也可以同时刺激这两个穴位。出现口苦时,将四个真空抽气罐放在前后俞募穴上,每次抽气3下,留罐15分钟,每日或隔日拔一次,直到罐痕颜色恢复正常。

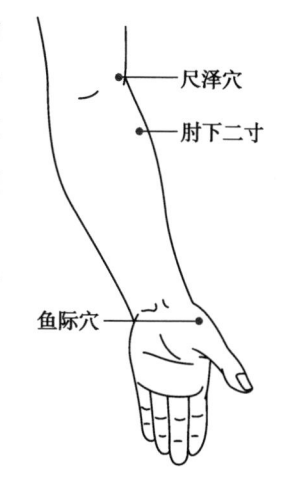

网友"coco"的分享

今天一个宝妈说头痛,我记得路老师说过偏头痛与胆经有关,再加上她前几天还跟我说过最近偶尔会口苦,我就让她按揉了足临泣穴,头痛医脚,头不痛了,口苦也好了。中医真伟大,希望能够学以致用,今后帮助更多人。

肋间神经痛

◎ **特别提醒:本文方案也适用于胁痛、岔气的调理。但由胸膜炎、心脏病、肋软骨炎等疾病导致的胁痛要及时就医,从病因上解决胁痛问题。**

肋间神经痛不是大病,但痛苦不小。

肋间神经痛是西医病名,主要表现是肋骨和胸部神经疼痛,隐隐作痛,个别人有刺痛或灼痛的感觉,有时呈放射痛,在咳嗽、打哈欠、打喷嚏、深呼吸等时疼痛会加重。

肋间神经痛属于中医学"胁痛"范畴。《黄帝内经灵枢·五邪》曰:"邪在肝,则两胁中痛。"《黄帝内经灵枢·经脉》曰:"胆足少阳之脉……是动则病口苦,善太息,心胁痛不能转侧。"

从经络循行路线来看,肝经布胁肋,胆经循胁里,过季胁,说明胁痛与肝胆的关系密切。损伤肝胆的因素就是胁痛的诱因,大致包括:情志不遂,肝气郁结;伤于酒食,积湿生热,移于肝胆;外感湿热,郁于肝胆;跌仆闪挫,胁肋络脉损伤;肝胆疏泄功能失常,使气机阻滞、血运不畅而发生胁痛。

中医认为,不同原因的肋间疼痛症状表现是不同的。

肝郁胁痛:胁肋痛或左或右,痛无定处,常因情绪波动而发作,伴有胸闷、嗳气泛酸、善怒少寐等。

湿热胁痛:胁痛偏于右侧,如刺如灼,急性发作时伴有发热、口苦、心烦、恶心、呕吐,畏进油腻饮食。

瘀血胁痛:胁痛固定不移,持续不断,有慢性胁痛或跌仆损伤病史,胁下刺痛拒按。

阴虚胁痛:胁痛隐隐,痛无定处,在劳累和体位变动时疼痛明显,伴见面色少华、颧红、低热、头晕目眩等症。

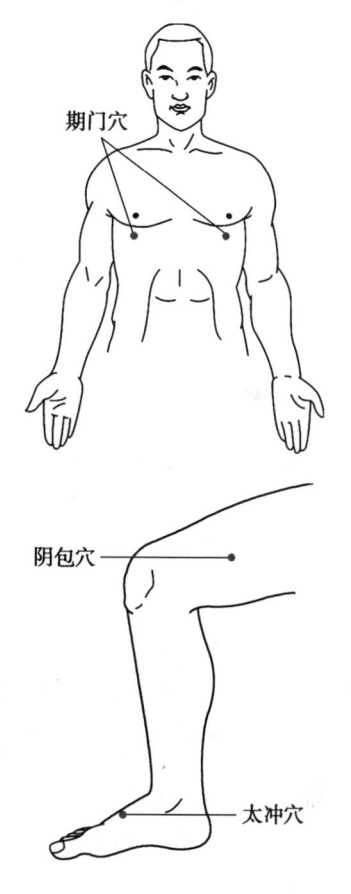

肋间神经痛发作的时候可以请中医师诊治,辨证给予中药,配合疏通经络,调节脏腑功能,尽快使身体恢复常态。

一、肋间神经痛的经络处方

从胁痛发生的原因看,与肝、胆、脾这三个脏器有关;从发病部位看,根据"经脉所过,主治所及"理论,胁肋部也是肝经、胆经、脾经的循行区域。所以,调理肋间神经痛,首先要疏通肝经、胆经、脾经。

肝经的常用易堵塞穴位是期门穴、阴包穴、太冲穴。

胆经的常用易堵塞穴位是肩井穴、渊腋穴、风市穴、足临泣穴。

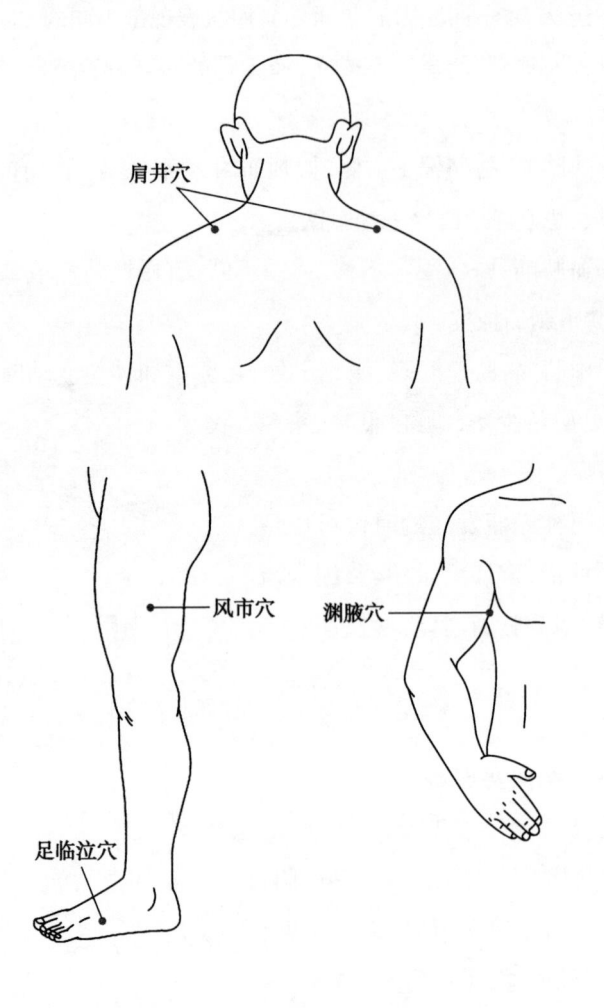

肩井穴

风市穴　　渊腋穴

足临泣穴

脾经的常用易堵塞穴位是大包穴、血海穴、地机穴、太白穴。

期门穴、渊腋穴、大包穴在胁肋部，按揉疏通这三个穴位可快速促进局部气血运行，也可以采用拔罐的方式来清除深层次的瘀滞。肢体上的其他易堵塞穴位采用按揉的方式疏通，每日坚持，直到穴位处的痛感消失为止。

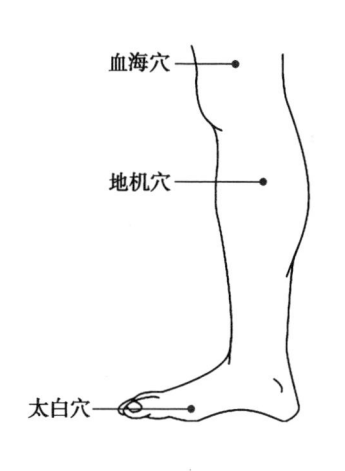

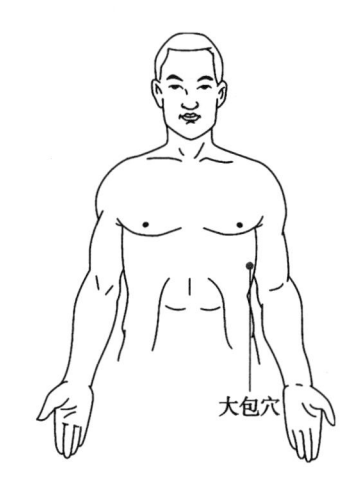

二、肋间神经痛的特效穴

支沟穴是三焦经的穴位,三焦与胆同属少阳,同气相求,刺激此穴有泻火行气的作用,对肋间神经痛,尤其是气结胁痛(俗称岔气)疗效确切。在疏通肝经、胆经、脾经的同时,可以按揉手臂上的支沟穴来配合调理。

胁痛、岔气时,点揉双侧支沟穴,同时调匀呼吸,每次2分钟,多次实践,肋间痛感会逐渐减轻。

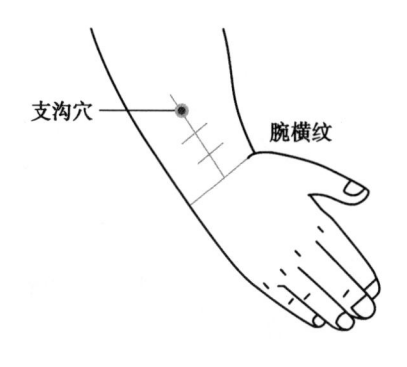

网友"洁枚"的分享

我要感谢路老师,困扰我近半年的左侧肋骨压痛已经好啦!

我前几天询问该疏通哪条经络,路老师回复我要疏通肝经和脾经,然后我就比较认真地疏通了两次,感觉好转了不少。这几天没时间,都没有很认真地去疏通,只是有时间就按几下,昨天晚上我感觉原来压痛的地方已经不痛啦,太开心啦!

胆囊疾病

◎ **特别提醒:**

1. 曾患胆囊疾病,如突发无法忍受的腹痛,右上腹有明显的绞痛、压痛、反跳痛,伴有高热寒战等表现时,要立即就医。

2. 除非万不得已,不要轻易切除胆囊。没有胆囊,肝脏分泌的胆汁就不能被胆囊储存,也无法浓缩,机体对油脂食物的消化能力下降,从而增加胃肠道的消化负担;大量进食油腻食物,会腹泻油脂,还可能导致胆汁反流;胆汁如持续进入肠道,长期刺激肠道组织,可增加结直肠癌的发生率。

胆囊是人体储存胆汁的器官,有浓缩胆汁的作用,常见的胆囊疾病有胆囊炎、胆囊结石、胆囊息肉、胆囊癌等。

慢性胆囊炎是最常见的一种胆囊疾病,由于胆囊长期发炎,胆囊壁会发生纤维增厚,导致胆囊功能减退,甚至完全丧失。常出现以下两组症状表现。

1. 经常有腹胀、上腹或右上腹不适、胃部灼热、嗳气、吞酸等症状,进食油煎或高脂肪食物后会加重。

2. 如有结石一时性阻塞胆囊管,可引起胆绞痛,疼痛多位于上腹部或右上腹,可牵涉背部或右肩胛骨处,并伴恶心和呕吐。

胆囊疾病是当代人的常见问题,在发怒、受寒、熬夜后会加重。

一、从中医视角看，胆重要但脆弱

中医认为，胆对身体极为重要，《黄帝内经素问·六节藏象论》曰："凡十一脏，取决于胆也。"与万物的化生依赖春气的上升一样，只有胆气升发条达，其余各脏腑的功能才能归于正常。这也是有人只是坚持敲胆经，通过调节胆的状态，身体的慢性病会好转的原因。

胆也极易受到损伤。胆与肝是表里关系，在五行中均属木。"木曰曲直"，如情志不舒，经常抑郁、发怒，则会伤到木这个系统，曲直无律，使肝失疏泄，胆气失序，直接影响脾胃的运化功能，从而出现胁下胀满、食欲减退、腹胀等；在木这个系统内，正常情况下是肝主升、胆主降，若胆气上逆，还可见口苦、呕吐苦水等症状。

《黄帝内经素问·阴阳离合论》曰："是故三阳之离合也，太阳为开，阳明为阖，少阳为枢。"胆属少阳，为枢机，所以胆的问题还可表现在半表半里，出现往来寒热（一会儿怕冷，一会儿怕热）、口苦、咽干、目眩等症状。少阳相火，最怕寒气。当代人夏天吹空调冷气，冬天穿着单薄，寒气持续侵袭机体，胆易受损。

中医讲天人合一，顺应自然的生活方式才是最健康的。胆经在子时（23点至次日凌晨1点）气血旺盛，此时机体应该进入深睡眠状态。如果经常熬夜，就会损伤肝胆，引发胆囊疾病。有的人在正常入睡的情况下，于子时醒来，或者子时口渴、心慌等，这都是胆有小恙的信号，要及时调理。

二、胆囊疾病的经络处方

胆的体积很小，但作用巨大，当胆囊出现问题时，需要调节的脏腑较多。第一周，疏通胆经、肝经、三焦经；第二周疏通心经、肺经、胃经。

"经脉所过,主治所及",任何脏腑出现问题时,首先要疏通与之相连的经络,所以胆出现问题的时候,要按揉胆经的易堵塞穴位。肝胆是表里关系,疏肝才能利胆,所以肝经也要疏通。在六气当中,胆与三焦同属少阳,同气相求,所以胆出现问题时,还要疏通三焦经。

胆经的常用易堵塞穴位是肩井穴、渊腋穴、风市穴、阳陵泉穴、足临泣穴。

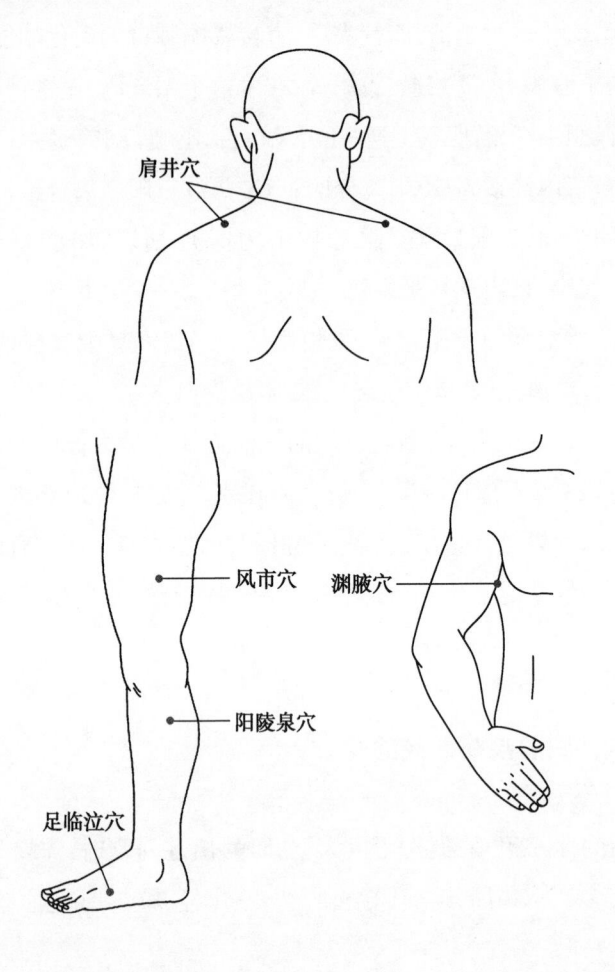

肝经的常用易堵塞穴位是期门穴、阴包穴、太冲穴。

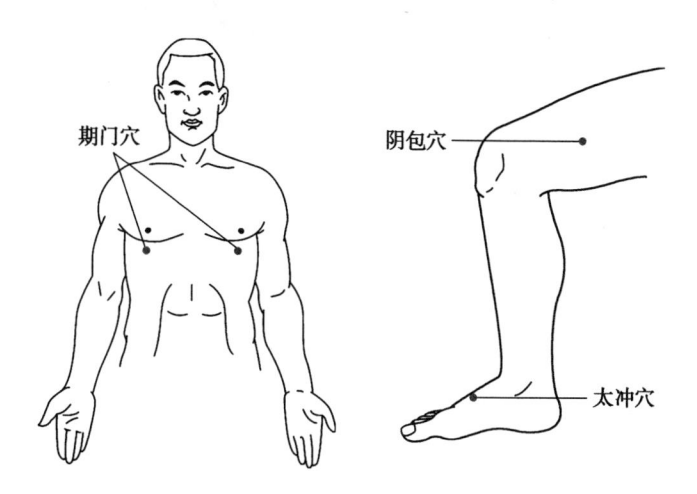

三焦经的常用易堵塞穴位是消泺穴和"肘下二寸"。

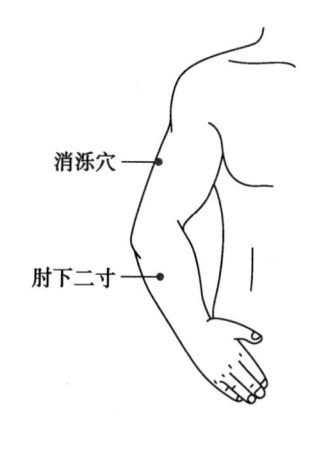

当胆出现问题时，除了表里经、同名经，还要疏通心经、肺经和胃经。

患胆囊疾病的人往往伴有心脏隐患，心脏病患者可能胆囊也不好，这是因为胆与心是五脏旁通的关系。所以，胆出现问题时，还要疏通心经，疏通心经也是在间接调胆。从生理功能看，胆气主降，当胆汁上逆导致口苦、咽干时，可配合恢复肺的功能，因为肺属金，主降，可带动胆气下降。另外，根据五行生克关系，金克木，所以调理肝胆也要调肺。

胆囊疾病多伴有上腹不适、嗳气、吞酸等消化不良的症状，可疏通胃经来帮助缓解。胆经从大腿外侧经过，胃经从大腿正面经过，胆出现问题时敲击大腿正面与外侧的结合部会有痛感，这是胃经和胆经的结合部,这个部位疼痛也可以证明胆胃互相影响。

心经的常用易堵塞穴位是少海穴、少府穴。

肺经的常用易堵塞穴位是尺泽穴、"肘下二寸"、鱼际穴。

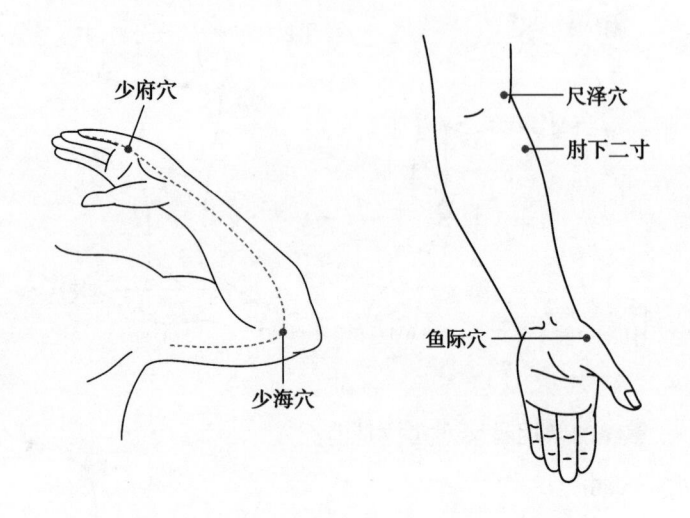

胃经的常用易堵塞穴位是缺盆穴、髀关穴、丰隆穴。

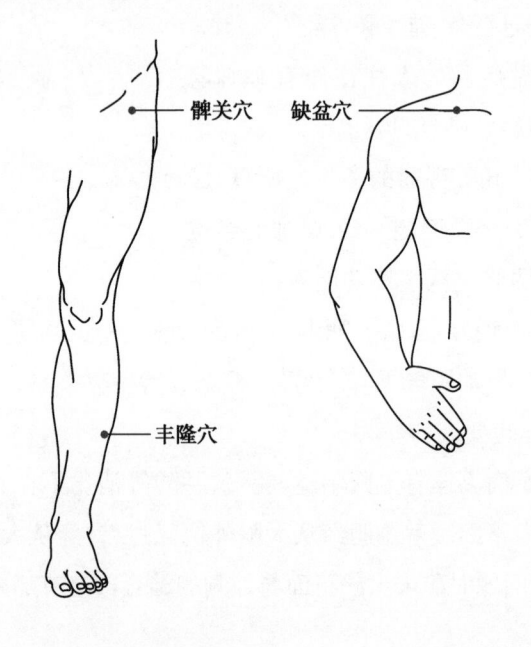

上述穴位，每次每个穴位按揉 2 分钟，每日 3 次，直到穴位处的痛感消失为止。

三、胆囊疾病的特效穴

胆囊疾病发作时，还可刺激胆囊穴和胆俞穴来救急。

胆囊穴是经外奇穴，它是胆囊在肌表的投射点，在小腿外侧，腓骨头直下 2 寸。急性胆囊炎发作时，用力按揉此穴效果较好。慢性胆囊炎患者可在平时探查此处，如有疼痛则敲揉疏通，预防急性发作。

胆俞穴，在第 10 胸椎棘突下旁开 1.5 寸（2 指宽）。胆绞痛发作时特别痛苦，有经验的针灸医生在胆俞穴处刺血然后拔罐，如果拔出来的是暗黑色的瘀血，患者的痛苦会瞬间减轻。对于慢性胆囊炎患者，可经常按揉此处来调理。

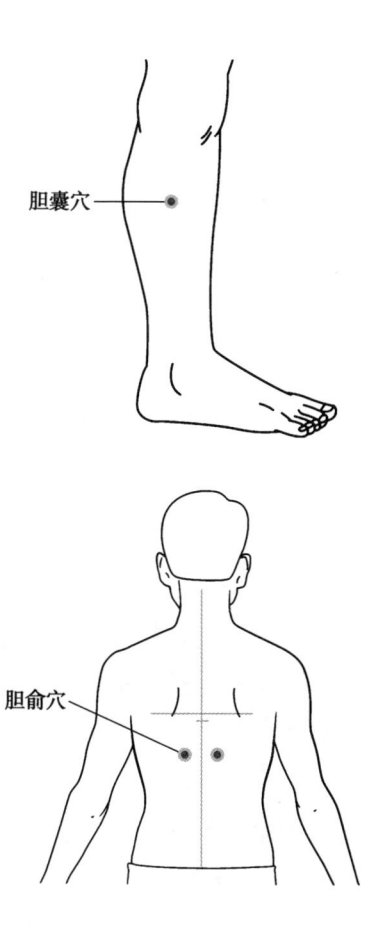

耳　鸣

◎ **特别提醒**：耳鸣如果不是由器质性病变引起的，适合中医调理。另外，一侧耳鸣与肾虚无关。

有些人习惯把一个原因当作影响事物的唯一因素，而忽视其他原因。比如小腿抽筋，人们会异口同声地说："因为缺钙"，完全想不到还有可能是受寒，也可能是脾虚，还可能是肝血不足。这种思维方式有点儿像盲人摸象，看不到整体，遇到问题就在局部打转，效果自然不理想。提到耳鸣，人们马上会想到"肾虚"，所以中年人耳鸣时不好意思和别人讲，怕被嘲笑为"肾虚"。耳鸣，要辨明病因，针对病因来调理，千万不要盲目"补肾"。

一、一侧耳鸣是少阳火旺

一侧耳鸣和肾虚一点儿关系都没有。

"经脉所过，主治所及"，三焦经和胆经经过耳朵并进入耳中。中医认为，胆与三焦同属少阳，如果三焦经和胆经堵塞了，经脉中的能量布散不均匀，在局部就会产生能量聚集的火象，而这种"火"往往汇聚在上部。比如焦虑、熬夜后的偏头痛、一侧耳鸣，年轻人耳后出现的红肿、痘痘，头部侧面的疙瘩、疖子，等等。

如果一侧耳鸣在晚上发作或者加重，按照人与宇宙天地同步的"子午流注"时间规律，更加可以明确是三焦和胆的问题，此时服用补肾药是无效的，恰当的调理方法是疏通胆经和三焦经的易堵塞穴位，让气血能量合理布散。

胆经的常用易堵塞穴位是肩井穴、风市穴和足临泣穴。

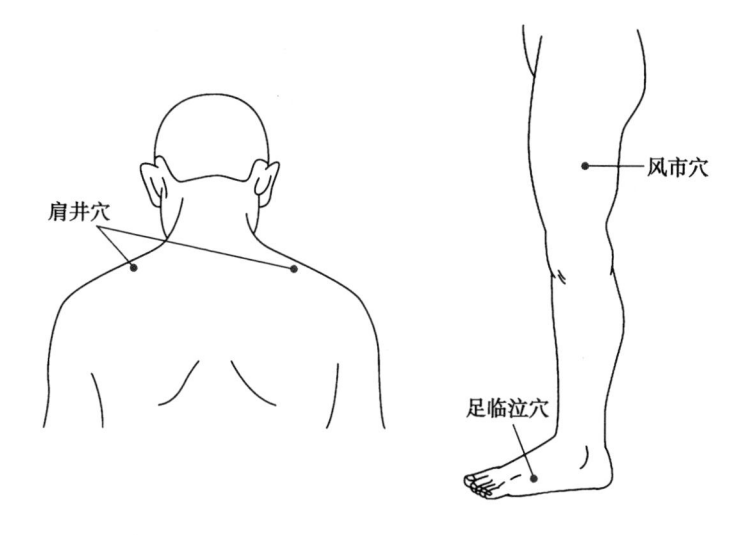

三焦经的常用易堵塞穴位是翳风穴、消泺穴和"肘下二寸"。翳风穴适合针刺,如果按揉,可用耳后高骨下端后缘的胆经完骨穴来代替。

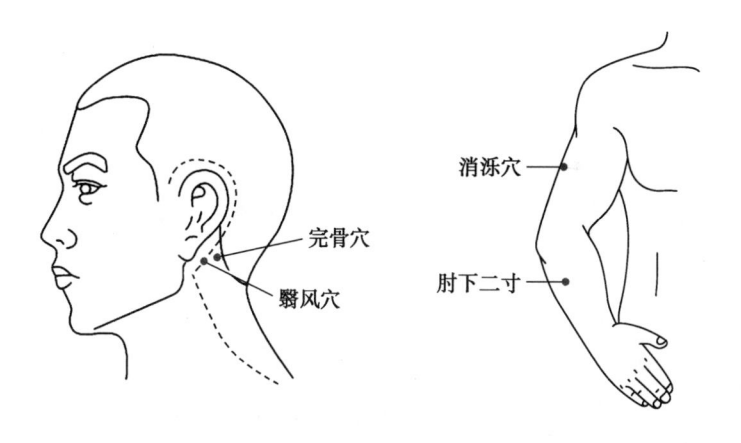

很多人的肩井穴又硬又疼(平时应该坚持捏软),用示指点揉患侧的足临泣穴和翳风穴也会刺痛难当。疏通风市穴和"肘下二寸"可以采用敲、揉结合的方式,敲3下,揉3下。坚持实践,风市穴和"肘下二寸"处的僵紧会松解,疼痛也就消失了。按揉消泺穴也会很痛,要忍痛按揉,将粘连松解开,气血就顺畅了。当胆经、三焦经的易堵塞穴位痛感消失后,一侧耳鸣会随之改善。

二、突然耳鸣要调肝

有的人耳鸣是突然发生的,究其原因,往往有特别烦心的事,或者连续熬夜。这是伤到了肝,肝火上炎,在疏通胆经、三焦经的同时,也要疏通肝经的易堵塞穴位。

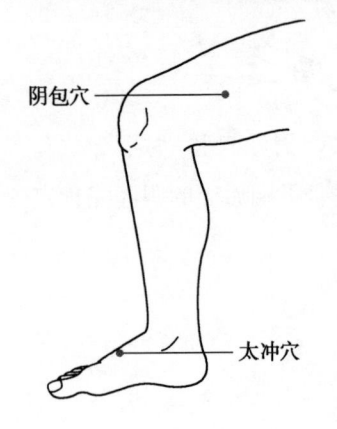

肝经的常用易堵塞穴位是阴包穴和太冲穴。

敲击大腿内侧的阴包穴,又硬又疼,这说明肝气郁结,身边多数人的阴包穴都有痛感。阴包穴可以采用敲、揉结合的方式疏通,当阴包穴痛感减轻后,再点揉太冲穴。阴包穴、太冲穴也是每次按揉2分钟,每天疏通3次。在这个过程中,可能有打嗝、排气的现象,这是排解过往积累的郁气,是好事儿,不要惊慌。

涌泉穴是肾经的重要穴位(井穴),有滋肾水、涵木养肝的作用,是平抑肝火的特效穴,可开窍。涌泉穴,在足底,屈足卷趾时足心凹陷处。突发耳鸣、耳聋可以刺激涌泉穴,平时也应该坚持点揉。

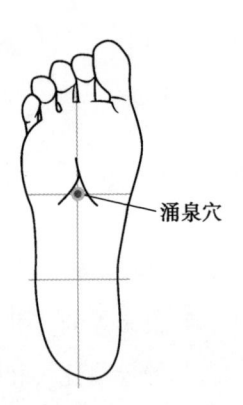

三、双侧耳鸣要培补肾气

老年人长期双侧耳鸣,应该是肾气不足的表现,建议请当地中医师诊治。经络方面,除按揉胆经、三焦经的易堵塞穴位之外,还要疏通肾经。

肾经的常用易堵塞穴位是照海穴、大钟穴、水泉穴。

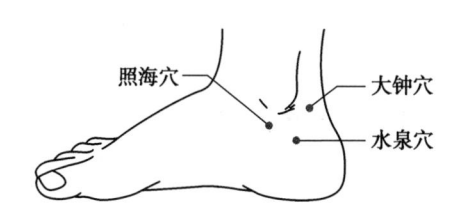

肾虚耳鸣的形成是一个渐进的过程,需要坚持疏通经络来调节脏腑功能。另外,肩井穴一定要捏软,以保证气血可以顺利向头项部供应。

温馨提示

1. 如果因为长期服用发汗类药物(如阿司匹林),导致听力逐渐下降,应该疏通小肠经。《伤寒论》曰:"未持脉时,病人手叉自冒心,师因教试令咳而不咳者,此必两耳聋无闻也。所以然者,以重发汗,虚故如此。"重发汗为什么会耳聋?这是因为长期发汗会伤心,心与小肠是表里关系,心伤影响小肠的功能,而小肠经又经过耳中。因此,此种情况导致的耳聋可以按揉小肠经的易堵塞穴位,另外要减少导致出汗过多的行为。

2. 疲劳过后出现的耳鸣,加按脾经的易堵塞穴位。

3. 睡前一侧耳内有"心跳声",加按胆经、心经的易堵塞穴位,因为心与胆是五脏旁通的关系。

网友"娜年,娜月"的分享

前几天,接连几天右耳耳鸣严重,眼睛也干涩疼痛,睡眠不好,头晕脑涨。咨询路老师之后,疏通了胆经、三焦经的易堵塞穴位,偶尔也按揉肾经的大钟穴和水泉穴,耳鸣当晚减轻,第二天就彻底消失了。现在除了眼睛还有一点点干涩,头晕脑涨基本消失了。身体真的是一个奇妙又强大的系统,有着超强的自愈能力。感谢路老师的点拨,让我们可以免受求医问药之苦。

肝 脏 疾 病

◎ 特别提醒:

1. 肝脏疾病种类多,较为复杂,需要请中医师辨证论治,在合理治疗的情况下,采用本文所述经络方案来辅助调理。

2. 经络是空间,必须是畅通的,但对于晚期肝硬化、肝肿瘤患者,按揉疏通易堵塞穴位时力度要尽量轻柔。

3. 中医所指的肝血不足、肝阳上亢等,是一种证候,此时不一定是肝脏有病变,肝功能的报告也可能是正常的,但可依本文的经络方案来调理。

肝脏的常见疾病包括各类肝炎、脂肪肝、肝硬化、肝血管瘤、肝囊肿、原发性肝癌等,不论何种肝脏疾病,都要积极治疗,尽快恢复肝功能,以减少对身体的损害。

不论中医还是西医,对肝都极为重视。

一、从现代医学来看肝的重要性

肝在人体中有多种功能。

肝是人体重要的消化器官,可以合成和分泌胆汁,胆汁排入肠腔,来帮助消化食物,尤其是脂肪的消化。

肝有解毒功能。有毒物质通过胃肠道吸收之后,在肝内被处理,变成低毒或无毒的物质,通过胆汁或尿液排出体外。

肝有代谢功能。人体每天摄入的食物在胃肠道内被初步消化之后,在肝内被进一步分解,或再次合成为人体所需物质。

肝可以调节循环血量。血液可以在肝内储存,必要时为其他器官所使用;同时肝可以合成凝血因子,当人体有出血现象时,凝血因子可以发挥凝血作用。

肝有免疫功能。肝可以通过吞噬、隔离、消除入侵的各种病原体来保证人体健康。

二、从中医学来看肝的重要性

(一)肝藏血

肝有贮藏血液和调节血量的作用。在正常生理情况下,人体各部位的血量是相对恒定的。但随着机体活动量的增减、情绪的变化,以及外界气候的变化等,人体各部位的血量也随之有所改变。当机体活动剧烈或情绪激动时,肝就把贮存的血液向外周输布,以满足机体的需要。当人体在安静休息或情绪稳定时,全身活动量少,机体外周的血液需要量相对减少,部分血液便藏于肝内。

《黄帝内经素问·五脏生成》曰:"故人卧,血归于肝。"夜晚肝血藏得好,睡觉梦就少,睡眠质量就高。

（二）肝主疏泄

疏，即疏通；泄，即发泄、升发。肝的疏泄功能反映了肝主升、主动的生理特点，是调畅全身气机、推动血和津液运行的一个重要环节。肝的疏泄功能，主要表现为以下三个方面。

1. 调畅气机　机体的脏腑功能依赖气的升、降、出、入运动，肝的疏泄功能对气的升、降、出、入之间的平衡协调起着重要作用。失眠、易醒、节律失常等问题就是气机升降异常的表现。

2. 促进脾胃运化　脾胃的运化功能正常是身体健康的重要标志，肝的疏泄功能与脾胃运化密切相关。如果肝的疏泄功能异常，则会影响脾的升清功能，在上则为眩晕，在下则为泄泻；而且还影响胃的降浊功能，在上则为呕逆、嗳气，在中则为脘腹胀满、疼痛，在下则为便秘。所以，中医调理脾胃时，配合疏肝效果更好。

3. 调节情志　情志活动也与肝的疏泄功能密切相关。《黄帝内经素问·举痛论》曰："百病生于气也"，说明情志异常影响气机的调畅。肝的疏泄功能正常，则气机调畅，气血调和，心情开朗；肝的疏泄功能减退，则肝气郁结，心情容易压抑，稍受刺激，则抑郁难解；肝的升举太过，阳气升腾而上，则心情易于急躁，稍有刺激，则易发怒。

（三）肝主筋，开窍于目

筋者，附着于骨而聚于关节，是联结关节、肌肉的一种组织，肢体的屈伸、转侧动作皆依赖筋和肌肉的收缩和弛张。筋的活动一来一往，符合木性曲直的特性。

肝血充盈，才能养筋，运动有力且灵活。肝血不足，筋失所养，则出现手足震颤、肢体麻木、屈伸不利的情况。《黄帝内经素问·至真要大论》曰："诸风掉眩，皆属于肝。"

肝开窍于目，《黄帝内经素问·五脏生成》曰："肝受血而能视"。

肝经的循行路线也经过目系。肝的状态的好坏,可以从目上反映出来。如肝血不足,则两目干涩,视物不清或夜盲;肝经风热,则目赤痒痛;肝火上炎,则目赤生翳;肝阳上亢,则头晕目眩;肝风内动,则目斜上视等。

女子月经来潮、男子排精,也与肝的疏泄功能、节律调节有关。不论男女,其生殖问题都需要调节肝的状态。

三、伤肝后的症状表现

当今时代,伤肝的行为很多,如酗酒、持续熬夜、焦虑压抑、过度劳累等。

肝脏受损的常见症状有胸胁及少腹胀痛、窜痛,烦躁易怒,头晕胀痛,惊悸失眠,肢体震颤、手足抽搐,以及目疾、月经失调、乳房胀痛、阴囊潮湿等。

生活中常见的证型有肝气郁结、肝血不足、肝阳上亢等。

肝气郁结者,多因情志抑郁或突然的精神刺激使肝失疏泄,气机郁滞,表现为胸胁或少腹胀痛、窜痛,胸闷喜太息,情志抑郁、易怒,或咽部异物感,或颈部瘿瘤,妇女可见乳房胀痛,痛经,月经失调,甚则闭经等。治疗以疏肝理气为主。

肝血不足者,多因脾肾亏虚,生化之源不足,或慢性病耗伤肝血,或失血过多使肝血亏虚,表现为眩晕耳鸣,面白无华,爪甲不荣,夜寐多梦,视力减退,或成雀目,或见肢体麻木,关节拘急不利,手足震颤,妇女常见月经量少、色淡,甚则闭经。治疗以养肝血为主。

肝阳上亢者,多因肝肾阴虚,肝阳失潜,或恼怒焦虑,暗耗阴津,阴不制阳,致肝阳偏亢,表现为眩晕耳鸣,头目胀痛,面红目赤,急躁易怒,心悸健忘,失眠多梦,腰膝酸软,头重脚轻。治疗原则是肝肾同调,平肝潜阳。

关于肝的异常,中医还有肝火上炎、肝阴虚、肝风内动等证型,此处不一一赘述。总之,肝病要及时调理,尽快恢复肝的功能,保证身体健康。

四、肝脏疾病的经络调理方案

经脉所过,主治所及。肝的问题,首先要疏通肝经,其次疏通胆经。肝与胆的五行属性相同,同属于木,它们是表里关系,所以人们常说肝胆相照。从六气的角度来看,心包与肝同属厥阴,调理心包可舒缓情绪,有助于肝气条达。

肝属木,按照五行生克理论,水生木,金克木。肾属水,肺属金。水生木,可以平抑肝火;肺降与肝升配合,促进一气周流。所以,调节这两脏也有调肝的作用。另外,根据五脏旁通理论,大肠与肝是五脏旁通的关系。综上,肾经、肺经、大肠经也要疏通。

肝脏疾病患者在疏通上述六条经络来调理相应脏腑时,可做出计划,每天按揉三条,交替进行,以免在经络疏通时,气血流速增快,因身体平素虚弱而出现疲惫感。

肝经的常用易堵塞穴位是期门穴、阴包穴、太冲穴。

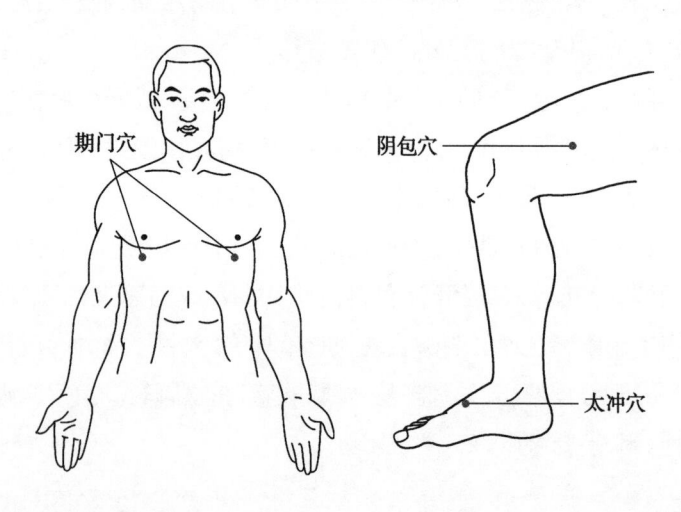

胆经的常用易堵塞穴位是肩井穴、渊腋穴、风市穴、足临泣穴。

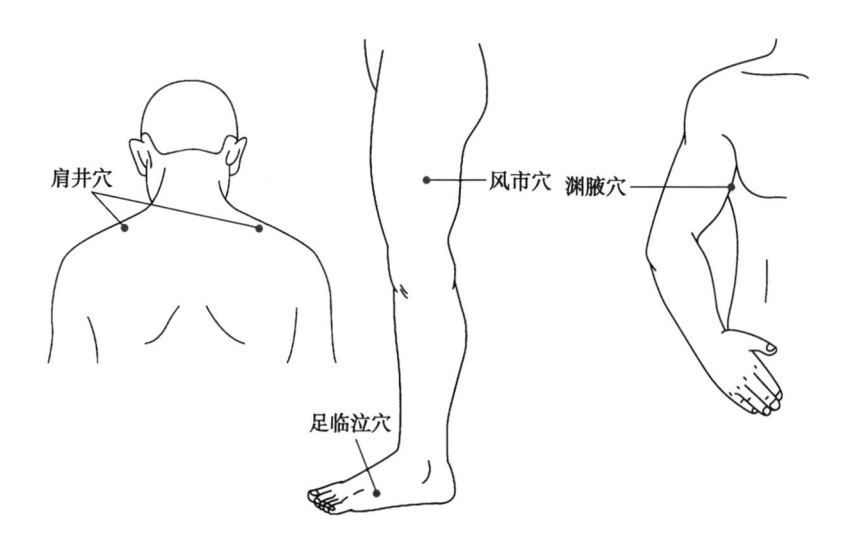

心包经的常用易堵塞穴位是天泉穴、"肘上二寸"、"肘下二寸"、郄门穴、劳宫穴。

肾经的常用易堵塞穴位是照海穴、水泉穴、大钟穴。

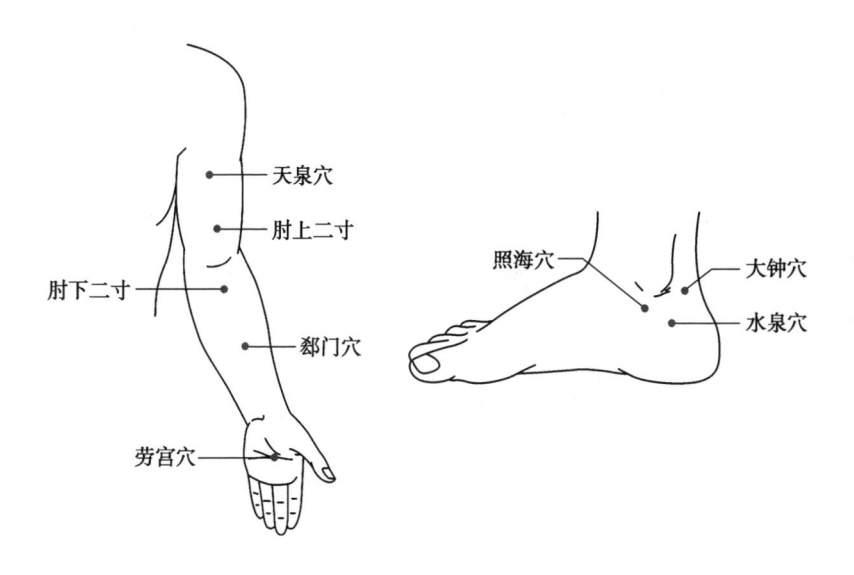

肺经的常用易堵塞穴位是尺泽穴、"肘下二寸"、鱼际穴。
大肠经的常用易堵塞穴位是手五里穴、手三里穴、合谷穴。

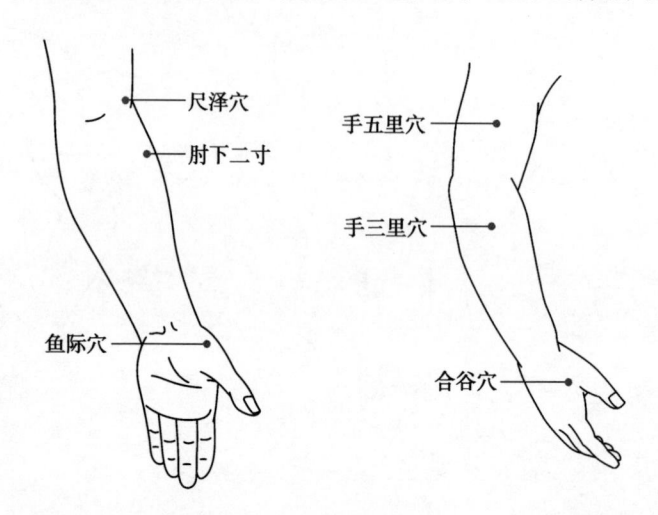

上述经络的易堵塞穴位可采用按揉的方式疏通，按揉时哪个穴位疼就坚持按揉哪个，每次每个穴位按揉 2 分钟，每日 3 次，坚持到痛感消失为止。

五、肝脏疾病的常用辅助穴位

肝脏疾病可以应用俞募配穴法，通过刺激肝俞穴和期门穴来配合调理。

肝俞穴，在第 9 胸椎棘突下旁开 1.5 寸（2 指宽）的位置。握空拳，用拇指与示指侧面轻揉此处，每日多次，有疏肝理气的作用。

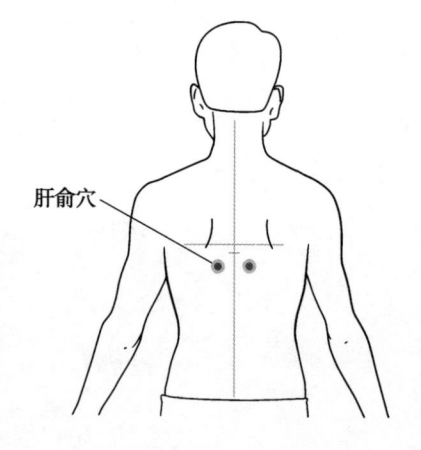

期门穴,在前胸部,第 6 肋间隙(男性乳头在第 4 肋间隙),前正中线旁开 4 寸。女性期门穴在乳房下缘。此穴要坚持点揉。

慢性肝脏疾病也可以坚持在肝俞穴和期门穴处拔罐,每日或隔日 1 次,每次留罐 15 分钟,直到罐痕颜色恢复正常为止。

调理肝脏疾病,要配合生活方式的调整,远离伤肝的不良习惯,为身体康复助力。

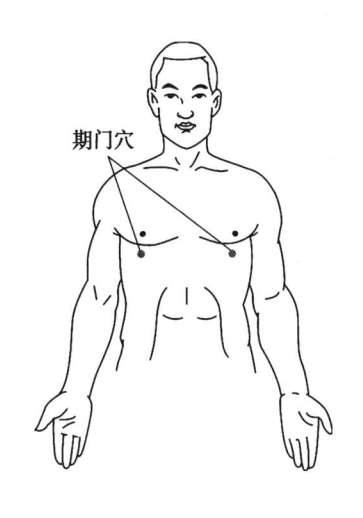

干 眼 症

◎ **特别提醒**:**结膜炎、角膜炎、睑腺炎(俗称麦粒肿)、迎风流泪、早期白内障等眼科疾病都可以参照本文方案来辅助调理,如果效果不显,要尽快去医院眼科就诊。**

患干眼症的人越来越多,这与当代人用眼过度有关。久视伤目,持续看手机、电脑,导致眼睛疲劳,局部气血不足,眼睛干涩,眼球活动受限,非常痛苦。

干眼症,又称角结膜干燥症,是以眼睛干涩为主要症状的泪腺分泌障碍性眼病,常伴有双眼痒感、异物感、畏光、视物模糊等表现。眼睛干涩时就要重视起来,及时治疗,避免持续恶化发展成重度干眼症。

一、眼睛干涩的根源

中医认为,眼睛干涩多由于气血不足,不能滋润眼部。如何让气血上达眼部,去滋润干涩的眼球呢?

肝开窍于目,调理眼疾首先要调肝。从肝经的循行路线看,"循喉咙之后,上入颃颡,连目系,上出额,与督脉会于巅",肝和眼睛通过经络相连,如果肝血是充盈的,则肝血通过肝经的循行滋养眼睛。如果有持续熬夜、发怒、焦虑等行为,必然伤肝,久则出现眼睛干涩等症状。

眼睛干涩也是体内气血不足的表现,人体内化生气血的重要器官是脾。脾是气血生化之源,主导消化,脾虚时机体对食物营养的吸收会变差,体内气血不足,常有倦怠乏力、面色无华、形体消瘦的表现。眼部远离脏腑,气血供应更差。

脾胃同属于消化系统,胃经经过眼部,人们熟悉的承泣穴、四白穴就在下眼眶;足阳明胃经还有一个重要的特点,它是多气多血之经,既有能量又有物质,所以当胃经的气血能量不足时,眼睛会受到影响,可出现干涩的症状。

小肠也是消化系统的重要脏器。《黄帝内经素问·灵兰秘典论》曰:"小肠者,受盛之官,化物出焉。"消化系统对眼睛的重要性在于化生气血,气血不足是眼睛干涩的根源。从经络循行路线看,小肠经止于目外眦(外眼角)、目内眦(内眼角),疏通小肠经,恢复小肠的功能,对于气血向眼部的供应很重要。

二、干眼症的经络处方

从眼睛干涩的根源来看,疏通肝经、脾经、胃经、小肠经对缓解干眼症有帮助。

　　肝经的常用易堵塞穴位是期门穴、阴包穴和太冲穴。

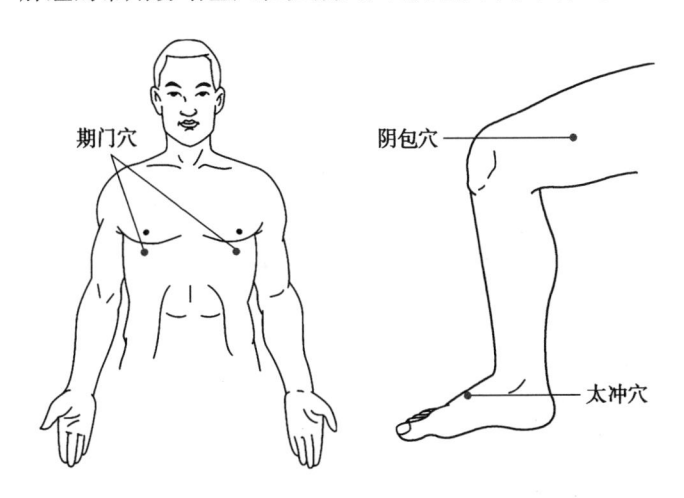

　　脾经的常用易堵塞穴位是大包穴、血海穴、阴陵泉穴、地机穴。

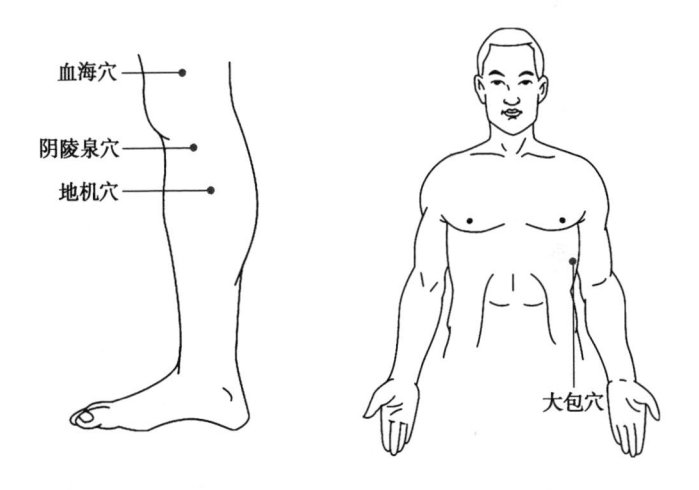

　　胃经的常用易堵塞穴位是颊车穴、缺盆穴、髀关穴、丰隆穴。

　　小肠经的常用易堵塞穴位是天宗穴、肩贞穴（在肩关节后下方，臂内收时，腋后纹头上1寸）、后溪穴（握拳，当第5掌指关节尺侧近端赤白肉际处）。

颊车穴

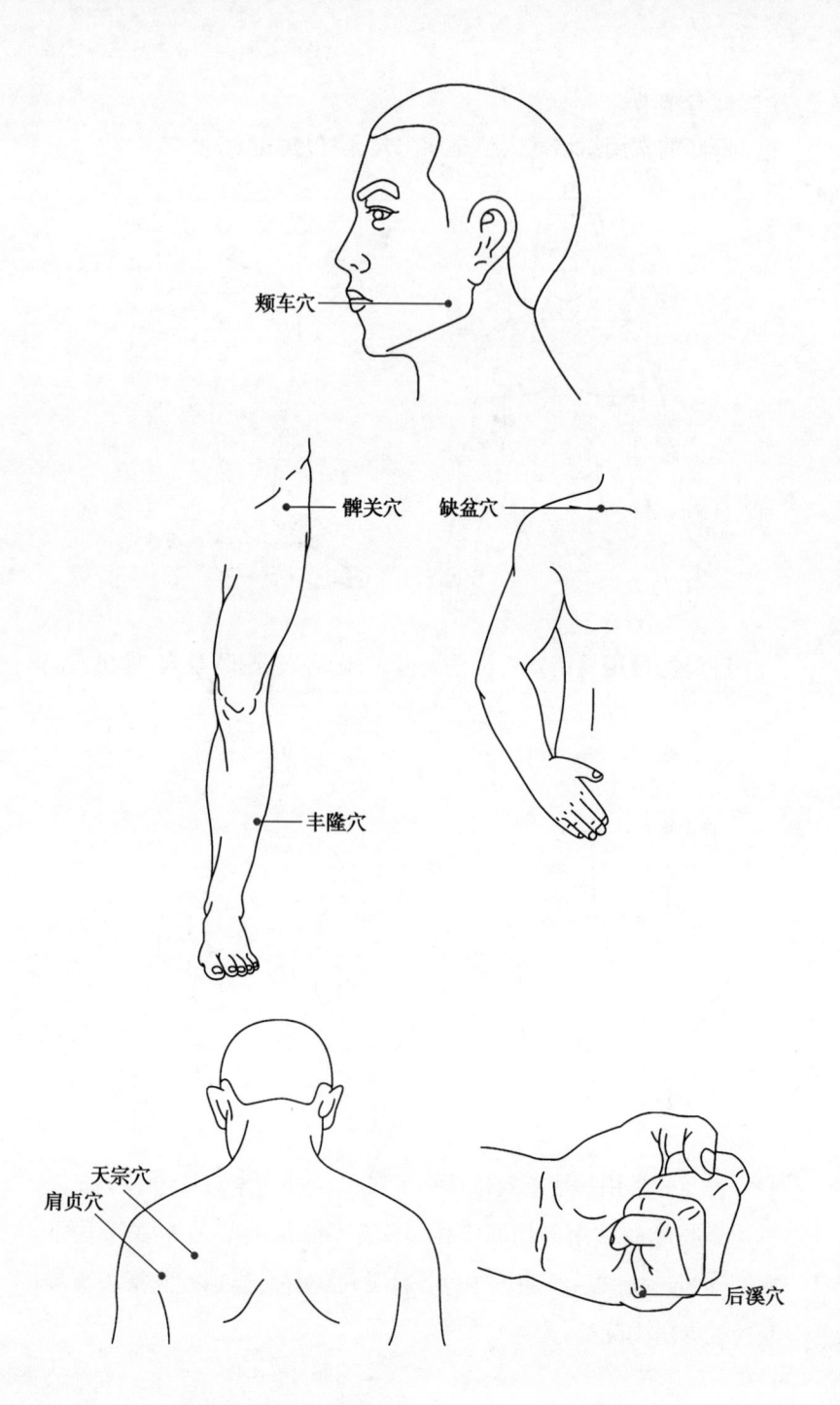

髀关穴　缺盆穴

丰隆穴

天宗穴
肩贞穴

后溪穴

上述穴位,每次每个穴位按揉 2 分钟,每日 3 次,直到穴位处的痛感消失为止。

三、干眼症的特效穴

调理眼部疾病,刺激特定穴位也是有帮助的。

首先,按揉眼周的攒竹穴、正光穴和四白穴。

攒竹穴,在面部,眉头凹陷中,眶上切迹处。正光穴为经外奇穴,有 2 个,眶上缘外 3/4 与内 1/4 交界处,眶上缘外 1/4 与内 3/4 交界处。四白穴,在面部,眶下孔处。

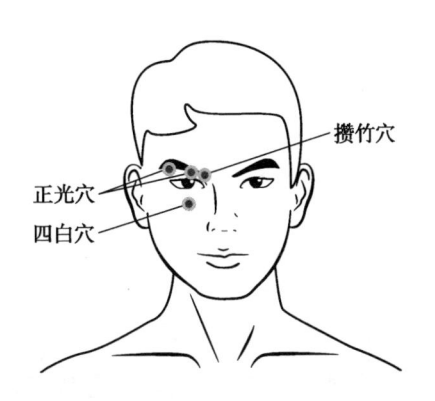

这四个位置是眼周的常见堵点,在眼疾发作的时候痛感明显,可从上眼眶开始,由内向外依次点按攒竹穴、正光穴 1、正光穴 2,再点按下眼眶的四白穴。每次每个穴位点按 10 下,每天多次,直到穴位痛感消失为止(点按时注意力度稳定,避免手滑伤到眼球)。

其次,刺激足底眼部反射区,从远端调节眼睛。

足底眼部反射区位于双足第 2、3 趾根部,包括足底和足背两个位置。右眼的反射区在左足,左眼的反射区在右足。每日坚持掐点、按揉即可。

足底眼部反射区

足底眼部反射区

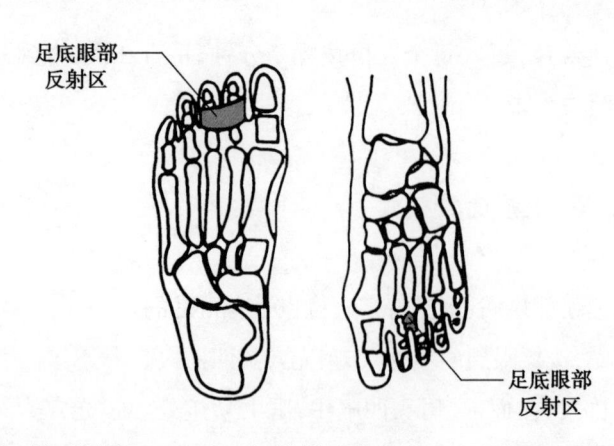

有时间的朋友,还可以坚持做眼保健操,这是缓解眼部症状最简便的方法。

"干眼症"也许是顽疾,但中医让我们多了一种选择和方法,坚持实践的朋友一定会受益。

网友"水木清华"的分享

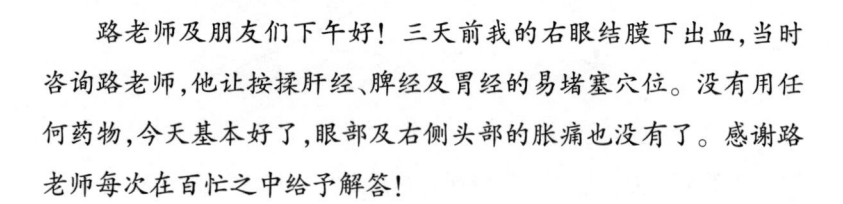

路老师及朋友们下午好!三天前我的右眼结膜下出血,当时咨询路老师,他让按揉肝经、脾经及胃经的易堵塞穴位。没有用任何药物,今天基本好了,眼部及右侧头部的胀痛也没有了。感谢路老师每次在百忙之中给予解答!

网友"黄河"的分享

路老师,您好!我从网上听了您关于十二经络的讲座,边听边按照您讲的方法疏通经络,断断续续不到1个月时间,在我身上出现了意想不到的变化。

我是一个干眼症患者,伴有黄斑视网膜前膜和轻度白内障。三年来,一千多个日日夜夜,此病给我带来的痛苦难以言表,双眼干涩、磨酸胀痛,似一兜沙子停留在两个眼球里,转不动;有时似一根生了锈的铁钉从眼球的前面穿到后脑的风池穴部位,疼痛经常从右眼的内眼角向头部右侧浮白穴处放射,然后又窜到后头部。若直视一个物体,不到5分钟就疼痛难忍,心情坏极了。曾连续针灸3个月,服用中药半年,一天四五种眼药水交替点。治疗期间症状有所缓解,药一停痛苦依旧。

自从听了您的讲座,我坚持按揉经络的易堵塞穴位。3周左右,发现我有眼泪了,当时高兴极了,但又有些怀疑,是偶然的?于是继续按您讲的经络方案疏通经络,到现在近两个月了,每天都有泪液分泌,上述痛苦症状也减轻了很多,全家人都非常高兴。

高 血 压

◎ **特别提醒:本文提供的经络处方及特效穴仅适用于原发性高血压,对于由肾动脉狭窄、原发性醛固酮增多症等引起的继发性高血压不适用。**

高血压是常见病,多见于老年人和体型肥胖者,常见症状是头晕、头痛、颈项板紧、疲劳、心悸等。被诊断为高血压的人要终身服药来控制血压,但仔细思考,这种治疗方式不仅没有解决病因,还形成了药物依赖。

研究一下发病人群和症状表现,我们就知道了血压异常升高的根本原因——身体在自救。

一、站在身体角度看血压为何升高

现代医学认为,高血压的发病机制是多样的、复杂的。

如果把身体比作国家、比作城市,对贫困地区的精准扶贫一定是修路、兴业,路通了,资源才能调动,物产才能顺利运出。社会的每一份子如果都能参与到国家大循环中,就是共同富裕。身体的每一个细胞如果都是营养充足的,这个机体自然是健康的。

站在身体角度看,血压为什么会升高?因为最远端缺气血,而身体有自动调节功能,为了自救,心脏和血管增加压力,努力使气血到达肢体的最末端。

手脚冰凉的人,未来可能会有高血压的倾向。正常人的手脚应该是温暖的,新鲜血液经过循环到了最远端,同时把热量带过去,然后把肢体末端的废物代谢出去。手和脚总是凉的,就说明了血液不能顺畅循环到最远端。

远端气血缺乏的原因是什么?在中医看来至少包括以下三方面因素。

(一)相应脏腑功能减退

气血向远端运行的初始动力由心、肾主导。此处心、肾是指中医概念里的心气、肾气,心气、肾气的功能减退后,身体会出现腰膝酸软、心慌气短、手脚无力、睡眠欠佳、头晕目眩等症状。这些症状多见于老年人,说明老年人原动力不足,肢体末端气血供应差。

脾的功能减退,气血化生不足时,肢体远端气血供应更差。现有的气血只能先供应五脏六腑等重要器官,肢体远端就照顾不过来了。脾虚时身体伴有倦怠乏力、食欲不振、脘腹胀满、面色无华、头重晕沉等症状。

（二）肌肉僵紧，阻力增加

躯体的血管主要分布在肌肉中，如果肌肉是僵紧的，血液的运行必然阻力重重。经络的易堵塞穴位多分布在肌肉之间的缝隙内，它们的拥堵也会阻碍气血运行，远端的微循环会缺乏新鲜血液。

（三）肥胖导致痰湿阻碍气血运行

肥胖的人、饮水无度痰湿重的人，也容易患高血压。这类人的肌肉细胞间都是废水、痰湿——占据了更多空间，从而使血管受到挤压，气血需要更大的推动力量才能输送过去。上臂下面、大腿内侧、腹部的赘肉多是体内"痰"和"湿"积聚，形成"垃圾堆积"，这些区域的气血运行由于它们的存在而不通畅。

当人体远端肢体出现缺血状况时，心脏会通过增加收缩力来维持有效血液循环。在此过程中，头部血流量可能会代偿性增多，引发脑血管扩张及颅内压力变化，进而使人产生眩晕症状，多数人会因此而去医院看医生。医生在给患者检查时首先是测血压，结果往往是超标的，人们就很自然地把头晕和高血压联系起来了。口服抗高血压药，让血压平稳，脑子确实不迷糊了，也不面红耳赤了，但一直没有解决远端缺血的问题，只是被动地让血压下降了，所以，长期服用抗高血压药的一个不良反应是心、脑、肾微循环障碍，并且肢体远端一直处于缺血状态。

因此，单纯把血压升高作为一种疾病是不全面的，原发性的血压升高是机体的自救行为，也是一种报警。如果是脏腑功能减退了，就调节脏腑功能；如果是路径太堵了，就松解肌肉僵紧；如果是体型肥胖，就清理垃圾，去除痰湿。

总之，恢复了身体的常态，气血能自动地运行到最远端，心脏就不需要加压，头晕的感觉也就消失了。

二、疏通经络堵点，调节脏腑功能

老年人发现血压升高后，在服抗高血压药之前，可以请中医师辨证治疗，如果确定是由脾、心、肾功能减退所致，可以对症用药来调理。同时，自己也要疏通脾经、心经、肾经的易堵塞穴位来辅助调理。

脾经的常用易堵塞穴位是阴陵泉穴、地机穴、三阴交穴。

心经的常用易堵塞部位及穴位是蝴蝶袖、少海穴和腕部四穴。

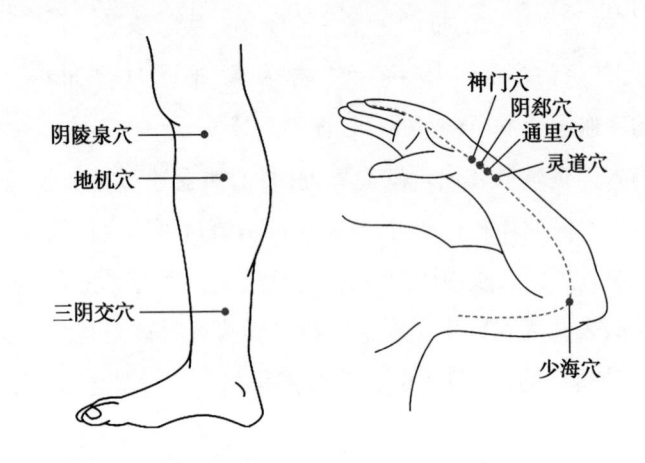

肾经的常用易堵塞穴位是照海穴、大钟穴、水泉穴。

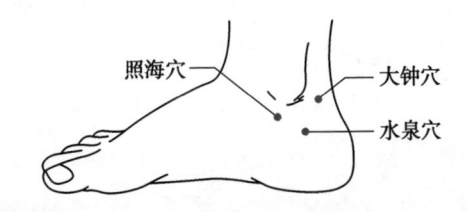

血压升高，除了调节脾、心、肾，还要调肝。中医认为，身体内在的气血来往、生命节律、气机升降等功能的失常都与肝有关，所以，要疏通肝经的易堵塞穴位。

肝经的常用易堵塞穴位是阴包穴和太冲穴。

通则不痛，痛则不通，每天在疼痛的穴位处按揉3次，每次每个痛点按揉2分钟即可，坚持1周，痛感会减轻或消失。

心经蝴蝶袖是"痰"和"湿"积聚所致，要坚持捻搓这些松弛的赘肉，早日帮助身体把这些垃圾代谢出去，保持心经的畅通。

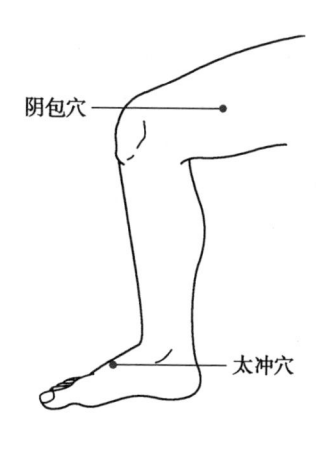

三、捏软僵紧的肌肉，减少气血运行的阻力

僵紧的肌肉就像板结的大地，气血流动相对困难。解决这个问题非常简单，就是坚持捏拿，将重要的、僵紧的肌肉捏软。身体柔软、心理柔软是健康的标志，以下四个部位的肌肉要重点松解。

首先，捏脊，松解竖脊肌。长期患高血压、糖尿病的人群，他们的竖脊肌都很僵紧，松解竖脊肌不仅能恢复气血的正常运行，也能间接调节十二脏腑。

其次，捏软肩井穴。此处供血较差，容易僵硬，而僵硬后又会进一步阻碍气血运行，形成恶性循环，会使脑供血不足。所以，捏软肩井穴，会头清目明。

再次，捏软上臂外侧的三角肌。三角肌内侧是大肠经循行路线，外侧是三焦经循行路线，而多数人的三角肌僵硬无比，因此要坚持捏软。

最后，捏软小腿腓肠肌。松解腓肠肌后，气血向下运行就没有了障碍，脚会变暖，走路也会变得平稳轻快。

经常有网友反馈说，将这几个部位捏软之后，家人的血压(收缩压)从原来的 140mmHg 降到了 120mmHg，把抗高血压药用量减了 1/4，觉得挺自在，说高血压没有想象的那么可怕。就这样坚持着，有的老人慢慢地把抗高血压药撤掉了。

四、搓赘肉，除痰湿，让气血顺畅运行

心经循行路线上的蝴蝶袖、腹部的游泳圈、大腿内侧偏下方的松弛赘肉，都不是正常的组织。这些松弛的赘肉会阻碍气血运行，可通过捻搓的方式让气血运行更顺畅。

五、情绪失控后调节血压的特效穴位

还有一类偶发的血压升高，多在情绪激动、怒火满胸时发生，情绪失控，气机逆乱，肝阳上亢，血压升高。这时要马上疏通肝经和心包经的易堵塞穴位来平复情绪，缓解紧张，血压会随之平稳。

心包经的常用易堵塞穴位是天泉穴、"肘上二寸"、"肘下二寸"。

心包经的堵点在手臂掌面的中线上，按揉时会感到僵紧疼痛，有人会打嗝、排气，郁气排出，情绪就平复了。

在情绪激动、肝阳上亢、面红耳赤的时候，除了疏通肝经、心包经，还要按揉大肠经的曲池穴和肾经的

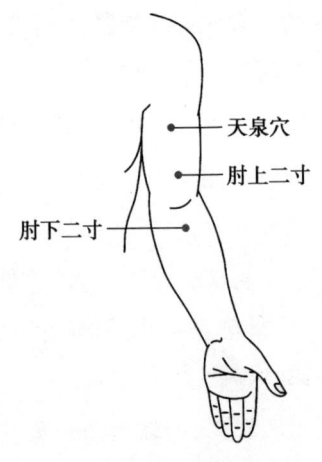

涌泉穴。

曲池穴，是有降压作用的特效穴，在血压突然升高的时候可刺激该穴来调理。

涌泉穴，有引气下行的作用，可以在血压突然升高时点按刺激。

希望已经服用抗高血压药的朋友们，站在身体的角度去思考，能够通过自我实践让血压平稳降下来，摆脱对药物的依赖。

温馨提示：长期服用抗高血压药的朋友们，在实践上述方法时，请不要着急，不要立即停掉抗高血压药。建议根据自己的感受，在临床医生指导下进行调整，比如坚持7天，感觉不错，减1/4的量；下一周感觉还好，血压还很平稳，再减掉1/4的量。这样实践，用1个多月的时间，也许抗高血压药就撤掉了。

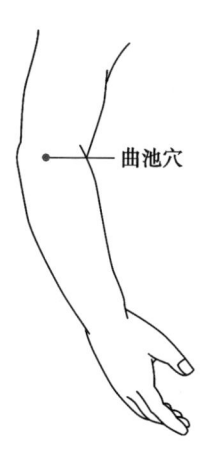

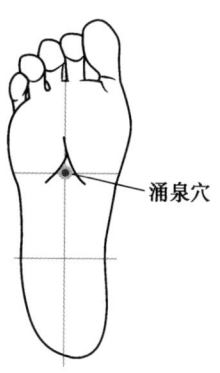

网友"天蓬"的分享

今天午饭后去看公公婆婆，一进门看到同是91岁的二位老人都不精神。一问才知道，老太太头不舒服，测血压176/70mmHg。我马上帮她按揉了百会穴、风池穴、风府穴、肩井穴，捏揉肩颈，轻轻拍了后背。老太太说舒服了，不难受了，再测血压150/66mmHg。在场的所有人都很惊奇：这么快血压就正常了！老太太高兴地说："我们春文啥都会，跟你在一起可以少生病。"我说："甚至可以不生病。这都是两年来跟随路老师学习的结果。"

网友"sue 淑芳"的分享

我的一个朋友,服用抗高血压药后血压为 138/80mmHg。按照路老师的高血压经络处方按揉 1 周后,现在降到 121/71mmHg。刚开始揉蝴蝶袖时很痛,想放弃,好在坚持了,现在有信心了。感谢路老师,我会继续把这个好方法分享给有需要的人。

网友"jiangdl"的分享

跟大家交流一下体会。我在亲戚的介绍下开始学习路老师的十二经络按摩和拔罐课程,学习了几个月的时间,最大的收获是,老公几十年的高血压降下来了,很神奇。从每天吃三颗药减到每天吃半颗,准备天气热了就完全停药了。实实在在的效果让本来半信半疑的老公相信了中医的神奇,还能够坚持每天自己按摩。我也是每天坚持先从胳膊再到腿探查每条经络上的易堵塞穴位,哪里疼就按摩哪里,并和老公一起坚持捏脊。另外,我也用学到的知识指导家人,让儿子、儿媳妇也都慢慢接受了一些中医经络知识,并用来解决一些小毛病,真是受益匪浅!

心脏病(附：急救穴位)

◎ 重要提醒：

1. 对于长期患心脏病的患者，尤其是做过支架、搭桥手术的患者，按揉穴位时力度要轻一点儿，避免过度的疼痛引起患者恐慌。

2. 做过支架手术的患者，由于长期服用抗凝血药，不宜刮痧、拔罐，按揉穴位力度要轻，如果血小板严重减少则不适合按揉穴位。

3. 慢性心脏病患者如果突然出现心慌气短、呼吸困难及腿、脚肿等心力衰竭表现，要马上就医。

4. 对于急性心肌梗死发作，应马上拨打 120 急救电话，不可搬动患者，等候急救医生来处置。

对于心脏病的调理，给出这么多提醒，说明了一个问题：心脏极为重要。

心脏像一个泵，将新鲜血液通过血管布散到全身各处，使机体每一个细胞都得到养分和氧气。细胞的代谢废物，也通过这个循环系统得到处理，排出体外。如果心脏停止跳动，人体细胞得不到氧气和养分，细胞就会死亡，生命也会终结。

心脏病是心脏疾病的总称，包括冠状动脉粥样硬化性心脏病(简称"冠心病")、心肌病、心肌炎、心律失常等。心脏出现问题会导致心慌、胸闷、乏力、疲倦、气短、失眠、头晕、背痛等症状，这些症状如果一直存在，就说明心脏功能在持续受损。心脏病患者不仅平时要承受身体慢性病的痛苦，还要时刻担心诸如心肌梗死等急性疾病的发作。

对于心脏病，首先要重视，要积极就医；其次要居家自我调理，在生活中做好防护。下面针对常见心脏病的预防和急救给出经络调理方案和建议。

一、常见心脏病的经络调理方案

不论是何种心脏病,都说明心脏功能受损了。根据"经脉所过,主治所及"理论,要按揉疏通心经、心包经的易堵塞穴位来调理。

心经的常用易堵塞部位及穴位是蝴蝶袖、少海穴、腕部四穴和少府穴。

心包经的常用易堵塞穴位是天泉穴、"肘上二寸"、"肘下二寸"、郄门穴、劳宫穴。

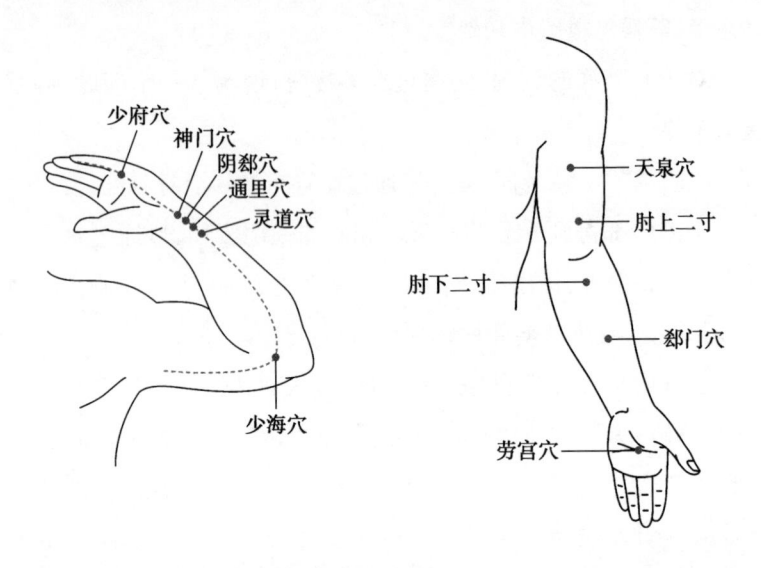

当心经、心包经的易堵塞穴位疏通后,心慌、胸闷、心口发紧的感觉会减轻。

身体是整体性的,任何局部的痛苦都是多脏器功能受损或者失衡导致的。心和小肠是表里关系,它们的五行属性是火。未来,心脏病的发病率会越来越高,这和饮食过分寒凉,小肠内温度下降最终累及心脏有关。因此,心脏出现问题时要探查疏通小肠经。

小肠经的常用易堵塞穴位是天宗穴、肩贞穴、后溪穴。

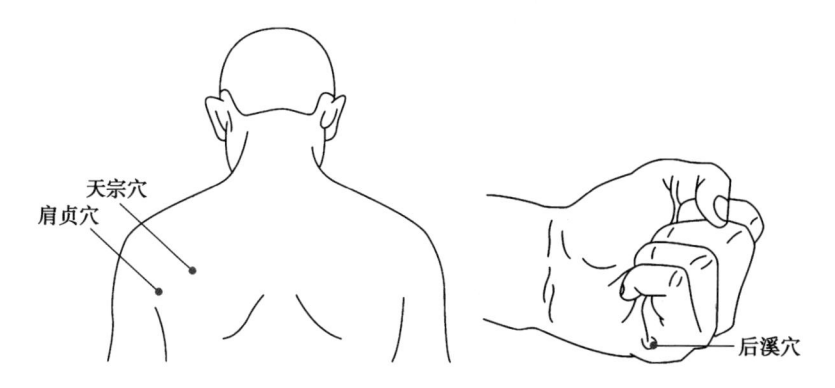

根据五行生克理论,心脏疾病还要调理肝和肾。肝属木,木生火,肝气顺畅会促进心火的提升。肾属水,水克火,肾气充足可以平抑过分的心火。对于长期患有心脏病的朋友,中医所说的肝肾功能会有所减退(注:不是现代医学肝肾功能的化验指标),所以,要疏通肝经、肾经的易堵塞穴位,维持这几个脏器的平衡。

肝经的常用易堵塞穴位是期门穴、阴包穴、太冲穴。

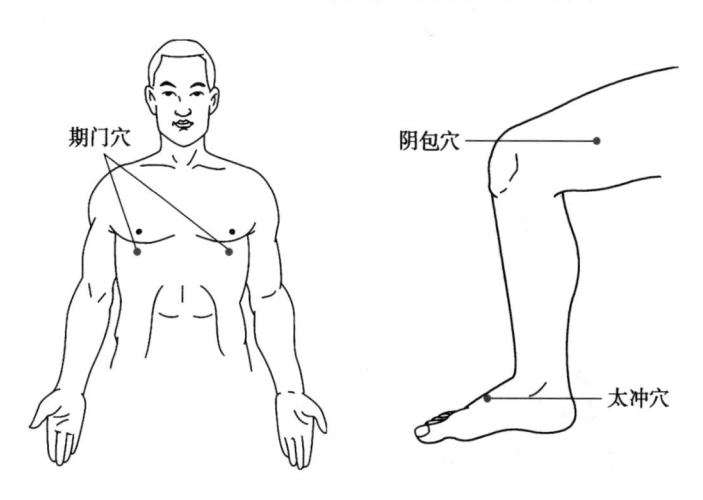

肾经的常用易堵塞穴位是大钟穴、照海穴和水泉穴。

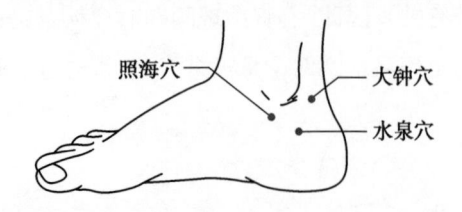

心和胆是五脏旁通的关系，临床上心脏病患者往往伴有胆囊疾病，而有胆囊疾病的人，在检查中也容易发现心脏的问题。因此，调理心脏疾病时，还要调节胆的功能。

胆经的常用易堵塞穴位是肩井穴、渊腋穴、风市穴和足临泣穴。

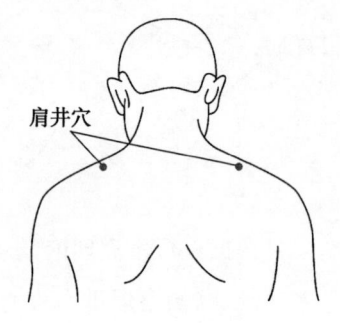

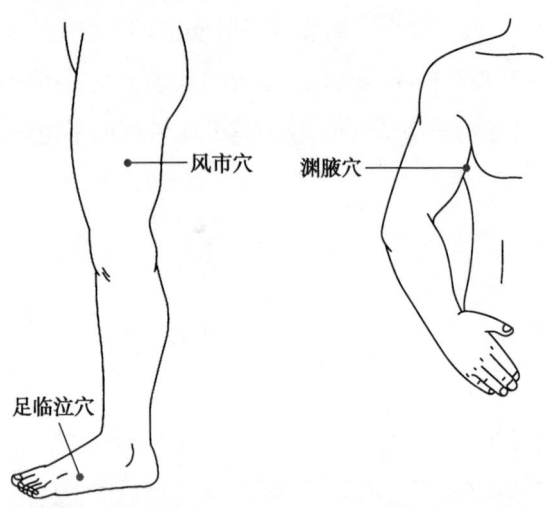

心经线路上的悬垂赘肉是痰湿汇聚之处，它阻碍心经的气血运行，要坚持捻搓，加强局部代谢。心包经的易堵塞穴位以肱二头肌中线为重点。小肠经的天宗穴在肩胛部，心脏病患者此处会僵硬,按揉天宗穴会疼痛,需要坚持疏通。心脏病患者往往胆经的肩井穴比较硬,可以用捏拿的手法来松解。

上述其他易堵塞穴位可以用点揉的方式疏通,每次每个穴位按揉2分钟即可,每天按揉两三次,坚持1周,这些穴位的痛感会减轻。

由于多条经络都有堵塞,可以制订计划,每天疏理三条经络。第一周疏通心经、心包经、小肠经的易堵塞穴位,第二周疏通肝经、肾经、胆经的易堵塞穴位。

脊柱两侧的膀胱经分布着联系十二脏腑的背俞穴,对应心包和心的是厥阴俞穴和心俞穴,分别在第4、第5胸椎棘突下旁开1.5寸(2指宽)处。很多人两个肩胛骨中间的区域僵紧、酸痛,这也是厥阴俞穴和心俞穴所在的位置。

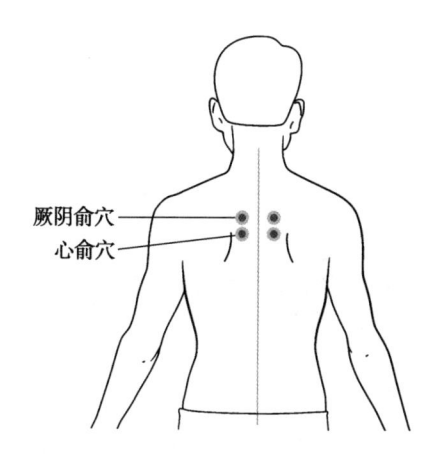

疏通厥阴俞穴和心俞穴可以直接调节心脏功能,最简便的方法是刮痧。每周可以刮一次,刮痧时力度以不疼为度,开始几次出痧较多,坚持几周,痧可能就少了,说明局部气血运行顺畅了,垃圾变少了。

长期患有心脏病的患者,后背肌肉都很僵紧,要坚持每天睡前捏脊3遍。

二、心律失常的经络调理方案

正常心率是每分钟 60~100 次。心律失常是指心跳的频率或节律紊乱，包括心动过速、心动过缓和心律不齐。《黄帝内经素问·平人气象论》曰："平人者，不病也。"出现心律失常说明机体已经不正常了，要马上就医。

调节心律失常就是要恢复心的平常状态，而疏通心经、心包经的易堵塞穴位是简便的手段。当心经、心包经的易堵塞穴位痛感消失后，心慌、胸闷、心跳异常的感觉会减轻或消失。

在中医看来，肝、肺两脏与生命的节律有关。肝属木，木曰曲直，体内凡是有来有往、来回屈伸、带有节律的功能都有肝的参与。肺主治节，这个"节"有节奏、节律的意思。古人强调"调息"，"息"是指呼吸，通过调节呼吸以调理身体内的气，使之与天地同步，这是调息健体的原理。

既然是节律失常，调节心脏节律还要疏通肝经、肺经。

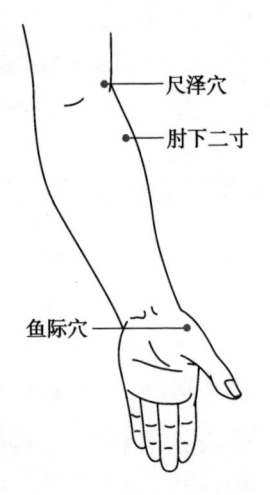

肺经的常用易堵塞穴位是尺泽穴、"肘下 2 寸"、鱼际穴。

需要提醒的是，按揉时力度不宜太大，疏通经络易堵塞穴位的最终目的是松解局部僵紧，心脏病患者尤其容易紧张，力度轻柔一点儿有助于放松。当肌肉舒缓、穴位痛感减轻后，经络相对应的脏腑功能也就恢复了。

三、心悸的经络调理方案

还有一种比较严重的心律失常,表现为心悸。古人称"心中憺憺大动",甚至心跳之间会有暂停,摸脉搏时会感觉到跳三下或四下会停一下。熬夜、焦虑、压力过大,以及引起身体超负荷运转的行为,对心脏的影响极大,容易引起这种异常悸动。

这种悸动发作时感觉非常强烈,甚至隔着衬衫都能看到心尖的跳动,同时伴有恐惧感。对于心悸,首先应调整作息,放松心情,每天早睡觉,同时坚持按揉心经、心包经和肝经的易堵塞穴位。

当心悸发作的时候,心经的极泉穴可以救急。极泉穴,在腋窝中央,腋动脉搏动处。将示指和中指并拢,轻轻在极泉穴上点揉、弹拨,如果疼痛明显,可以稍微加大点揉的力度,但不要暴力。当极泉穴痛感减轻后,心跳也会稳定下来。

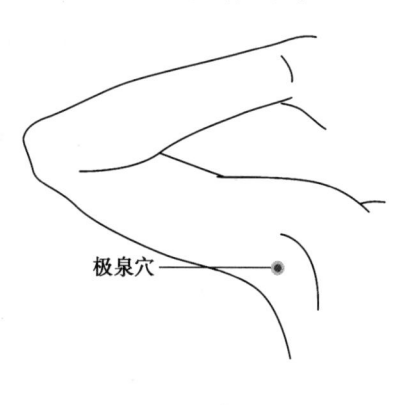

需要提醒的是,如果疏通经络后心悸改善不明显,还是要请中医师辨证论治,以免延误病情。

四、心脏病的预防和急救

预防在先,防患未然。平常之人,应坚持疏通心经、心包经、小肠经、肝经、肾经、胆经,在调理身体的同时,及时去除心脏隐患。

如果没有更多时间或精力疏通这些穴位,那么一定要重视身体的三处僵紧,分别是心包经的肱二头肌循行路线、肝经的阴包穴和小肠经的天宗穴。

肱二头肌上、下端的易堵塞穴位要坚持按揉,保持气血在心包经这段循行路线上运行畅通,使心保持良好的状态。肝经的阴包穴僵紧疼痛,说明肝气郁结,日久则伤心。观察身边的心脏病患者,多数人的肩胛区域是僵硬板结的,这是小肠经不通的表现。当代人的饮食习惯寒凉,这会导致小肠阴寒,小肠经经过肩胛骨,小肠有寒的直观表现是肩胛部肌肉僵紧,这是因为气血在肩部运行缓慢,局部肌肉缺乏养分。小肠持续出现问题,必然累及心脏,心属火,最怕寒凉。

三处僵紧很直观,很容易找到,只要动手实践,它们就会变软。平时要做到尽量不熬夜、少焦虑、远离寒凉,也就是预防在先了。

如果出现心悸、憋闷、无力、濒死感等症状,要马上拨打120急救电话。在急救人员未赶到现场的时候,亲友可以帮患者按揉穴位来缓解症状。心包经的天泉穴、"肘上二寸",肝经的阴包穴,要马上按揉。在患者憋闷痛苦的时候这三个位置会非常僵紧,可以用掌根按揉,如果肌肉僵紧有松解,变柔软了,心慌、憋闷的症状会好转。

在按揉天泉穴和阴包穴的同时,其他人可以帮助按揉胆经的渊腋穴和膻中穴,强刺激涌泉穴,为医护人员赢得抢救时间。

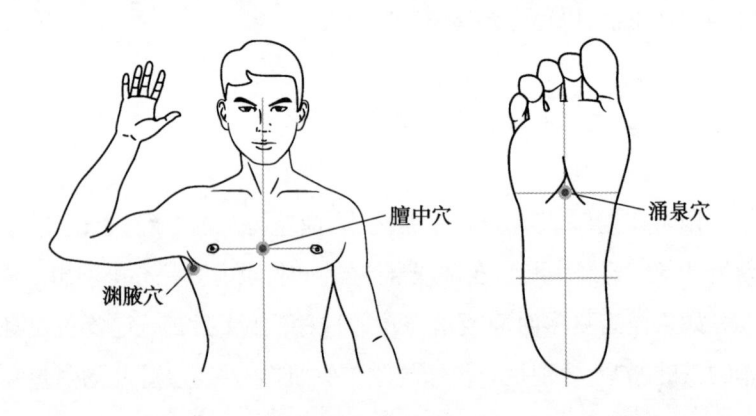

网友"心静如水"的分享

我同学说她有房颤家族史,她自己也患有房颤,还失眠、焦虑、抑郁。我就把路老师的公众号分享给她。7月16日分享给她的,7月28日她告诉我以上症状都缓解了,心情也舒畅了,感觉好开心。当时我都不敢相信,也就疏通了11天啊!我问她是怎么做到的,怎么有这么好的效果?她说从路老师的公众号里搜索心脏问题,按照相关的文章,每天疏通易堵塞穴位两次,疏通心包经的易堵塞穴位时轻轻一碰就疼。这就是相信的力量,是坚持实践的结果,真为我同学高兴!

网友"青青杉树"的分享

路老师,我就是您说的那种几乎患有全套女性疾病的人。脾胃功能弱,近10年睡眠不好,近几年一累就会出现心脏期前收缩(即早搏)。自从跟您学习疏通经络以来,各方面情况都有改善。昨天下午心脏忽然又开始乱跳,同时胸闷,于是自己疏通心包经和心经,只有心经的腕部四穴有痛感。然后卧床休息,2小时后还是不好,我就赶紧找心脏问题的经络处方。然后又疏通肝经,只按揉了几分钟阴包穴,心跳就完全正常了,也不胸闷了。我太开心了,本来昨天就想分享,又怕反复,只好自己偷偷高兴、细细观察。到现在心跳都正常,向您汇报一下,同时分享给大家。

失　眠

◎ 特别提醒:本文所述的失眠调理方案不仅适用于入睡困难,对多梦、易醒等睡眠问题也有辅助调理作用。

中医讲天人合一,古人说:"日出而作,日入而息"。白天属阳主动,夜晚属阴主静。夜晚睡眠是人体休养生息的重要过程,但很多当代人却有入睡困难的痛苦。

长期的入睡困难、睡眠质量差,会使身体功能减退,出现神疲倦怠、眩晕头痛、紧张焦虑、记忆减退、心悸胸闷等症状,且由于长期失眠,身体的内在运行节律不能与天地节律同步,还会引发内分泌失调,进而累及更多脏腑。

恢复人体的正常节律是调理失眠的重要路径。

一、失眠的常见原因

(一) 胃不和,心火旺

对于睡眠问题,《黄帝内经》中有一句著名的话,"胃不和则卧不安"。古人为什么认为消化系统的问题与睡眠有关系呢?我们透过自然现象来分析一下原因。

人与自然相统一,我们体内也有一个太阳,就是心。中医认为,心属火,主神明,心像太阳一样给机体提供光明与能量;胃属土,像大地。天黑之后,如果机体的功能正常,则心火缓缓下降,身体进入低水平代谢状态,开始休养生息。夜晚入睡正常,睡眠质量好,说明身体与自然同步,这是机体健康的表现。假如晚餐吃得过饱,超出胃的负荷,使胃气不和,则心火下降受到阻碍,即使在夜晚也容易兴奋,从而出现睡眠障碍。所以,古语说:吃饭只吃七分饱,是非常有道理的。另外,当代人接收的信息量太大,大量的碎片化信息干扰心神,思维过度活跃使心火不降,难以入睡,越睡不着时念头越多,形成恶性循环。所以,解决入睡困难,首先要调心、调胃。

(二) 气机升降失序

四季轮转是一年的节律,日出日落是每一天的节律,站在地球的视角看,有一种升降的力量主导着这些节律。对于身体,祖先认为肝主升,肺主降,它们配合默契,一升一降主导气机的运行。

呼吸、心跳、作息,这些生理功能都是升降的过程,节律正常是升降有序的体现。在气机升降正常时,夜晚来临,心火被带动着降下去,脾胃之气会升上来,人体顺利进入梦乡。

当代人容易出现情绪波动,焦虑的情绪伤肝、伤肺,这是破坏气机正常运行的主因。气机升降失序可导致多种睡眠问题,包括在凌晨定时醒来。(注:根据子午流注的时间次序,肝经的气血在凌晨01:00—03:00旺盛,肺经的气血在凌晨03:00—05:00旺盛)

对于失眠,还要调理肝、肺来恢复体内气机的正常运行。

(三) 年老心肾不交

随着年龄的增长,在身体变老的同时,更容易出现心火旺盛、杂念丛生的情况。如何让心境平和下来呢?需要保持肾水的功能。中医学中有"水火既济"的概念,人体内除了上文所述的气机升降规律,还有水火的相互配合。

水曰润下,但肾中之水要向上来平抑心火;火曰炎上,但心火要下降来温煦肾水。这个往复循环的过程,中医称之为"心肾相交"。当人年老的时候,肾气虚衰,水火既济的平衡被打破,肾水难以平抑心火,导致虚火上炎,这也是老年人容易出现入睡困难、睡眠时间短的原因。

(四) 作息时间错乱

电灯被发明之后,白天被人为地拉长了。当今人们普遍存在熬夜的情况,就寝时间持续延后,久则身体出现节律变化,即使很早上床也难以入睡。

持续熬夜是恶性循环,整体睡眠时间不足,休养生息的时间减少,身体开始出现疲劳,内分泌逐渐失调,累及多个脏腑。

二、失眠的经络处方

(一) 疏通经络,调节脏腑

调理入睡困难,首先疏通心经、胃经、肝经、肺经来恢复心、胃、肝、肺的功能。

心经的常用易堵塞部位及穴位是蝴蝶袖、少海穴、腕部四穴。

胃经的常用易堵塞穴位是缺盆穴、髀关穴、内庭穴。

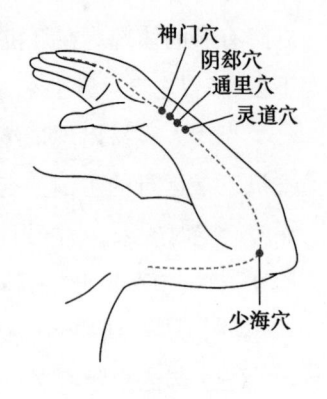

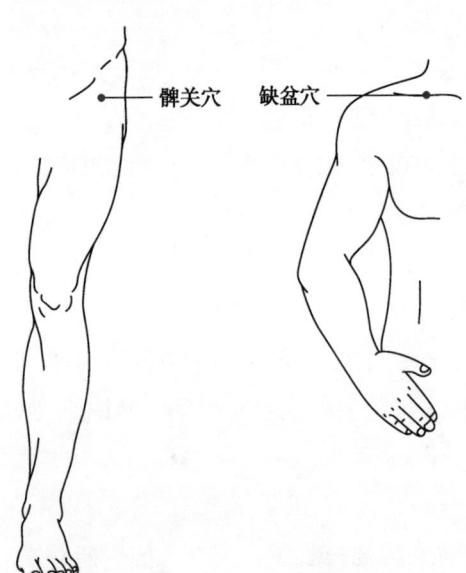

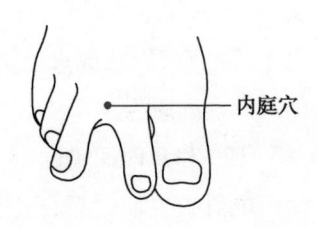

肝经的常用易堵塞穴位是阴包穴、太冲穴。

肺经的常用易堵塞穴位是尺泽穴、"肘下二寸"、鱼际穴。

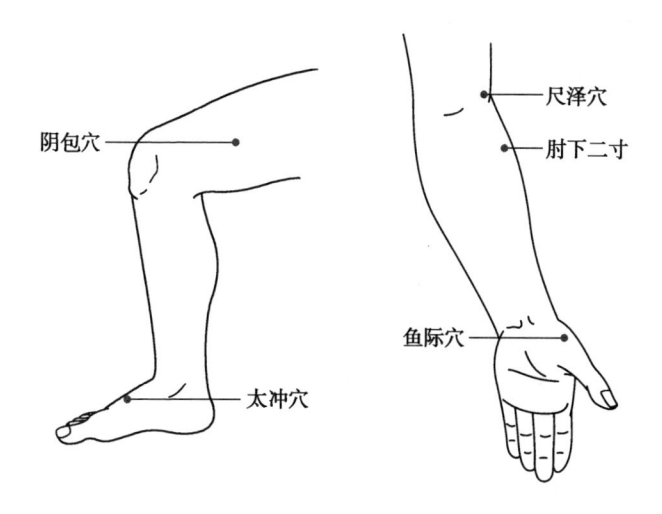

上臂悬垂的赘肉（蝴蝶袖）是"痰"和"湿"积聚所致，严重阻碍心经的气血运行，坚持捻搓，持续实践，蝴蝶袖可能会消失。少海穴、腕部四穴可以用点揉的方式疏通。胃经的缺盆穴可能有僵紧疼痛，可以用轻轻点按的方式松解。内庭穴如果有疼痛，可以用掐点的方式刺激。肝经的阴包穴、肺经的"肘下二寸"、胃经的髀关穴可以先敲击探查，再按揉疏通。尺泽穴、鱼际穴、太冲穴直接点揉即可。每次每个穴位疏通2分钟，每日3次，坚持1周，多数穴位的痛感会消失。

（二）坚持捏脊，让身体放松

长期入睡困难的人，容易心烦、焦虑、紧张，背部肌肉十分僵紧，此时松解脊柱两侧的竖脊肌十分重要。睡前从腰骶部向上捏脊至颈部，每次捏3遍，可间接刺激十二脏腑。坚持实践，竖脊肌会变柔软。这也是身体放松的过程，身体越放松就越容易与宇宙自然同步，也许在不知不觉中会发现入睡不再困难了。

（三）艾灸涌泉，引火下行

由心肾不交、肾气虚弱引起的失眠，多伴有腰酸、乏力、昏沉、记忆减退等表现。此类失眠以老年人居多，在调节心、胃、肝、肺等脏腑的同时，需要采用睡前艾灸涌泉穴的方法来配合。

涌泉穴是肾经的穴位，在足底，屈足卷趾时足心凹陷处。年老肾虚的人，睡前躺在床上，由家人用艾条对其涌泉穴进行悬起灸，促进肾水蒸腾向上以平抑心火，同时引心火下行，形成心肾相交的局面。艾灸时间因人而异，每次尽量灸到入睡。

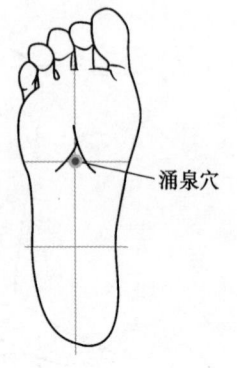

三、失眠的特效穴

平时可以疏通经络的易堵塞穴位来调理脏腑。在入睡前可以按揉助眠穴位，如经外奇穴中的睡眠穴和安眠穴。

睡眠穴在第 2 掌骨桡侧，示指掌指关节后方三间穴与合谷穴的中点，也就是第 2 掌骨前 1/4 与后 3/4 的交界处。

安眠穴，在项部，翳风穴与风池穴连线的中点处。

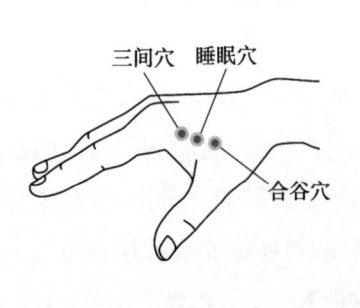

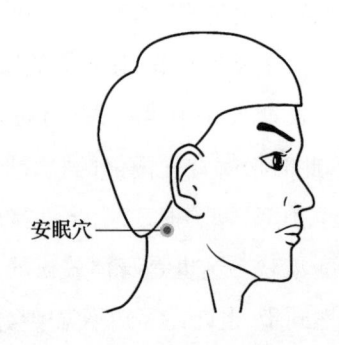

睡前可以按揉双侧睡眠穴与安眠穴,每个位置按揉 2 分钟,每日坚持,对改善睡眠有帮助。

四、腹式呼吸,让身心放松

身心真正放松下来是正常入眠的前提,越想睡觉就越难以入睡,也会越紧张,此时应躺在床上放下其他念头,用腹式呼吸的方式让自己放松下来。

吸气时口微闭,舌抵上腭,轻轻扩张腹肌,在感觉舒服的前提下,吸得越深越好,小腹充分鼓起;屏住呼吸(时间尽量长),然后用口徐徐吐气,同时将腹肌收紧。将注意力放在每次呼吸上面,反复吐纳,身心会慢慢放松下来,与天地同频共振了,入睡就不难了。

温馨提示:借助催眠药入睡的人,在自我调理的过程中,如果入睡困难有改善,催眠药可以适度减量。

网友"青青河边草"的分享

向老师反馈一下:我因为失眠和便秘的问题向老师请教,您让我调整一下疏通经络的顺序,先从肝经、肺经和脾经开始,每天按揉疏通。我又买了一套拔罐器,每天拔涌泉穴,会有水气出来。连续拔了 5 天,虽然没有见到同学们说的水疱、出水的情况,甚至连青紫都没有,但从第四天开始,睡眠就恢复正常了,这两天睡眠都很好,排便也正常了。谢谢老师把我从失眠的痛苦中解救出来,为我增添了许多信心。

中　风

◎ **特别提醒**：脑栓塞、脑出血等疾病起病急骤，后果严重，一旦有发病倾向要马上就医，本文所述的救治方案仅作为辅助手段。

中风相当于现代医学所说的脑栓塞、脑出血等脑血管意外导致的脑神经受损。患者多为中老年人，因其发病骤然，变证多端，犹如风之善行而数变，故类比而名"中风"，又称"卒中"。发病时以半身不遂、舌强语涩，甚则突然昏仆、不省人事为主要症状。根据发病时的状况可分为轻症和重症，及时对症急救对于延缓病情、促进康复有积极意义。

一、中风时的中医急救

中医将病位较浅、病情较轻，仅见肢体麻木不遂、口歪语涩等症状的中风称为"中经络"；将病位较深、病情较重，有肢体瘫痪、神昏、失语等症状的中风称为"中脏腑"，中脏腑又有闭证和脱证的区别。

当出现中风症状时，要马上拨打120急救电话，然后观察患者的表现，对症施救。在等待医护人员到来的时候，扶患者原地躺平或坐稳，不要随意搬动，以免加速脑部微血管破裂，使病情加重。

（一）轻症的急救

中经络时，病情相对轻缓，多见半身麻木不遂，口眼㖞斜，舌强语涩，神志尚清。中医认为，这是肝风内动、痰火上扰的表现，治疗以疏肝和胃为主。

此时患者家属立即按揉大肠经（健侧）的易堵塞穴位曲池穴、合谷穴，按揉胃经（健侧）的易堵塞穴位颊车穴、髀关穴、内庭穴。每个穴位按揉2分钟，10分钟可按揉一遍，然后再按揉患侧的相同穴位。

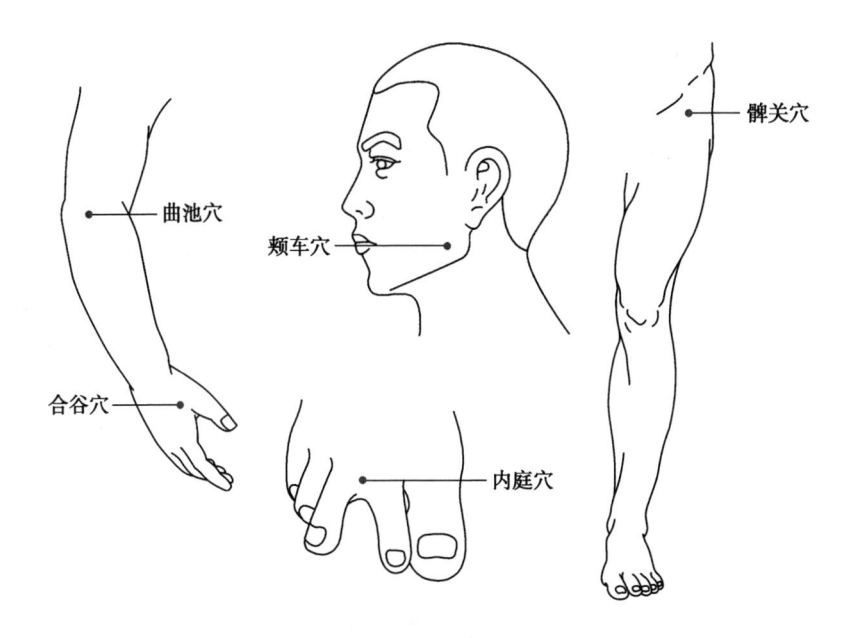

图中标注：曲池穴、颊车穴、髀关穴、合谷穴、内庭穴、阴包穴、太冲穴

脑神经受损时，对侧肢体会出现运动、感觉障碍，所以按揉健侧肢体大肠经、胃经的穴位，间接调节的是受损神经；再按揉患侧肢体的穴位，对改善局部功能障碍有帮助。

在按揉大肠经和胃经穴位的同时，其他家人可按揉双侧肝经的易堵塞穴位——阴包穴、太冲穴来配合。

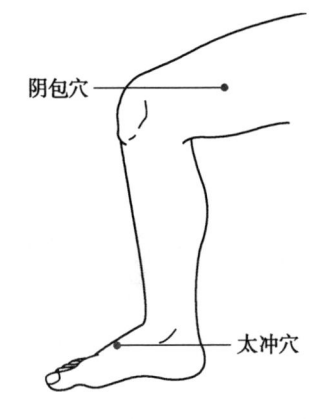

（二）重症的急救

中脏腑时，病情危急，多见突然昏仆，神志迷糊，半身瘫痪，口角流涎，舌强失语。

如果有神志不清、牙关紧闭、双手握固、喉中痰鸣的表现，这是中风闭证，源于气火冲逆，肝风大动，痰浊壅盛。这种中风要马上在十宣穴放血。十宣穴，在手指，十指尖端，距指甲游离缘 0.1 寸，双手共十个位置。

将局部消毒,用一次性无菌采血针点刺十宣穴,每个位置均挤出几滴黑血,这是抢救中很方便的方法。放血后,双侧肘窝刮痧,通过疏通心包经来醒神开窍。若伴有口眼㖞斜,可把患者的耳朵拉红,在双耳垂各放血两滴,同时掐点胃经的内庭穴;若有牙关紧闭,可点揉督脉的水沟穴(俗称人中)、胃经的颊车穴、肝经的太冲穴。

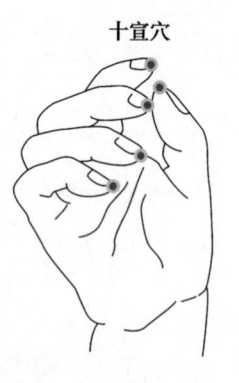

如果患者昏迷不醒,目合口张,手撒遗尿,鼻鼾息微,四肢逆冷,这是中风脱证;严重者冷汗如油,面赤如妆,则是真气衰微、元阳暴脱的危候。此时最方便的回阳固脱方法是艾灸,用艾条同时悬起灸神阙穴(肚脐)和关元穴,艾灸时间要长,灸至四肢回暖为止。艾灸的同时,可以点揉肾经的照海穴、水泉穴、大钟穴来补益肾气。

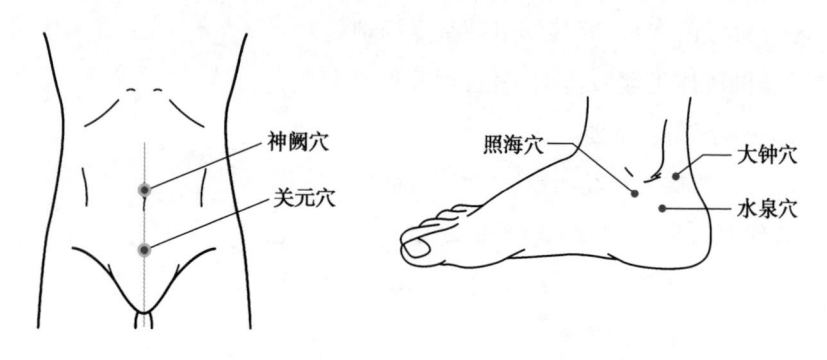

对于中风,救治得越及时、合理,越有利于病后的康复。

二、中风康复期的有效调理

中风后如果急救不及时或脑神经大面积受损,会出现肢体的运动、感觉障碍,如果是左脑受损,还会伤害语言中枢,出现失语,这些都属于中风后遗症。中风康复期要合理用药、合理康复,把痛苦减到最小。

(一) 疏通经络,恢复气血运行

中风导致神经系统受损,出现相应神经支配的肢体运动、感觉障碍,肌肉开始痿厥(痿,是指肌肉萎缩,活动不利;厥,是指逆冷冰凉)。《黄帝内经素问·痿论》曰:"治痿者,独取阳明。"为何治痿独取阳明呢?

祖先观察发现,十二经络中只有阳明经是多气多血的,多气说明能量强,多血说明物质丰富。从足阳明胃经、手阳明大肠经的循行路线来看,它们经过股四头肌、胫骨前肌、三角肌、肱二头肌等重要肌肉。痿厥之症,气血运行很差,疏通胃经、大肠经的易堵塞穴位,对于恢复肠胃功能,促进气血运行,帮助肢体恢复运动、感觉功能至关重要。

在《黄帝内经素问·阴阳应象大论》中,祖先认为肝"在变动为握"。多数中风康复期患者手脚拘挛,张不开,握不住,肝风内动又是中风发生的主要因素,所以,在中风康复期,肝经的易堵塞穴位也要疏通。

脑神经的损伤也涉及中医所讲的心、肾,所以要疏通心经、肾经的易堵塞穴位来调节心、肾。

在中风康复期要坚持疏通这些经络,单日疏通胃经、大肠经、肝经的易堵塞穴位,双日疏通心经、肾经的易堵塞穴位,每次每个穴位按揉2分钟,先健侧,再患侧,每日操作2次。

胃经的常用易堵塞穴位是颊车穴、缺盆穴、髀关穴、足三里穴、内庭穴。

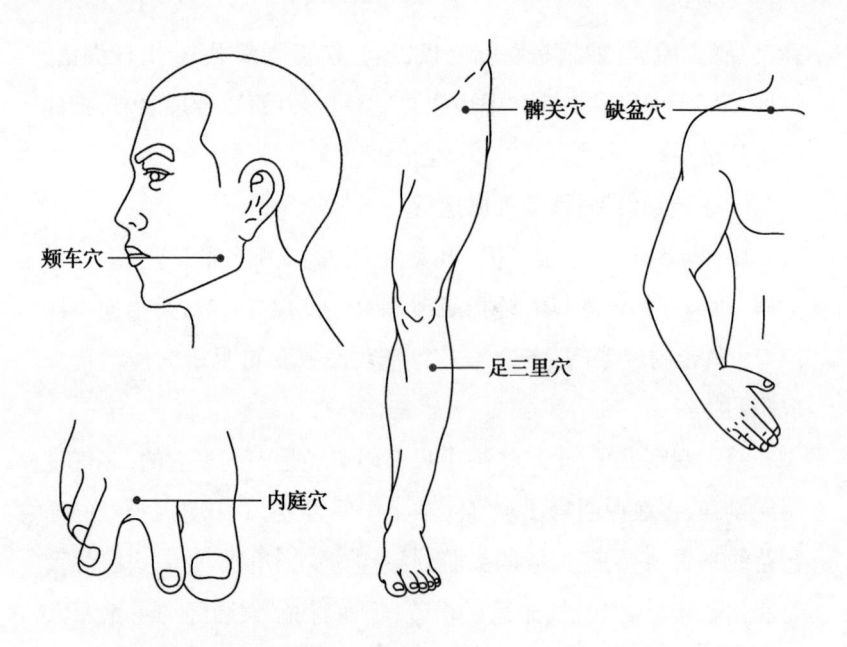

大肠经的常用易堵塞穴位是曲池穴、手五里穴、手三里穴、合谷穴。

肝经的常用易堵塞穴位是阴包穴和太冲穴。

心经的常用易堵塞部位及穴位是蝴蝶袖、少海穴、腕部四穴、少府穴。

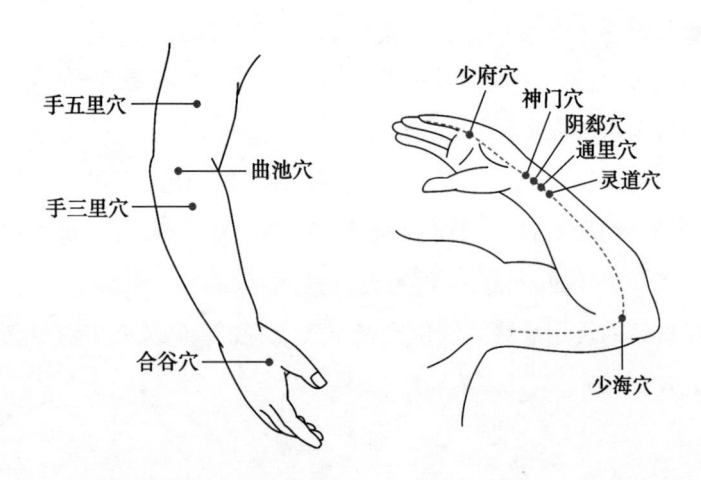

肾经的常用易堵塞穴位是大钟穴、水泉穴、照海穴。

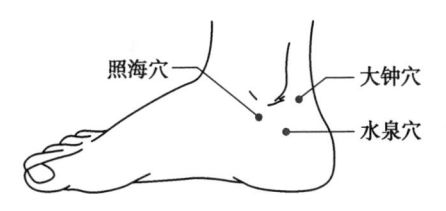

照海穴　　　　　大钟穴
　　　　　　　　水泉穴

温馨提示：由于受损的神经在健侧，所以先疏通健侧的经络。

(二) 捏脊松解背部僵紧的肌肉

中枢神经在脑和脊髓中，让背部僵紧的竖脊肌柔软下来有助于气血在脊柱(督脉)运行，松解竖脊肌最简便的方法是捏脊。

初次捏脊时，在腰骶部、胸椎附近、颈项部多有疼痛。通则不痛，痛则不通，有疼痛说明此处气血不通畅，皮肤、肌肉、骨骼有粘连。每日1次，每次捏脊3遍，坚持1周，痛感会消失。

《黄帝内经素问·金匮真言论》曰："中央为土，病在脾，俞在脊。"捏脊还可以健脾胃，对于中风康复期的患者来说，营养的充分消化吸收很重要。

(三) 手指、脚趾抓伸促进微循环

手指、脚趾在机体的最远端，当神经系统损伤之后，气血向远端运行的能力下降，主动做手指/脚趾抓伸的动作，可以促进气血运行。

肩、肘自然放松，手指张开，充分握拳再伸直为一次，频率为每分钟60~90次。不追求速度，抓握充分即可，抓握的次数可以循序渐进，逐渐增加。脚趾的抓伸也是如此。

手指、脚趾做抓伸动作，可以让前臂、小腿的小肌群活动起来，促进肢体末端的微循环，坚持实践，手脚冰凉、无力的现象会消失。

中医认为，肝属木，木的特性是曲直，所有屈伸的动作都与肝有关，所以持续练习这个动作可以养肝柔筋。

温馨提示：手指/脚趾抓伸，也是先练习健侧，再在家人的帮助下练习患侧。

三、康复锻炼切忌过劳

康复初期，患者容易着急，想尽快恢复到病前状态，于是急于求成，抓紧一切时间锻炼。这种方式不可取，体内能量、物质、信息的合理配给是最重要的。

中风康复锻炼的目的是恢复神经系统的支配功能；疏通经络的目的是让路径畅通，减少气血运行障碍，让气血能够布散到全身各处。所以，康复期要合理使用气血，切忌一味地锻炼肌肉，要张弛有度，适量活动。

四、预防在先是王道

"病来如山倒，病去如抽丝"，这是中风患者的真实写照。古人讲"有生于无"，中风好似突然发生，但其实在平时就有人们没在意的征兆，头晕、肢麻、疲乏、急躁皆是本病的先兆症状。

明代杨继洲所著的《针灸大成·治症总要》讲得更具体："但未中风时，一两月前，或三四个月前，不时足胫上发酸重麻，良久方解，此将中风之候也。""足胫"就是足和胫骨，而肝经就从胫骨经过，胫骨部位酸、重、麻等感觉预示着有肝风内动，是身体在报警。此时应疏通肝经的易堵塞穴位，恢复肝的正常状态，防患未然，避免脑血管意外的发生。

《金针王乐亭经验集》也记述了著名针灸大师王乐亭关于中风前兆的经验："如觉大拇指及次指麻木不仁，或手足少力，或肌肉蠕动者,三年内必有大风之至"。拇指、示指是大肠经循行经过的路线,此时要疏通大肠经的易堵塞穴位来预防。

总之,只有了解身体,才能及时发现疾病隐患,避免悲剧的发生。

网友"雅奕"的分享

路老师好!我的一个朋友的妈妈患中风,在医院抢救,我询问您之后,您就给我发了指导文章,朋友坚持按文中的方法给她妈妈按摩。结果,医院积极救治配合按摩,朋友的妈妈不仅好转了,状态还比中风前更好!现在出院了,我代朋友感恩路老师!

落　　枕

◎ 特别提醒:本文调理方案也适合颈肌劳损、枕神经痛、颈椎病等引起的斜颈。对于经常发生落枕的老年人,要从调理颈椎病入手。

落枕是急性颈项强痛,虽说是"小病",但它会导致持续几天的颈部活动疼痛及活动度受限。

落枕多发生在早晨起床后,患者突感一侧颈项强直,不能俯仰转侧,患部酸楚疼痛,肌肉痉挛,压痛明显。人们常以为睡眠中姿势不当或者枕头高低不适是主因,但落枕是偶然、急性发作的,所以颈肌疲劳才是主因,姿势不当、枕头高低不适是诱因。

落枕时通过点按远端穴位和疏通经络,来恢复局部气血的运行,让颈肌强健,颈部的痛感消失,颈部则会活动自如。

一、落枕的特效穴

晨起落枕后,马上按揉落枕穴、列缺穴、外关穴和小肠经的易堵塞穴位——后溪穴等特效穴,多数时候会显效。

落枕穴是经外奇穴,又称外劳宫穴,顾名思义,是在落枕时使用的穴位。

列缺穴是肺经的穴位,古人的经验是"头项寻列缺",中医认为,肺主皮毛,对受寒后出现的落枕可以点揉此穴来调理。列缺穴,在前臂桡侧缘,腕横纹上1.5寸,拇短伸肌腱与拇长展肌腱之间,拇长展肌腱沟的凹陷中。简便取穴法:两手虎口自然平直交叉,一手示指按压在另一手桡骨茎突上,指尖下的凹陷处即是。

外关穴是三焦经的穴位,在前臂背侧,腕背横纹上2寸(约3指宽),尺骨与桡骨之间。

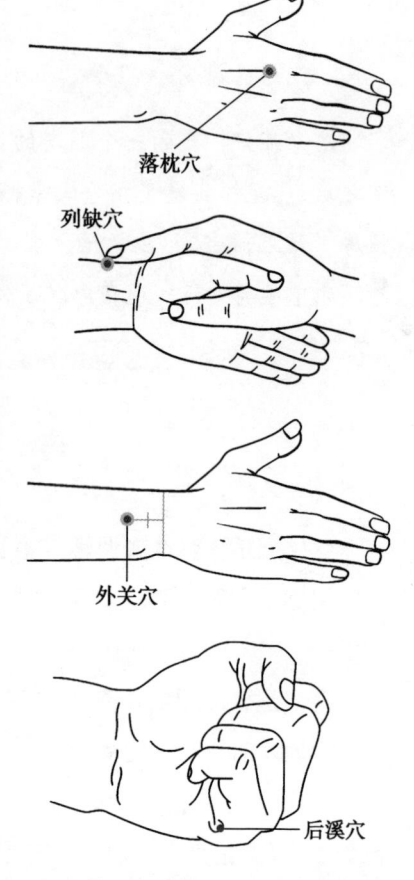

后溪穴是小肠经的易堵塞穴位,小肠经循行于颈肩部,对于调节颈肌很重要。后溪穴还是八脉交会穴之一,通于督脉,对颈椎也有帮助。

点揉上述穴位时,双侧穴位都要探查,哪个穴位疼就忍痛点揉该穴2分钟,一边点揉一边尝试增加颈部的活动度,多次按揉,当这些穴位的痛感消失后,颈部活动多数会恢复正常。

二、落枕的经络处方

如果按揉特效穴效果不明显,说明颈肌有劳损,需要疏通相应经络,以恢复颈部气血的正常运行。

根据"经脉所过,主治所及"理论,小肠经从肩部和颈部侧面经过,胆经从颈部侧面经过,膀胱经从颈部后面脊柱两侧经过,所以对于颈部疾病,小肠经、胆经、膀胱经的易堵塞穴位都要疏通。

小肠经的常用易堵塞穴位是后溪穴和天宗穴。

落枕时可以在天宗穴处拔罐,同时点揉后溪穴,这样显效更快。

胆经的常用易堵塞穴位是肩井穴、风市穴和悬钟穴。

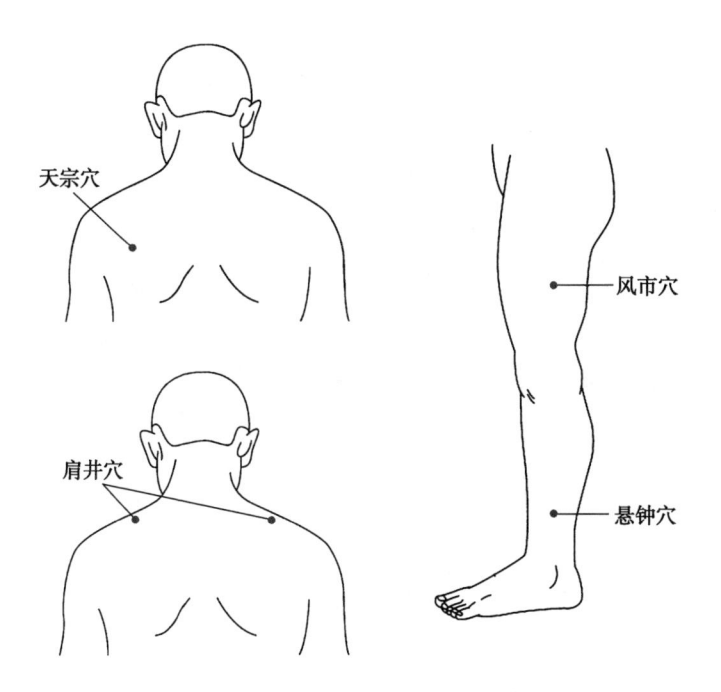

膀胱经的常用易堵塞穴位是昆仑穴、承山穴、合阳穴。

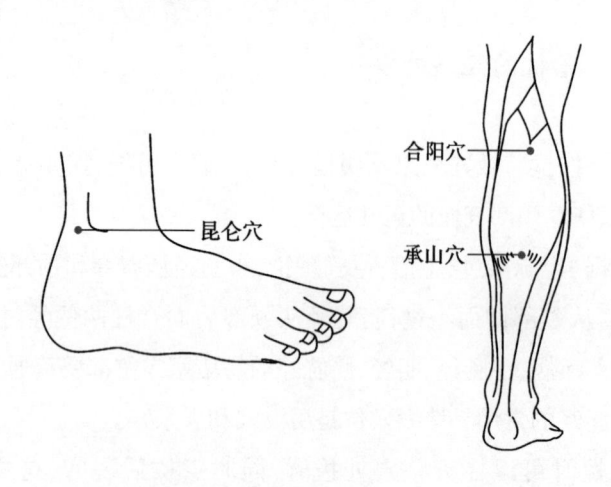

肩井穴多是落枕发生时的局部疼痛点,可以用捏拿的方式松解此穴处的僵紧。风市穴处敲击会僵紧疼痛,坚持敲揉,痛感会逐渐消失。悬钟穴用拇指的指间关节敲击,痛感会显现出来,严重者此处还有结节,也要忍痛坚持按揉,结节会消散。昆仑穴点揉时痛感明显,承山穴更多是僵紧的感觉,需要坚持疏通。

当特效穴效果不显的时候,认真按揉易堵塞穴位,疏通上述经络,从源头调理,落枕问题会得到解决。

如果平时将小肠经、胆经、膀胱经的易堵塞穴位疏通,保持气血运行畅通,强健颈部肌肉,即使体位一时变化,也不见得会落枕,这就是防患未然,预防在先。

网友"奥黛丽"的分享

表妹落枕,脖子不能活动。我按照路老师在课程中讲解的方法,先后在表妹的肩井穴、天宗穴拔罐15分钟,按揉落枕穴、后溪穴几分钟,同时让她慢慢活动脖子。罐印黑紫,穴位痛感明显。操作后她的脖子可以正常活动了。真是感恩遇见路老师!

肩 周 炎

◎ **特别提醒:文中调理方案如果无效,建议就医,以免延误病情。**

肩关节周围炎以肩部疼痛和肩关节活动受限为主要症状,简称"肩周炎",俗称"漏肩风"。由于高发年龄在50岁左右,又称"五十肩"。

肩周炎是十分令人痛苦的疾病,肩关节活动受限,如欲增大活动范围,则有剧烈疼痛,患者不能梳头、洗脸和系扣子,严重影响生活质量。部分患者肩关节内部韧带有粘连,治疗过程中的牵拉、撕扯,锻炼时的爬墙、拉伸,也让患者痛苦不堪。

出现肩周炎时,疏通相应经络,如局部拔罐,远端按揉,可以更好地减少治疗时的痛苦,快速恢复肩关节的功能。

一、疏通经络,促进肩部气血运行

不论是因为气血不足,还是寒邪侵袭、外伤劳损,累及的都是肩关节,根据"经脉所过,主治所及"理论,应该疏通小肠经、大肠经、三焦经的易堵塞穴位。

《黄帝内经灵枢·经脉》中这样描述小肠经的循行路线,"上循臑外后廉,出肩解,绕肩胛,交肩上"。小肠经从肩部和肩胛骨周边经过，所以，出现肩周炎时，要疏通小肠经的易堵塞穴位后溪穴、天宗穴、肩贞穴。

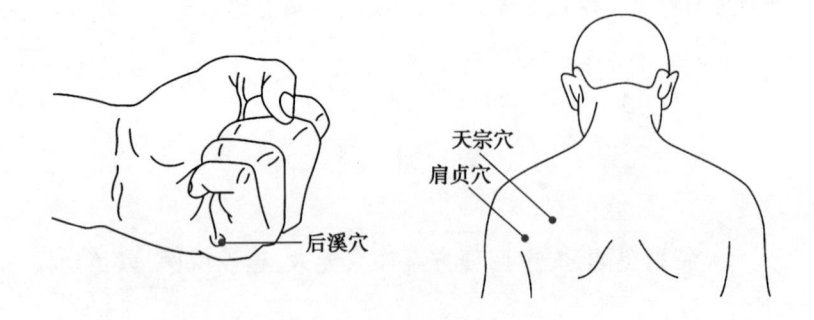

后溪穴可以用点揉的方式疏通，每天若干次，每次点揉2分钟。按揉肩贞穴时会触摸到明显的结节，点揉时会疼痛；按揉天宗穴时也会痛感强烈，这两个穴位在按揉后可以用拔罐的方式疏通。

三焦经的循行路线在《黄帝内经灵枢·经脉》中这样描述："上贯肘，循臑外上肩。"疏通三焦经的易堵塞穴位消泺穴、"肘下二寸"，可促进气血向肩部运行。

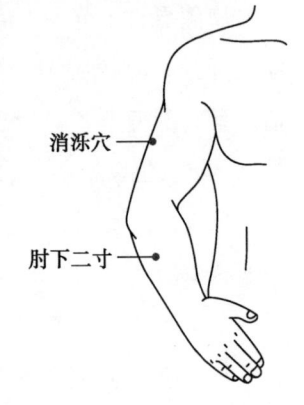

"肘下二寸"用按揉的方式疏通，每天多次按揉，每次2分钟，直到痛感消失。疏通消泺穴最简单的方法是刮痧，沿着肱骨下缘与肌肉之间的缝刮拭，每三天刮痧一次，直到局部不出痧为止。

大肠经的循行路线在《黄帝内经灵枢·经脉》中这样描述："入肘外廉，上臑外前廉，上肩，出髃骨之前廉。"大肠经从肩部偏前方经过，大肠经的易堵塞穴位曲池穴、手五里穴、手三里穴、合谷穴要疏通。

手三里穴、合谷穴也用按揉的方式疏通。手五里穴和曲池穴可以用刮痧的方式疏通，用刮痧板从手五里穴开始沿着肱骨内侧边缘刮痧至肘关节的曲池穴，每三天刮痧一次，直到局部不出痧为止。

当小肠经、三焦经、大肠经的易堵塞穴位疏通后，肩部的活动范围会扩大，活动时疼痛会减轻。

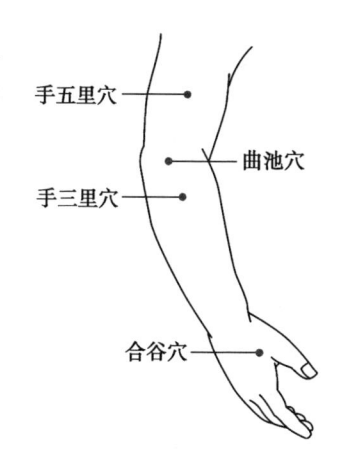

二、肩周拔罐，消除局部瘀滞

"流水不腐，户枢不蠹"，当肩关节活动不利的时候，局部的气血运行不畅，会有瘀浊形成。在合适的部位拔罐，是清瘀的最佳方式。在疏通经络易堵塞穴位的同时，可在患侧肩关节周围拔罐。

肩前的中府穴、肩上的肩髃穴、肩后的肩贞穴是肩周的重要穴位。肩髃穴，在肩部，三角肌上，臂外展或向前平伸时，当肩峰前下方凹陷处。

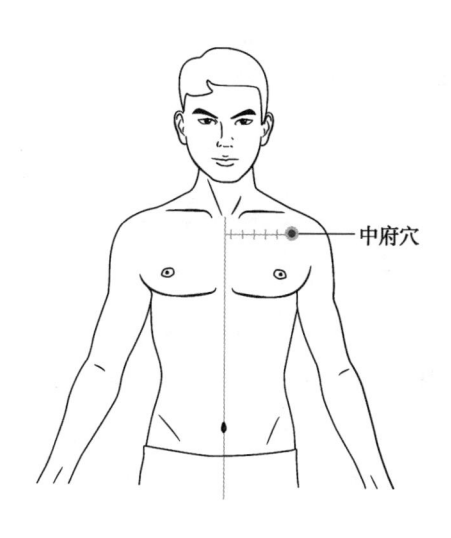

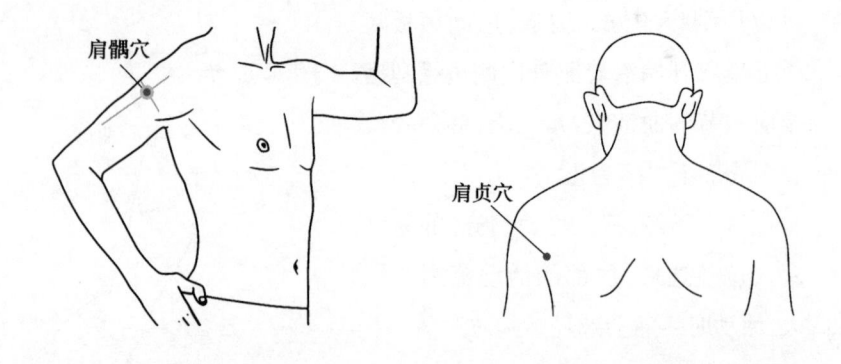

将真空抽气罐置于穴位上,抽气 3 下,每次留罐 15 分钟,每日或隔日 1 次,直到罐痕颜色恢复正常为止。

三、松解特效穴,缓解肩部不适

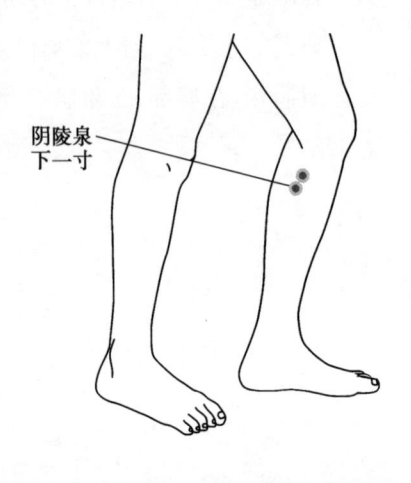

在肩关节局部按揉、拔罐的同时,可以按揉腿部的经外奇穴来配合,一个是"阴陵泉下一寸",一个是"承山穴内外一寸"。

阴陵泉穴,在小腿内侧,胫骨内侧髁下缘与胫骨内侧缘形成的凹陷中。向下距离阴陵泉穴一个手指宽度即是下一寸的位置。"阴陵泉下一寸"在"董氏奇针"中称为"天皇穴",它对应着肩关节。按照交叉取穴法,取健侧的"阴陵泉下一寸",拇指用力点揉,点揉时向骨头缝里发力,患者同时忍痛活动肩膀,慢慢加大活动幅度,待穴位处疼痛减轻后,肩部的活动幅度会明显增加,甚至当场恢复正常。

"承山穴内外一寸"就在承山穴两侧,用力掐点会非常疼。调理肩周炎时,如果刺激"阴陵泉下一寸"效果不显,可以先掐点健侧的"承山穴内外一寸",再掐点患侧的。掐点的同时,患者需要配合活动肩关节。

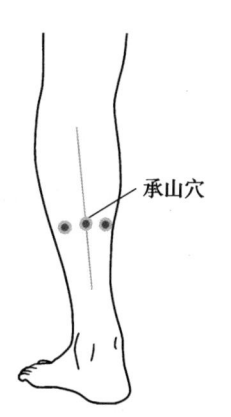

承山穴

温馨提示

1. 如果肩膀僵硬、宽厚,需要先调理小肠经、大肠经、三焦经的易堵塞穴位,肩关节局部拔罐,最后再用松解特效穴的方法,才可能有效。

2. 如果患者有严重心脏病,用此法按揉刺激量大,要慎重操作或者不用,以免引起患者紧张。

网友"艾吧.丽玉"的分享

我表舅妈左侧肩膀可能患有肩周炎,活动受限,她说手臂后侧有条筋是紧绷的。今天我给她按揉了两遍小肠经和三焦经的易堵塞穴位,按到后溪穴时,她说有股气往紧绷的那条筋上走,之后说轻松了很多。然后我又帮她按揉右腿"阴陵泉下一寸"的位置,同时让她活动肩关节,她说又松了一些。我让舅妈回去按这个方法每天操作,加捏肩井穴,希望能帮助她慢慢缓解。

头　痛

◎ **特别提醒**：偶发头痛，按发作部位来自我调理会事半功倍。如果是由脑血管疾病或者颅内占位性病变导致的头痛，要遵循医生的建议，本文方案可辅助调理。

对于偶发头痛，人们习惯先忍着，等待自己缓解；如果头痛加重或者持续时间长，也是口服"去痛片"顶着。头部检查一切正常，但这原因不明的头痛却反复发作，实在让人苦恼。对于没有器质性病变但反复发作的头痛，我们可以从经络的角度试着自我调理。

"经脉所过，主治所及"应该是身体不适时你能马上想到的。十二经络是脏腑在肌表的延伸，头痛发作时先观察一下发作部位，按揉对应经络的易堵塞穴位来自我调理，效果往往超出想象。

头痛经常发作的部位分别有侧面、颠顶、前额、后部。

一、偏头痛（侧面）的调理方案

三焦经和胆经从头部侧面经过，所以在中医看来偏头痛与三焦经、胆经的气郁化火或受寒有关。仔细回想一下，你会发现头痛常在熬夜、焦虑、局部受寒后发作，去医院检查时多数医生常说的病因也是精神紧张、血管痉挛。

如果偏头痛在晚上 9 点后发作或加重，根据子午流注的时间规律，更说明三焦经、胆经有堵塞。此时按揉同侧三焦经、胆经的易堵塞穴位会有帮助。

三焦经的常用易堵塞穴位是翳风穴、消泺穴和"肘下二寸"。翳风穴适合针刺，如果按揉，可用耳后高骨下端后缘的胆经完骨穴来代替。

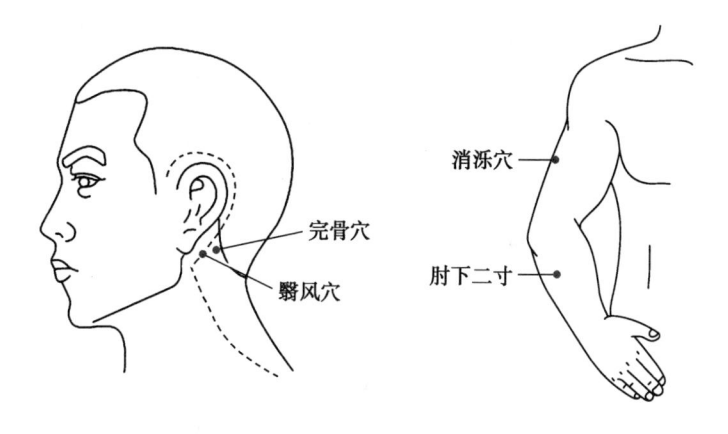

胆经的常用易堵塞穴位是肩井穴、风市穴和足临泣穴。

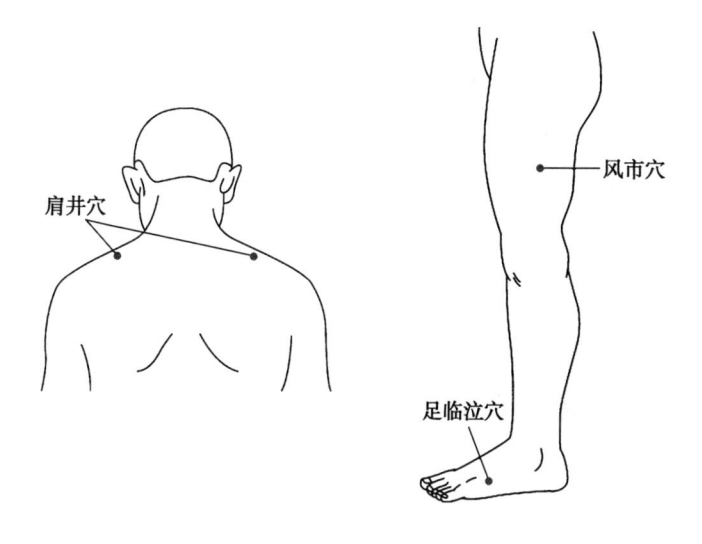

翳风穴在按揉时痛不可摸,要忍着疼痛揉2分钟,痛感会减轻。多数人的肩井穴很硬,通过敲击、捏拿,如果这里变柔软了,瞬间会头清目明。消泺穴在按揉时也会很痛,忍痛松解,粘连范围会缩小,痛感会减轻。"肘下二寸"、风市穴、足临泣穴在按揉时也会非常疼,想想它们能够帮助缓解偏头痛,就有动力去按揉疏通它们了。

每次每个穴位按揉 2 分钟,每天按揉 3 次,偶发的偏头痛会当天缓解。如果有精力,顺便把健侧的胆经、三焦经也疏通了,可以调节胆和三焦。

二、颠顶痛的调理方案

颠顶痛是肝经的问题,脾气急、说话声音响亮、颧骨发红、凌晨易醒的人容易出现颠顶痛。有的老人血压高,大怒之后立即出现颠顶痛,这是肝阳上亢引起的。

疏通双侧肝经可以调顺肝气、平抑肝火,对颠顶痛的调理效果很好。肝经的常用易堵塞穴位是阴包穴和太冲穴。

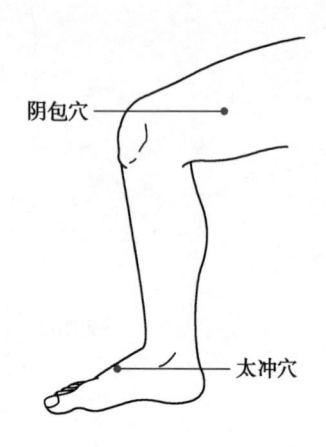

阴包穴可以采用敲、揉结合的方式疏通,当阴包穴痛感减轻后,再点揉太冲穴,当它们的痛感都减轻时,头痛也会明显减轻。

如果颠顶痛不是由情绪因素引起的,还有可能是受寒所致。中医认为,膀胱经是人体防御外邪的第一道屏障,而膀胱经的一条分支交会在颠顶。根据"经脉所过,主治所及"理论,这时可以按揉膀胱经的昆仑穴来调理。

用拇指点揉同侧昆仑穴时要垂直向脚底板方向发力。如果昆仑穴痛感减轻,头痛也会瞬间减轻。

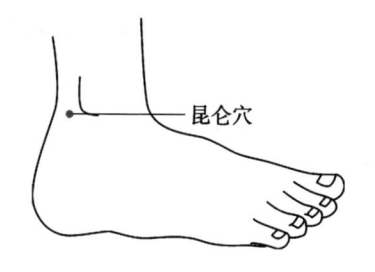

三、后头痛的调理方案

头部后面是膀胱经经过的部位,后头痛多在受寒后发作,伴有项部僵紧,这是风寒感冒的前兆。应该马上在颈项部和脊柱两侧膀胱经上刮痧,颈项部皮下的瘀滞和垃圾被清理后,局部气血运行恢复了,头痛也就缓解了,当然更重要的是阻断了风寒感冒的发生。

刮痧之后,再配合按揉膀胱经的昆仑穴,见效更快。

四、前额痛的调理方案

《黄帝内经灵枢·经脉》记载的胃经循行路线:"循发际,至额颅",所以前额疼痛与胃有关。年轻人常在过量食用冷饮后发作,说明伤到了胃气,虽然没有胃痛,但通过前额痛来提醒身体。

如果确定是由胃寒引发的前额痛,最快速的方法是艾灸中脘穴。用艾条悬起灸中脘穴,不用拘泥时间,直到胃部充满热感,头痛消失为止。

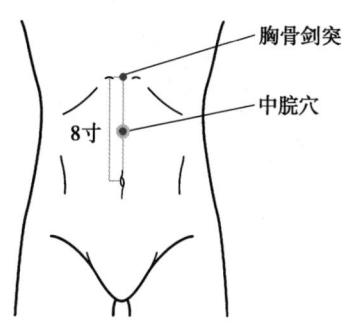

中脘穴在胃体中心,如果不方便艾灸,也可以极轻力度点揉中脘穴,帮助胃体放松。另外,可敲击双侧髀关穴来配合。

髀关穴是胃经的常见堵点，采取坐位，双手握拳垂直发力，会感觉到髀关穴僵紧疼痛，坚持敲揉，痛感会减轻。

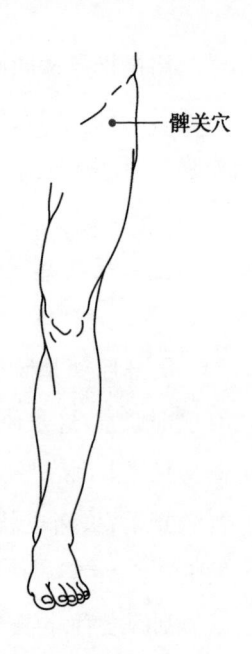

五、头重如裹的调理方案

还有一种痛苦是头重，头昏昏沉沉，仿佛紧紧裹着一块布，该症状的医学术语为"头重如裹"。这是脾虚湿盛所致（当代人脾虚的主要诱因是饮食不节或饮水无度），需要疏通脾经。脾经容易拥堵的线路在小腿，用拇指点按胫骨内侧与腓肠肌之间的缝隙，从膝关节开始一直点按到踝关节，会发现有多处僵紧和疼痛。这条线路的痛点都要按揉至痛感消失，才意味着这段线路已经被疏通。

六、头痛的常用特效穴

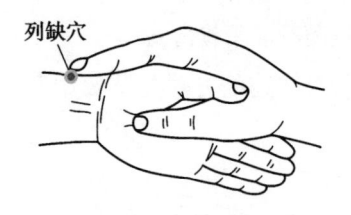

古人云："头项寻列缺"。列缺穴是肺经的重要穴位，适用于受寒引起的偏头痛、颠顶痛、后头痛，轻轻点揉即可。

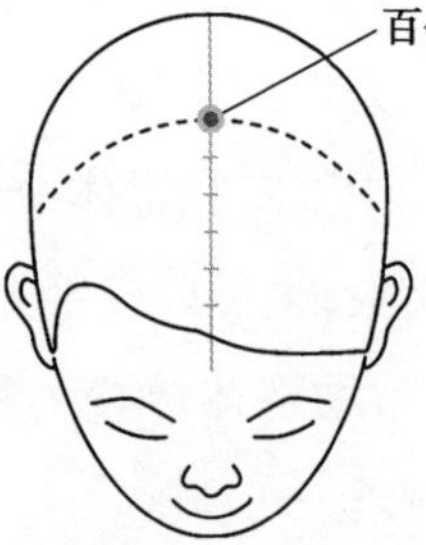

百会穴在颠顶部，两耳尖连线与头部正中线交会处。颠顶痛时可以轻轻按揉此穴，身体会放松下来，上冲之气会下降。

头痛的自我调理思路，适用于没有头部器质性病变的自我辅助调理。这些辅助方案如果效果不显,请中医师辨证论治为好。

网友"sue 淑芳"的分享

小孩 8 岁,这两天总是前额痛,吃东西想呕吐,家长问去看什么科医生好。前额痛与胃经有关,胃有寒气,我让他艾灸中脘穴;因为胃不舒服老想呕吐,让他再在肘窝刮痧,睡觉时还在中脘穴贴了艾热贴。第二天早上起来,头不痛了,没有想呕吐的感觉了,小孩还去拳馆上课了。

感叹中医外治法的神奇,感恩路老师传授这么实用的知识,让更多人受益!

网友"小城故事"的分享

头顶左侧疼痛,刚才试了一下,昆仑穴特别疼,按了一会儿同侧的昆仑穴,真的好多了,太灵了!文章里说有可能是受寒,确实是,因为我每天出门时总感觉头怕风,喜欢用手捂着头顶,看来出门得戴上帽子。非常感谢路老师!

网友"寒山拾得"的分享

近两年熬夜成为家常便饭,一年多前神经性偏头痛就找上了我。发病的时候先是眼睛不能聚焦,视物模糊,然后出现光点水波纹,由小变大,持续半个多小时,之后就开始头痛。今年春天开始,天天都会出现这种偏头痛。看路老师讲三焦经的时候说疏通三焦经能治疗这种神经性头痛,我就在消泺穴上刮痧,刮痧之后一个多月都没再出现偏头痛。可是一个多月后又开始天天出现,这次消泺穴刮痧已经不出痧了,刮了之后无效。听了路老师讲偏头痛的那节课后,我就拿檀木梳子在耳后一圈轻轻一碰,痛得我龇牙咧嘴,那一刻我知道就是这里了。奇怪的是,平时用梳子梳头没有发现这里那么痛,用手按也没有那么痛,可是按照路老师说的用梳子顺着耳后一圈梳,尖锐地痛。这两天忍着痛,每天在双耳后梳3次,每次3~5分钟。现在梳的时候依然还痛,但神经性头痛没有再犯过。

颈椎病

◎ 特别提醒:颈部椎间盘膨出严重或者椎管狭窄严重者需要就医,由专业医生对症调理,不可自我随意采用手法复位,以免发生意外。

颈椎病是当代人的常见病、多发病。颈椎病是由颈椎间盘退行性变、颈椎骨质增生导致脊髓、神经、血管损害而出现相应症状和体征的疾病。轻者头、颈、肩臂麻木疼痛,重者可致肢体酸软无力,甚至大、小便失禁,瘫痪。如果累及椎动脉及交感神经,可出现头晕、心慌等临床表现。

颈椎病根据临床表现可分为颈型、神经根型、脊髓型、椎动脉型、交感神经型和其他型。对于颈椎病的治疗,除了缓解增生压迫和纠正骨骼移位,恢复局部肌肉的柔软也是至关重要的。

一、颈椎病早期是肌肉问题

如果长时间保持一个固定姿势不动,比如伏案、开车、看电脑、看手机,会导致颈肩部气血流动障碍,久之,颈背部僵硬、肩部酸紧。

颈椎病发生的最早期,背部肌肉开始僵紧,接着局部气血运行越来越差,局部肌肉出现痛点,这说明气血不足导致局部失养。再发展下去,肌肉板结,牵拉脊柱的韧带开始失养,进而骨骼的养分不足。

恢复颈肩部肌肉的柔软,让气血在肩背部的运行没有障碍,重塑肌肉、韧带、骨骼的关系,麻木、酸痛、眩晕的感觉会减轻。

二、颈椎病的经络处方

根据"经脉所过,主治所及"理论,肩背部、肩胛骨后方、颈椎两侧的区域主要以小肠经循行路线为主,经常麻木的小指就是小肠经的起点。所以,调理颈椎病首先要恢复小肠经的畅通。

大肠经也经过肩部,而且大肠经交会到第7颈椎棘突下的"大椎穴"。《黄帝内经灵枢·经脉》记载:大肠经循行路线是"上臑外前廉,上肩,出髃骨之前廉,上出于柱骨之会上",这里的"柱骨"就是颈椎,"会上"指大椎穴,因此,大肠经的畅通对于颈肩舒缓很重要。

脾气大的人,颈椎往往不好。《黄帝内经素问·金匮真言论》曰:"东风生于春,病在肝,俞在颈项。"根据祖先的观察,肝在肌表有一个通道,即颈项部。对于颈椎病,不仅要恢复局部肌肉的柔软,还要疏通肝经来舒缓情绪,调理气机。

小肠经的常用易堵塞穴位是天宗穴、肩贞穴、后溪穴。

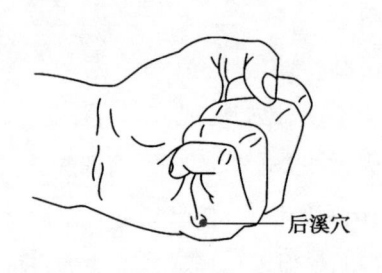

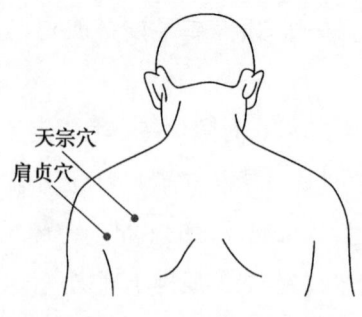

用示指或中指点揉天宗穴时会有强烈痛感,并向四周发散。在天宗穴拔罐是疏通小肠经的最佳方法,每日或隔日拔罐1次,每次留罐15分钟,直到罐痕颜色恢复正常为止。肩贞穴所在的肩关节的缝隙经常拥堵,有的人此处有结节,点揉时要忍住疼痛。坚持按揉,痛感、结节会消失,气血向肩部的供应正常后,颈肩部的僵紧也会舒缓。疏通后溪穴时,可将小指掌指关节放在桌子边缘,以此来硌后溪穴,边硌边小幅度晃动,痛感会非常明显。

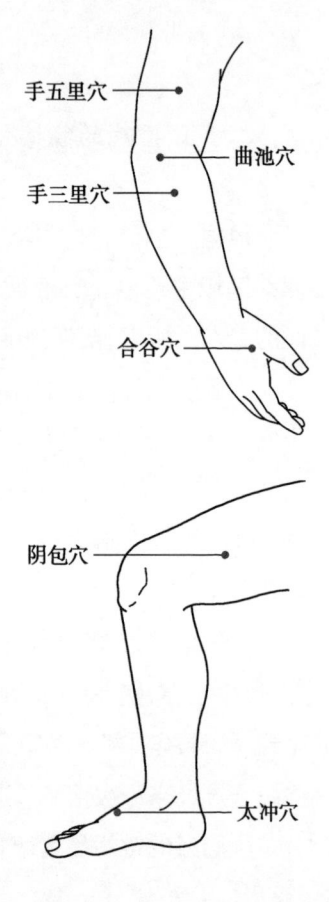

大肠经的常用易堵塞穴位是曲池穴、手五里穴、手三里穴、合谷穴。

大肠经手五里穴至曲池穴之间的线路可以用刮痧的方式疏通,每周刮痧1次即可。手三里穴和合谷穴可以用按揉的方式疏通,每次每个穴位按揉2分钟,每日3次,直到痛感消失为止。

肝经的常用易堵塞穴位是阴包

穴、太冲穴。

阴包穴如果僵紧,说明肝气郁结。坚持按揉肝经阴包穴、太冲穴,当穴位痛感消失后,颈部会变舒服,心情也会舒畅。

三、颈椎病的常用特效穴

(一)大椎拔罐,清除颈部瘀滞

在大椎穴拔罐,可以清理局部垃圾,促进颈部气血供应。同天宗穴一样,每日或隔日在大椎穴拔罐1次,每次留罐15分钟,直到皮肤颜色恢复正常为止。

(二)捏拿肩井穴,恢复颈肩肌肉的弹性

将手掌放在对侧肩膀肩井穴上,然后将局部皮肤及皮下组织捏起来,多数人会感到特别僵硬,捏起来很痛。每次捏住5秒,然后松开,再捏5秒,再松开。如此操作,捏拿10次后换到另一侧。10次为1组,每天做5组,坚持1周,肩部肌肉就会变得柔软。

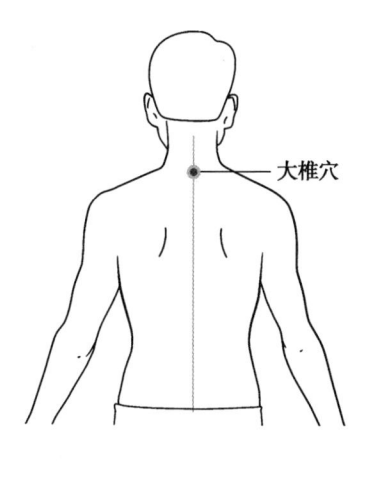

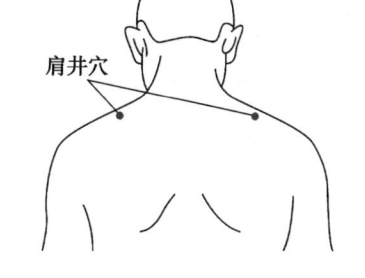

(三)坚持捏脊,松解竖脊肌

松解颈背部竖脊肌可以采用捏脊的方式,每天睡前捏脊3遍,坚持1周,背部竖脊肌会恢复柔软。这个方法简单,容易操作,而且益处很多,贵在坚持。

（四）按揉承浆穴，缓解颈项痛

承浆穴，在面部，颏唇沟的正中凹陷处。用拇指指间关节点揉承浆穴，力度适中，每日多次点揉，对缓解颈项痛、增加颈部活动度有帮助。

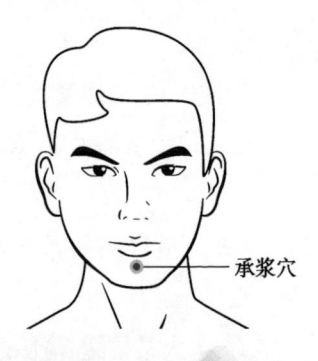

承浆穴

网友"王菲茹"的分享

尊敬的路老师，我要向你报告一个好消息：昨天医生和我说，我的抗高血压药可以停服了！这突然来的消息，让我和我的家人非常惊喜，在此，向路老师致以衷心的感谢和崇高的敬意。在接受经络调理之前，我有颈椎病，肩颈疼痛，背部像一块甲板，小腿紧邦邦的，面部、腰部肌肉僵紧，人也比较焦虑，而越是焦虑，身体各处越不舒服。

疫情期间，我按照路老师的经络疏通方法，坚持疏通经络。经过近三个月的疏通，我的疼痛穴位数量减少了很多，颈椎不疼了，肩背变薄了，小腿也松软了，面部、腰部、腹部等其他各处僵紧的地方几乎都得到了松解，焦虑情绪也缓和了，连续几天测量血压，已经达到可以停药的标准。这次经历让我这个中医小白变成了中医的忠实信徒，我要以自身的实践经历，传播和弘扬我们祖先的中医智慧！

补充一下，我的抗高血压药是逐渐减的，从 1 片减为 1/2 片，再减为 1/4 片。减到 1/4 片的时候，连续监测了 5 天，数据是比较满意的，医生说 1/4 片没有意义，干脆就停吧，我就决定停服了。

腰　　痛

◎ 特别提醒：本文所述的腰痛主要指由腰肌劳损引起的腰痛，以腰肌软组织损伤为主要病因，不包含由腰椎、椎间盘等器质性改变所致的腰痛。

腰肌受损所致的腰痛分为两类，一类是慢性腰肌劳损，一类是急性腰肌扭伤。慢性腰肌劳损会经常腰痛或者持续腰痛，劳累过度、持续寒湿侵袭、高龄是腰肌劳损的常见诱因，中医称此类腰痛为劳损腰痛、寒湿腰痛、肾虚腰痛。

一、疏通膀胱经，恢复腰肌常态

调理慢性腰痛要以恢复腰肌状态为目标，恢复腰肌状态首先要疏通膀胱经。

脊柱旁开 1.5 寸（2 指宽）是膀胱经的第一侧线，脊柱旁开 3 寸（4 指宽）是膀胱经的第二侧线，这两条线从腰肌经过。有的人在腰痛的同时，常伴有项背骶尻部位僵紧疼痛，这是背部膀胱经不通的典型表现。

足太阳膀胱经是机体的第一道屏障，极易受寒湿影响，寒湿侵袭可使局部气血运行减慢，导致腰肌功能减退。有的人在低温环境下容易腰痛发作，原因就在于此。

"经脉所过，主治所及"，保持膀胱经畅通，让气血运行顺畅起来，腰肌的状态和力量就会得到恢复。

二、调节脏腑功能，增强腰肌力量

中医认为，腰为肾之府。劳损腰痛、肾虚腰痛时会有局部酸软、腰膝无力的感觉,这都表明肾气受损了。对于此类腰痛,要疏通肾经来固肾强腰。

腰痛时腰部活动受限,前屈后伸、左右转动受限。在中医看来,身体的屈伸功能都和肝有联系,《黄帝内经灵枢·经脉》在说到肝时有"是动则病腰痛不可以俯仰"的描述。在腰部弯曲不利,甚至不能仰卧及俯卧的时候,一定要疏通肝经来调肝,促进曲直状态的恢复。

三、慢性腰痛的经络处方

缓解慢性腰痛要疏通膀胱经、肾经、肝经的易堵塞穴位。

膀胱经很长,其中有两段线路容易拥堵,一是小腿线路,二是背部竖脊肌线路。小腿线路的常用易堵塞穴位是昆仑穴、承山穴、合阳穴、委中穴(在膝后侧,腘横纹中点)。

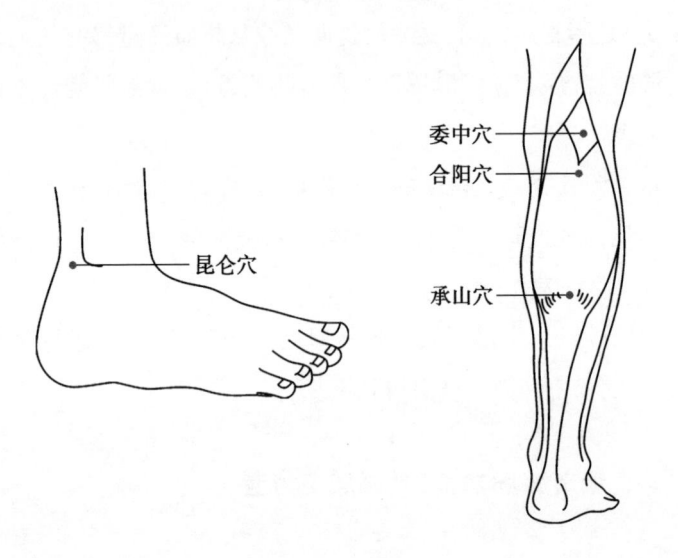

在探查上述穴位的时候,昆仑穴、合阳穴会痛不可摸,承山穴非常僵紧,委中穴可能有包块结节。按揉疏通膀胱经小腿线路的最终目的是使昆仑穴、合阳穴痛感消失,承山穴柔软且痛感消失,委中穴处的结节和痛感消失(如果委中穴的包块明显,针灸医生可以在此处针刺后拔罐)。

膀胱经的背部循行路线从竖脊肌经过,多数成年人的竖脊肌都很僵紧,说明膀胱经的气血运行不畅。疏通背部膀胱经最简便的方法就是坚持捏脊,每晚睡前由腰骶部依次向上捏脊3遍,坚持数日,整个脊背会变得柔软,捏脊时的痛感也会消失。

肾经的常用易堵塞穴位是照海穴、大钟穴、水泉穴。

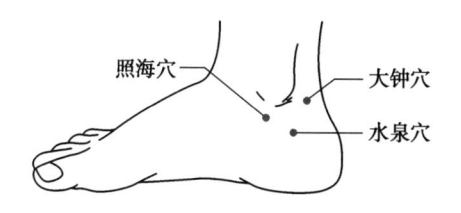

肝经的常用易堵塞穴位是阴包穴、太冲穴。

在按揉上述穴位时,每次每个穴位按揉2分钟,每天按揉3次,坚持1周,痛感会减轻。

温馨提示: 如果疼痛的位置在腰肌外侧,根据"经脉所过,主治所及"理论,这是胆经的循行路线,可以直接按揉胆经的常用易堵塞穴位风市穴、悬钟穴、足临泣穴来调理。

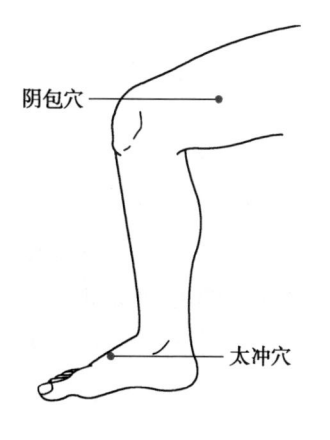

四、慢性腰痛的特效穴

复溜穴和"承山穴内外一寸"是调理慢性腰痛的特效穴。

复溜穴,在小腿内侧,太溪穴上2寸,跟腱的前缘。在腰痛伴有跟腱僵紧的情况下,按揉复溜穴是有帮助的。

"承山穴内外一寸"是经外奇穴,在承山穴两侧,用力掐点时疼痛会非常明显,坚持点揉此处可缓解腰部板结、腰痛不可俯仰的症状。

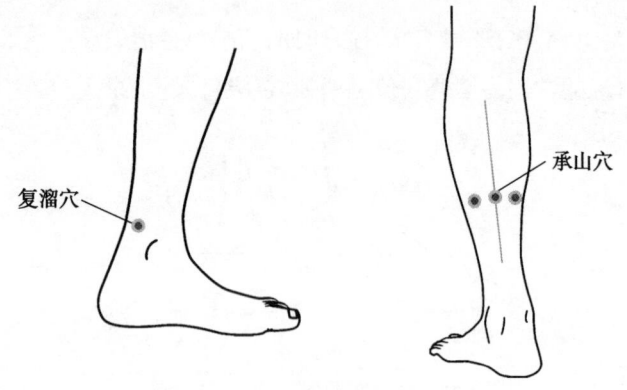

五、急性腰扭伤的施治穴位

对于针灸医生来说,可以针刺很多穴位来缓解急性腰扭伤,比如印堂穴、外关穴、阳陵泉穴、水沟穴、中渚穴等。

急性腰扭伤时首先要判断腰椎有没有骨折和移位,在排除了骨折和移位的情况下,可以请人马上按揉膀胱经的易堵塞穴位,患者自己可以点揉手三里穴、腰痛点、后溪穴。

手三里穴是大肠经的易堵塞穴位。后溪穴是八脉交会穴之一,通督脉,可以强壮脊柱,也是小肠经的易堵塞穴位。腰痛点是经外奇穴,在手背,第4、5掌骨之间,腕背横纹与掌指关节的中点处。

腰痛点

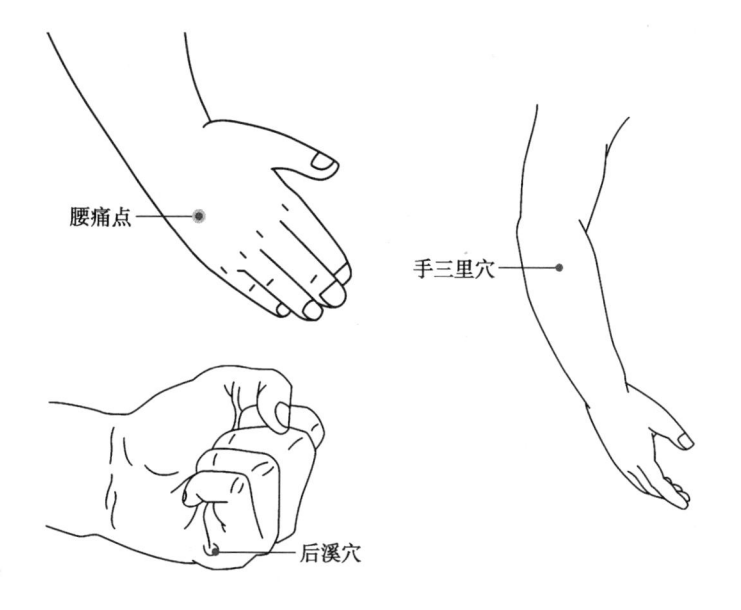

手三里穴

后溪穴

按揉双侧后溪穴、腰痛点、手三里穴的时候,哪侧穴位疼痛就揉哪侧。在忍痛按揉的同时,轻轻增加腰部的活动度,经常是穴位处的痛感减轻后,腰部疼痛明显缓解,腰部活动度明显增加。

六、强腰固肾的方法

对于劳损腰痛、肾虚腰痛,可以请中医师诊治,口服补益肾气的药物,同时自己坚持在肾俞穴拔罐来配合。

肾俞穴是肾与外界联系的通道,在膀胱经上。肾俞穴拔罐可以汇聚膀胱经的经气来补益肾气,增强腰肌的力

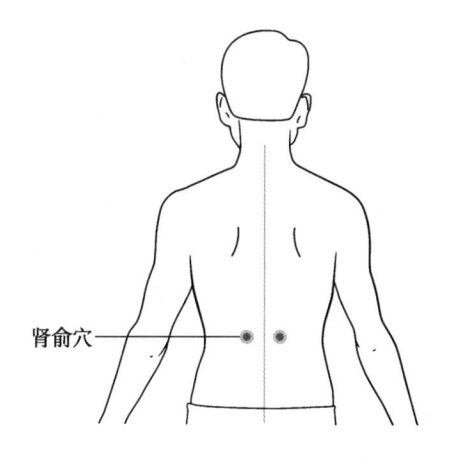

肾俞穴

量。每次用真空抽气罐抽气3下,留罐15分钟,每日或隔日拔1次,直到罐痕颜色恢复正常为止。

此外,平时要注意避免寒湿侵袭及劳累过度,预防在先。

网友"钱"的分享

我昨天上午还好好的,但下午右侧腰腹平脐、平带脉处有点儿疼,是在搬了一个二十几公斤的箱子后才开始疼的。也不知道该选啥穴位,就在痛处拔了两个罐,留罐15分钟,然后就神奇地好了! 不痛了!

后来,路老师让我再疏通胆经,真的很有效。风市穴、足临泣穴痛感明显,我都疏通了一遍。一夜安睡,今天早晨腰就彻底不疼了,恢复如初。跟着老师学到的知识真的太实用了!

腰椎间盘突出症(附:坐骨神经痛)

◎ **特别提醒**:治疗腰椎间盘突出症时,手术通常是最后的选择,建议尽量采用保守疗法。

腰椎间盘突出症,俗称"腰突",多发于青壮年。腰痛是本病的常见症状,严重者可影响翻身和坐立,咳嗽、打喷嚏或排便用力时疼痛会加剧,影响生活、工作,多伴有下肢放射性疼痛,小腿后外侧、足背、足跟或脚掌有麻木的感觉。

一、从结构来看椎间盘的重要性

椎间盘是联结相邻椎体的纤维软骨盘,由外围的纤维环和中心的髓核组成。除第1、2颈椎间无椎间盘外,成人共有23个椎间盘,它们保证了脊柱椎体间的活动空间,协调了脊柱的生理活动并具有减震作用。

纤维环中、外层纤维紧密地附着于两个椎体的骺环上,内层纤维连于上、下软骨终板上,形成略呈弧形的结构,很好地保存了髓核的胶体成分,维持髓核的位置与形状,保证整个椎间盘的负重和轴承作用。

髓核是乳白色半透明而富有弹性的胶状物质,由纵横交错的纤维网状结构构成,位于两软骨板与纤维环之间。在脊柱侧弯、扭转时,椎间盘内的髓核可以在纤维环与软骨终板组成的结构中很好地流动。特别是在前屈、后伸时,薄的后壁给髓核移动提供了一定的弹性空间,较厚的前侧纤维环则提供髓核与脏器之间的隔护,两者共同协调脊柱的生理活动。

如果椎间盘老化变形,髓核流失,首先椎体间的活动会受限,椎体间的生理曲度会改变;如果纤维环破裂,移动出来的变形髓核一旦压迫脊神经,就会出现椎间盘突出的病理反应。

二、出现"腰突"症状的几个必要条件

"腰突"的病因有内因和外因两方面。内因是椎间盘本身退行性改变或椎间盘发育上的缺陷;外因则有损伤、劳损及受寒着凉等。

椎间盘如果缺乏血液供应,自我修复能力就会变弱。在日常

生活和劳动中,由于负重和脊柱运动,椎间盘经常受到来自各方面的挤压、牵拉和扭转,因此,容易发生萎缩、弹性降低等退行性变化,首先出现的就是纤维环破裂。

一般在20~30岁时,纤维环开始变性,弹性降低,如果腰部扭伤或持续劳损,极易造成纤维环破裂。对于青年人,由于纤维环裂隙较小,髓核虽被挤于裂隙之间,影响裂隙的愈合,但髓核未必突破纤维环引起腰椎间盘突出的症状。但因裂隙持续存在,日后可能会出现髓核冲破纤维环而突出来。

由于腰椎呈生理性前凸,椎间盘后薄前厚,当我们向前弯腰时,髓核就向后方移动,由于受到体重、肌肉和韧带等张力的影响,髓核产生强大的反抗性弹力,且反抗性弹力的大小与负重的压力大小成正比。如果这种力量过大,或椎间盘纤维环本身已有裂隙,就有可能使髓核冲破纤维环而向侧方、后方膨出或突出。所以,从事负重等体力劳动的青壮年容易出现腰椎间盘突出症。

"膨出"是纤维环部分破裂,但表层完整,髓核因压力而向椎管内局限性隆起;"突出"是髓核从破裂的纤维环出来。这种结构的改变,也不一定引起腰痛、腿痛、腿麻的症状。

出现腰椎间盘突出症的典型症状,还要满足一个条件——突出的髓核压迫到神经根、马尾神经或脊髓。"腰突"根据腰椎间盘突出的位置和对神经结构的影响,可分为中央型、旁中央型、侧方型、极外侧型。

三、治疗"腰突"的最终目标

从解剖结构来看,腰椎间盘突出症是器质性病变,由于椎间盘的纤维环破裂,导致髓核突出,突出的髓核刚好压迫神经、脊髓,从而引发腰痛、下肢麻痛等神经传导反应。

纤维环的修复几乎是不可能的,所以治疗"腰突"的目标是让突出的髓核避开神经。减轻或解除髓核对神经根的压迫,腰突的症状就会缓解或消失。

通过局部和远端的调理,松解板结的腰肌,促进腰部气血运行,来降低椎间盘内的压力,增加椎间盘外的压力,促使突出物回纳;松解局部粘连,减轻突出来的髓核对神经的压迫;加强局部气血循环,促使受损伤的神经根恢复正常功能。

四、"腰突"的经络处方

中医认为,腰为肾之府,调理腰椎间盘突出症,首先要疏通肾经来恢复肾气。

"经脉所过,主治所及",膀胱经循行于身体后面,从脊柱两侧的竖脊肌上经过,而肾与膀胱是表里关系,所以调理腰椎间盘突出症还要疏通膀胱经。

突出的髓核压迫单侧神经,引发坐骨神经痛时,麻、凉、痛等症状往往出现在下肢后侧的膀胱经循行路线上或者下肢外侧的胆经循行路线上。因此,要疏通胆经来对症调理。

肾经的常用易堵塞穴位是大钟穴、水泉穴、照海穴。

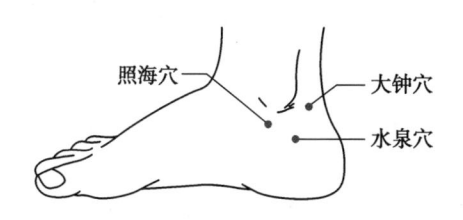

膀胱经的常用易堵塞穴位是委中穴、合阳穴、承山穴、昆仑穴。

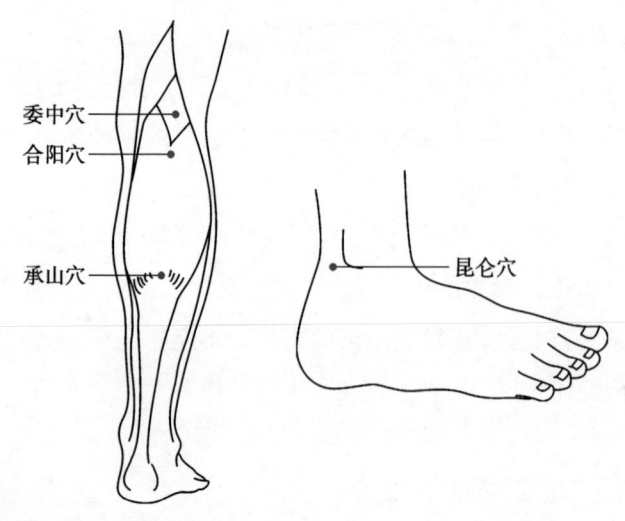

胆经的常用易堵塞穴位是风市穴、阳陵泉穴、悬钟穴、足临泣穴。

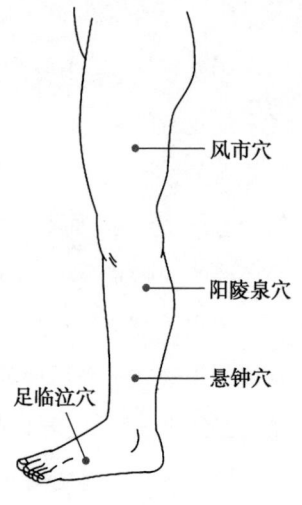

在按揉探查双侧经络的易堵塞穴位时,有的穴位会痛不可摸,说明经络的气血拥堵于此。每次每个穴位按揉2分钟,每日3次,坚持按揉,直到上述穴位的痛感消失为止。

腰部肌肉板结使腰椎间盘内的压力增大,在按摩腰肌时如果使用暴力,会让腰肌更加紧张,而松解腰肌僵紧的好办法是坚持捏脊。每天睡前捏脊3遍,当竖脊肌的气血运行顺畅的时候,腰肌的紧绷感会消失。

腰椎间盘突出症急性期,可按照上述方法帮助机体恢复局部气血,松解腰部僵紧,如果痛苦减轻了,病情有向好的趋势,就不必急于手术了。毕竟,牵一发而动全身,当一个缓冲垫被拿掉的时候,所有椎体的结构会因这个变化而改变,腰椎的状态和活动会受到影响。

248 | 各论 | 48种常见疾病的经络调理方案

温馨提示：

1. 中央型腰椎间盘突出症严禁局部暴力按摩。

2. 注意保暖。不少腰椎间盘突出症患者无外伤史及劳损史，只有受寒着凉史。其原因可能是椎间盘本身有发育上的缺陷，加上受寒后腰背肌肉痉挛和小血管收缩，影响局部血液循环，进而影响椎间盘的营养供应；同时，肌肉的紧张痉挛可增加对椎间盘的压力，特别是对已经变性的椎间盘造成更进一步的损害，致使髓核突出。

附：坐骨神经痛

坐骨神经是下肢的重要神经，对臀部、大腿后侧、小腿和足部的大部分肌肉运动及相应区域的皮肤感觉起主要的控制作用。

坐骨神经痛多为一侧腰腿部阵发性或持续性疼痛。主要症状是臀部、大腿后侧、小腿后外侧及足部发生烧灼样或针刺样疼痛，行动时加重。

根据"经脉所过，主治所及"理论，调理坐骨神经痛要疏通膀胱经和胆经的易堵塞穴位，促进下肢的气血运行，濡养神经，使其恢复常态。另外，要坚持将小腿肌肉捏软。

网友"董琼华"的分享

分享一下我昨天调理的一个病例：患者七十多岁，腰椎间盘突出症加腰椎间盘移位，不能局部按揉。她昨天过来后，我就按这次学的腰椎间盘突出症经络处方帮她疏通了小肠经、膀胱经、胆经、肾经及三焦经的易堵塞穴位,我是拔罐加按揉,也在肾俞穴附近找痛点拔罐,并让她回家后艾灸关元穴。今天早上我问了一下,她说好了百分之六七十,正如路老师说的实践者必受益!

网友"张娜"的分享

之前怀孕时上床困难,说是胎气所致,生完孩子就没事了。现在看来应该是坐骨神经痛。下午进办公室不一会儿右腿的腘窝就疼,接着两条腿的腘窝到腿肚疼痛明显,右臀部外侧那个窝窝也开始疼了,站起来活动后也没见好。回家路上想起老师在直播时说过,这种情况有可能是着凉了,于是我学着老师的样子,按揉小腿肚。按揉时发现里面好像有一条一条的硬块,合阳穴以下区域都疼,包括脾经的阴陵泉穴及三焦经、胆经的易堵塞穴位。我在胆经的易堵塞穴位上拔罐,奇怪的是左侧罐印黑紫,而有坐骨神经痛的右侧胆经的风市穴罐印却无异常,就是凉些。拔罐后没多大会儿,整个右腿就没啥事了,下来走走不疼啦!持续了几年的坐骨神经痛,能治!

膝关节肿痛

◎ **特别提醒**:对于由韧带断裂、膝半月板撕裂引起的膝关节肿痛,要及时就医,尽快修复,以免延误病情。

膝关节是人体最重要的关节之一,不仅在站立时要支撑躯体,还要有足够的空间和灵活度,以保证行走与运动的正常。随着年龄的增长,组织器官会老化,膝关节容易出现问题。

一、膝关节韧带对于膝关节的重要性

膝关节周围有多条韧带,最重要的韧带有四条,它们是位于关节囊的胫侧副韧带、腓侧副韧带,位于关节腔内的前交叉韧带、后交叉韧带。这四条韧带从前、后、左、右将膝关节固定住,对维持膝关节的稳定性和灵活度起重要作用。

膝关节的后方有腘斜韧带,防止膝关节过伸;膝关节的前方还有髌韧带,主要起伸膝作用,牵拉着髌骨做膝关节的屈伸活动。

韧带坚固柔韧,但它们没有血液供应,全靠周围肌肉的滋养来保持柔韧性。而膝关节的韧带几乎没有肌肉包裹,一旦上方大腿肌群的气血运行不畅,膝关节的韧带就会加速老化、僵紧,弹性和柔韧性会降低。

年龄增长会使韧带老化,天气寒冷会使气血瘀滞,这些因素可引起膝关节的问题,如膝关节活动不利、膝关节疼痛、膝关节积液等。

二、调理膝关节,先恢复局部气血供应

当膝关节出现问题的时候,首先要就医,全面检查,如果排除了骨骼问题,就要积极修复韧带。

当膝关节屈伸不利,出现肿痛的时候,腓侧副韧带(胆经循行路线)上可以摸到小筋结,按揉时它们会疼痛;胫侧副韧带(肝经循行路线)上也可以探查到明显痛点;最明显的是膝关节后方的腘

窝正中央（委中穴）会有隆起的筋包。这些膝关节两侧和后面的痛点，要忍痛坚持按揉，每次每个位置按揉 2 分钟，每天按揉两三次。当这些筋结散开之后，气血在局部的运行会顺畅，膝关节的活动度会增加，活动时的痛感会减轻。

三、通经络，调气血，滋养膝关节

"经脉所过，主治所及"，胆经、胃经、肝经从膝关节两侧和前面经过。而在大腿部位，有胆经、胃经、肝经的易堵点，它们阻碍气血运行。就像河流一样，如果上游拥堵，阻塞水道，下游就会干涸。所以，疏通胆经、胃经、肝经的易堵塞穴位，可以增加膝关节的气血供应，促进局部功能的恢复。

胆经的常用易堵塞穴位是风市穴、阳陵泉穴。

胃经的常用易堵塞穴位是髀关穴、梁丘穴。

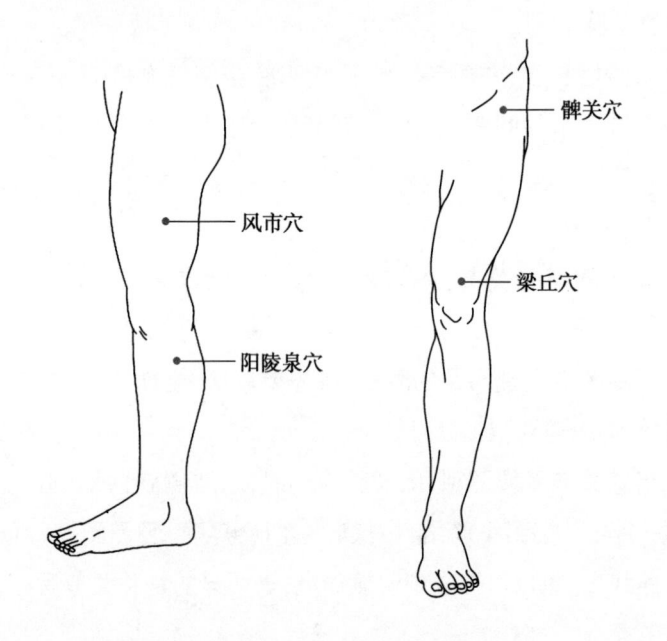

肝经的常用易堵塞穴位是阴包穴。

每次每个穴位按揉 2 分钟,每日 3 次。风市穴与阴包穴刚好相对,如果有勇气,可以同时敲击探查,忍着剧痛坚持敲击按揉,僵紧疼痛的感觉会逐渐消失。

疏通上游经络,消除局部筋结痛点后,膝关节的肿胀会减轻,活动度会增加,患者的痛苦自会减轻。

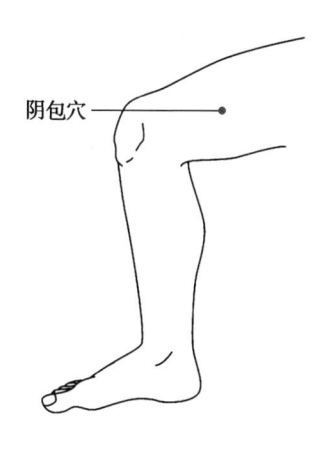

四、盐熨加速关节积液的代谢

膝关节的关节腔是由关节囊滑膜层和关节面共同围成的密闭腔隙,滑膜细胞分泌关节液,可保持关节软骨面滑润,增加关节活动范围。由于创伤、扭伤、过度劳损等因素损伤滑膜,滑膜充血、渗出,会产生大量积液。如果渗出物多,关节内压力增高,阻碍淋巴回流,则形成恶性循环。

慢性创伤性滑膜炎常见膝关节酸痛无力,肿胀在活动增加后更明显,疼痛的轻重多与关节内积液的多少有关。对待积液严重者,穿刺抽取积液是常规"治法"。但滑膜受损,气血循环差,局部新陈代谢下降,积液还会持续产生。

修复受损的滑膜,在疏通膝关节相应经络的同时,可以采用盐熨的方法来配合。盐熨是热熨法的一种,将粗盐炒热,装布袋热敷膝关节,每日多次操作,保持局部的热度,促进气血运行,既有利于滑膜的修复,又有利于积液的代谢排出,可减轻痛苦。

五、膝关节扭伤的特效穴

膝关节扭伤后,要按揉疏通胃经、胆经、肝经的易堵塞穴位,同时点按肘部的曲池穴来配合,可加快局部气血循环,促进瘀血的排出。

曲池穴属于大肠经的易堵塞穴位,大肠与胃同属于阳明,肘关节又与膝关节相对应,取同气相求之意。所以,多次按揉同侧的曲池穴直到穴位痛感消失,对膝关节扭伤有缓解作用。

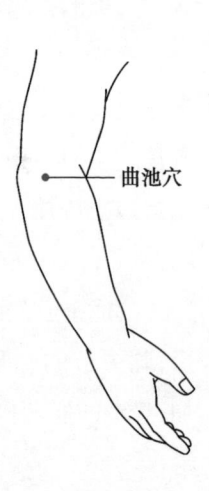

温馨提示:

1. 风湿性膝关节炎受气候影响大,在气温骤降前要注意膝关节的保暖,提前疏通相应经络,做好防护。

2. 当膝关节出现问题的时候,一定要认真检查,置换关节一定要慎重,谨慎抽积液。

网友"文波"的分享

我的膝关节已有积液,蹲下很难起来,感觉没有力、发软。我按您的方法按揉两次,效果非常明显,膝关节有力多了。

小 腿 抽 筋

◎ **特别提醒:** 抽筋不一定是由缺钙引起的,如果经常抽筋,建议就医,检测微量元素、骨密度、电解质等,明确诊断后再进行针对性治疗，切勿在不明原因的情况下盲目补钙。

遇到身体问题，有的人习惯自己盲目诊断而不去医院就诊。比如耳鸣，觉得自己是肾虚；手指麻，告诉自己是颈椎病；小腿抽筋，就以为身体缺钙了。

身体是一个复杂的整体，任何一个局部问题都可能是多方面因素综合作用的结果，如果只看到一个因，很可能忽视其他部分，对应的处置方案会南辕北辙，所以，了解身体就要多角度收集信息。

小腿抽筋多发生于两种场景：一种是持续寒凉环境下发作，过去是冬季高发，现在夏季开空调睡觉，抽筋的情况也比较常见；另一种是过度运动后小腿抽筋。

寒主收引，在持续寒凉的环境下，气血流动会减慢，从身体的结构来看，小腿肌肉距离心脏较远，容易出现细胞微量元素供应不足的情况，从而出现小腿肌肉痉挛、抽搐、疼痛的现象。

过度运动会导致体内水液大量散失，微量元素也随之减少，小腿肌肉细胞缺钙，从而引发抽筋。

抽筋发生时，可能只是局部暂时"缺钙"，恢复小腿肌肉的气血供应是缓解抽筋、防止抽筋的主要思路。有些老年人，抽筋了就吃钙片，这是不正确的。如果要补钙，需要去医院检测，看血钙指标是否低下再决定，这是对身体真正负责。

抽筋的经络处方

疏通膀胱经的易堵塞穴位，恢复气血在小腿肌肉的运行，是防治小腿抽筋最简单的方法。

膀胱经的常用易堵塞穴位是承山穴和合阳穴。

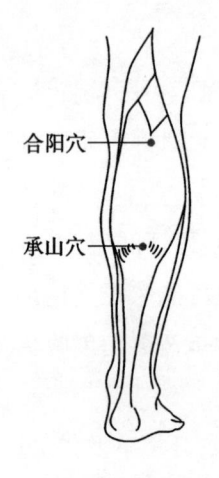

小腿抽筋发作时,按揉承山穴可很快缓解症状。点揉、捏揉此处,很多人有僵紧疼痛的感觉,说明此处不通。可以每次按揉2分钟,每日3次,坚持几日至痛感消失,可有效预防抽筋。用拇指指间关节敲击合阳穴也会痛不可忍,坚持按揉,痛感会慢慢消失。

中医认为,拘挛、抽搐属于屈伸不利,这与肝有关系,因为肝在五行中属木,木的特性是曲直。所以,平时还要疏通肝经来预防抽筋。

肝经的常用易堵塞穴位是阴包穴、太冲穴。

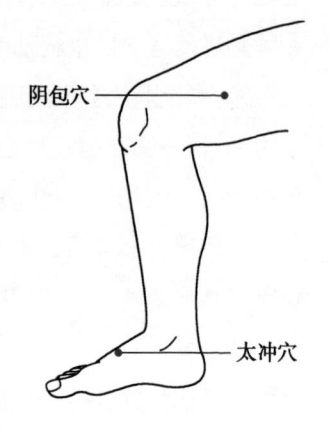

阴包穴堵塞会影响气血向下供应。太冲穴在足面,按揉太冲穴对缓解脚趾抽筋有帮助。每次每个穴位按揉2分钟,每日3次,坚持几日,痛感会消失。

很多人的小腿肌肉僵紧,气血流动缓慢,这也是容易抽筋的原因,所以,平时在疏通上述易堵塞穴位的时候,还要把小腿肌肉捏软,气血运行就没有障碍了。

网友"叶子HR"的分享

以前小腿抽筋,我以为是缺钙,可体检发现钙是正常的。现在跟路老师学习,知道了还有受寒的因素。平时多按揉膀胱经和肝经很有效。最近天热,我睡觉开空调也不会恐惧了。

湿　疹

◎ **特别提醒**：幼儿在母乳喂养期间，面部发生的湿疹比较棘手，最好请中医师诊治。

湿疹是常见的皮肤病，以红斑、丘疹、丘疱疹为主，多发于四肢、手足，偶发于肘窝、腘窝、耳后和阴部。发病初期，局部皮肤焮红作痒，而后迅速出现丘疹与小疱，挠破之后容易糜烂。如果病情反复，皮肤损害处会变得粗糙，颜色暗褐，并伴有瘙痒、脱屑。出现湿疹，不仅身体难受，还影响美观。

皮肤出现湿疹，说明体内湿气重、废水多。废水蓄积于皮下而产生疱疹，引起瘙痒。防治湿疹，既要排出体内湿浊，也要促进体内水液代谢，从源头上避免湿浊形成。

一、多脏器协同主导体内水液代谢

当今人们的生活习惯中有一个"误区"，认为大量喝水对身体有益处，但是如果体内的水过量，水液不能充分参与细胞代谢，就会成为"废水"，从而使肌肉间充斥着"湿浊"。

水液代谢异常是湿疹产生的主要原因。什么是水液代谢正常？就是喝进去的水要顺利、完全地被身体吸收。中医极其重视水液在体内的代谢，无汗、多汗、没有小便、小便过多、口渴、口不渴等，都是在疾病进程中观察体内水液代谢状态的有效信息。

即使进入体内的水很多，但如果不被身体吸收利用，也是无益的。中医认为，体内多个脏器与水液代谢有关，这些脏器包括脾、肾、肺、膀胱、三焦、大肠。

脾主运化。摄入体内的食物和水液经过脾的运化转化为人体所需的营养精微。如果脾虚,运化能力差,摄入的物质不能充分转化为营养精微,其中一部分就会成为"痰湿";如果摄入的食物过于肥甘、生冷,超出脾的工作负荷,就会有吸收不了的水液,成为湿浊垃圾。

脾主肌肉。湿浊、废水蓄积在肌肉细胞之间会影响细胞的生存状态。如果脾虚湿盛,机体活力不足,就会有倦怠乏力、气短懒言、头重昏沉、舌体胖嫩肿大的表现。

肾主水。肾在五行中属水。中医所说的肾,主导体内水液代谢,体内所有与水液代谢异常有关的疾病(水肿、小便不利、过汗等)都要调理肾脏。如果体内水湿过多,还会进一步损伤肾的功能。

肺为水之上源。肺主肃降,可将气血津液布散到全身各处。有的人喝水之后马上要小便,尿量与摄入的水量相当,这是肺的问题,使水不能进入细胞参与代谢,直接排出体外了。

肺主皮毛。皮肤上出现的各类问题(荨麻疹、斑疹等)都要调理肺脏。

脾、肾、肺三大脏器与水液代谢密切相关,湿疹发生的部位又以小腿内侧、脚踝内侧、拇指为常见,这些部位分别是脾经、肾经、肺经经过的部位。所以,从脏腑功能与经络循行路线来看,调理湿疹要疏通脾经、肾经、肺经。

除了脾、肾、肺这三个脏器,膀胱、三焦、大肠也与水液代谢有关。

中医所说的膀胱与肾是表里关系,五行属性均为水,膀胱的气化功能对于水液的输布极为重要,而膀胱经在肌表,是人体的第一道屏障,所以调理湿疹还需要疏通膀胱经。

中医所说的三焦也与水液代谢有关。《黄帝内经灵枢·本脏》

曰："肾合三焦膀胱,三焦膀胱者,腠理毫毛其应。"肾与膀胱、三焦在水液代谢中有相互协调的作用,且湿疹在肌肤,所以调理湿疹也需要疏通三焦经。

大肠与肺是表里关系,大肠还是将身体内糟粕排出体外的器官,所以,肌肤的问题在调节肺脏的同时还要调节大肠的状态。

有些人的湿疹发生在腘窝处,这是膀胱经经过的部位;有些人的湿疹发生在手背第3、4掌指关节附近或耳后,这是三焦经经过的部位;还有些人的湿疹发生在第2掌指关节附近,这是大肠经经过的部位。

从水液代谢来看,身体是整体性的,貌似孤立的局部湿疹问题,可能是多脏器的问题,所以,调理湿疹需要从整体考虑。

二、湿疹的经络处方

可以用2周的时间调节脾、肾、肺、膀胱、三焦、大肠,以清理体内的湿浊。第一周疏通脾经、肾经、肺经的易堵塞穴位,第二周疏通膀胱经、三焦经、大肠经的易堵塞穴位。

脾经的常用易堵塞穴位是血海穴、阴陵泉穴、地机穴、三阴交穴。

肺经的常用易堵塞穴位是尺泽穴、"肘下二寸"、鱼际穴。

肾经的常用易堵塞穴位是水泉穴、照海穴、大钟穴。

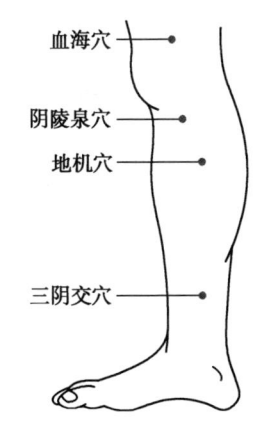

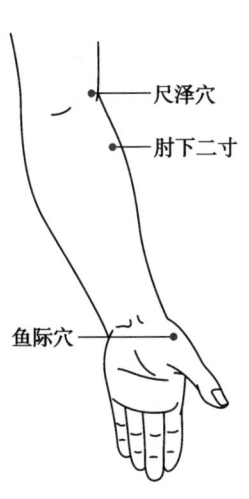

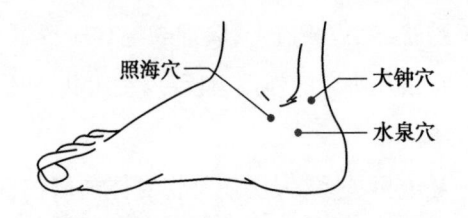

湿疹多发于小腿内侧胫骨与腓肠肌的结合部,这也是脾经经过的部位,脾经的易堵塞穴位——血海穴、阴陵泉穴、地机穴、三阴交穴也在附近,所以,疏通这一段脾经的易堵塞穴位可以调节脾的功能,还可以促进气血在局部运行,尽快将皮下垃圾代谢出去。肺经在拇指的循行路线也是湿疹高发区域,所以尺泽穴、"肘下二寸"、鱼际穴一定要疏通。疏通时以按揉手法为主,每次每个穴位按揉 2 分钟,每天按揉两三次,坚持 1 周,易堵塞穴位的痛感会减轻或消失。

接下来的第二周,疏通膀胱经、三焦经、大肠经。

膀胱经的常用易堵塞穴位是昆仑穴、承山穴、合阳穴、委中穴。

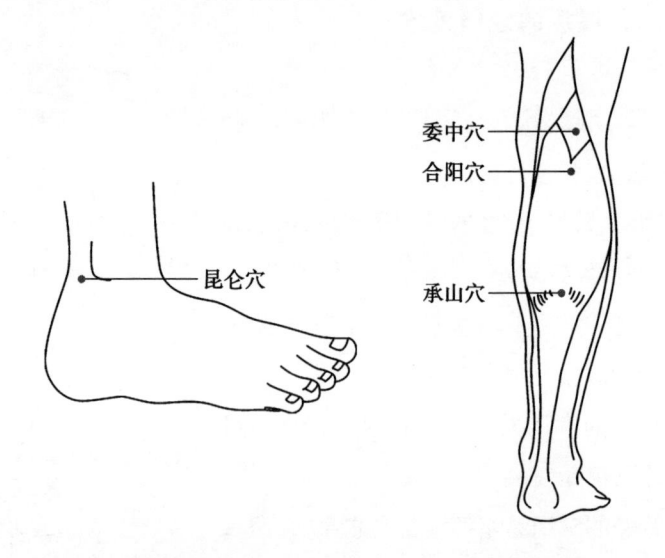

三焦经的常用易堵塞穴位是"肘下二寸"、消泺穴。

大肠经的常用易堵塞穴位是曲池穴、手三里穴、合谷穴。

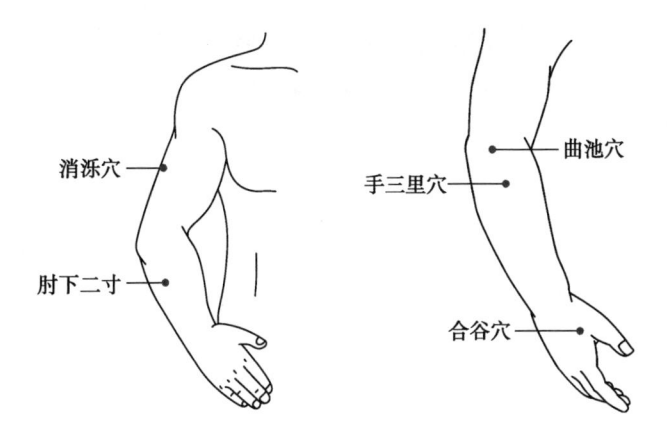

如果湿疹发生在手背第 2、3、4 掌骨附近，三焦经、大肠经要重点疏通；如果湿疹刚好在腘窝委中穴附近，可以在按揉疏通经络的同时，请专业的针灸医生在委中穴放血。

三、湿疹的特效穴

除了疏通经络调节脏腑功能，还可刺激与水液代谢有关的特效穴——水分穴。

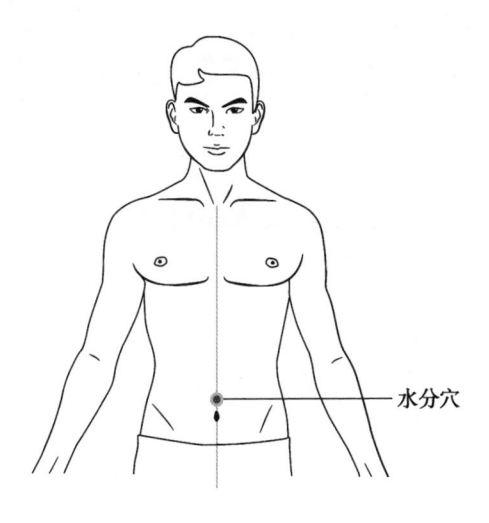

水分穴,在上腹部,前正中线上,当脐上1寸。根据古人的观察,该穴是泌别清浊的闸口,清水在此进入小肠参与食物的分解,浊水由此被调动去膀胱而排出体外。

用示指轻轻点揉水分穴,多数人会有痛感。每次点揉2分钟,每天两三次,坚持操作几天,水分穴的痛感会消失,这有助于水液在体内的代谢。

四、病因不除,湿疹难消

既然湿疹与体内水湿过多有关,平时要注意饮水量,避免脏腑超负荷运转,导致废水无法被代谢出去。

如何判断体内的水量是正常的、刚好的?可以站在身体的角度去思考,尊重身体的感受,一般情况下遵循"不渴不饮"的原则,让摄入体内的水能够被充分地吸收,避免饮水过多而加重身体脏器的负担。毕竟物无美恶,过则为灾。

有的人每天大量喝水,反而口还是渴的,身体是困倦的,这就说明喝进去的水没有被细胞吸收,成了累赘。当遵循"不渴不饮"的原则,有意识地合理饮水之后,口内生津,口渴现象也消失了,说明水被人体合理利用了。

网友"lily-小鱼的理想"的分享

向路老师、群友们汇报一下效果。我手肘部位的湿疹已有四年多,时好时坏,挠破了结痂更严重。听课后,我就按照路老师讲的调理湿疹的思路清理了尺泽穴和三阴交穴,尺泽穴拔罐连续八天都出很多水(最多时达到半罐),同时按揉那些易堵塞穴位。情况越来越好,新皮肤长出来了,最关键的是不痒了! 前些年,几乎每晚睡觉时都会无意识地去挠,经常挠破,很痛苦。我自己实践的心得体会就是要坚定不移地相信祖先的智慧,但是不要有过强的目的性,不要想着马上搞定这个问题,而是用欣喜的心情去想,这些垃圾被清除出来了,是多好的一件事!

荨 麻 疹

◎ **特别提醒:急性荨麻疹发作时要及时调理,严重者甚至会晕厥,要及时送医。**

荨麻疹,俗称"瘾疹""风疹块",是一种常见的皮肤病,发病特征是皮肤上突然出现红色或苍白色的瘙痒性风团。

荨麻疹多因风邪侵袭而发作,起初面积小,经冷风吹袭,瘙痒剧增,痒疹随手挠抓而起,继而扩散融合成块状,甚至连接成片。也有少数患者因体质因素在食用海鲜等食物后发病。

既然是肌表的问题,就要从与肌表有关的脏腑来调理。

一、荨麻疹的经络处方

肺主皮毛,而荨麻疹经常发生在汗后毛孔张开或者持续风邪袭表之后,所以肌表的问题要调理肺脏。

膀胱经从头至足分布于身体后部,是身体的第一道屏障,发生荨麻疹亦是机体驱散风邪的本能反应。

《黄帝内经灵枢·本脏》曰:"三焦膀胱者,腠理毫毛其应。"三焦也主肌表问题。古人认为"诸痛痒疮,皆属于心",而三焦与心包是表里关系,所以以痒为主症的、发在肌表的荨麻疹还要调理三焦。

肺经的常用易堵塞穴位是尺泽穴、"肘下二寸"、鱼际穴。

膀胱经的常用易堵塞穴位是昆仑穴、承山穴、合阳穴。

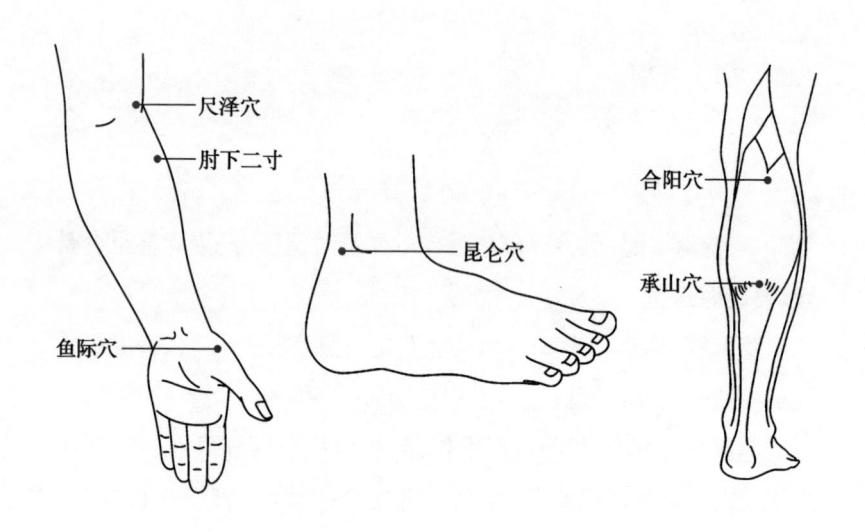

三焦经的常用易堵塞穴位是消泺穴、"肘下二寸"。

荨麻疹发作的时候尺泽穴和消泺穴可以刮痧一次,其他易堵塞穴位每次按揉2分钟,每天多次操作。

肺与大肠是表里关系,如果因食用海鲜而出现荨麻疹,这是刺激肠道而引发的皮肤症状,所以大肠经的易堵塞穴位也要疏通。

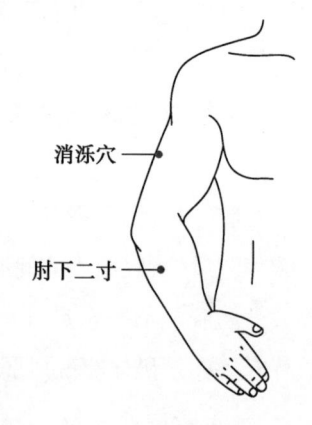

大肠经的常用易堵塞穴位是曲池穴、合谷穴。

曲池穴要重点按揉,不仅是大肠经的易堵塞穴位,本身也有祛风止痒的功效,可以多次按揉,有助于荨麻疹的缓解。

二、荨麻疹的特效穴

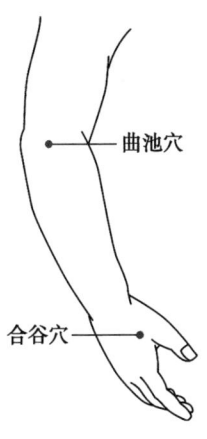

大椎穴是督脉的重要穴位,又是六条阳经的交会处,外感寒邪时,在大椎穴拔罐是驱散肌表寒邪的简单办法。大椎穴在第 7 颈椎棘突下凹陷处(低头颈部最高点),用真空抽气罐抽气 3 下,留罐 15 分钟(幼儿可以留罐 3~5 分钟),每日或隔日 1 次,直到罐痕颜色恢复正常为止。

在神阙穴拔罐也是治疗荨麻疹的经验方法。据报道,荨麻疹急性发作时,在肚脐上拔罐,留罐 15 分钟(儿童留罐 3~5 分钟),每日操作 3 次,对于缓解荨麻疹效果显著。

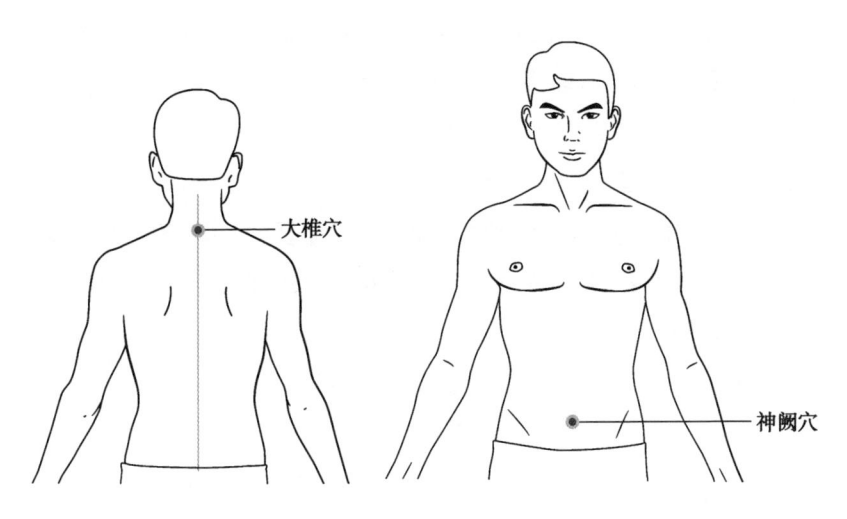

荨麻疹发病急骤,瘙痒难忍,为了避免病痛,预防是关键。尤其在汗后毛孔张开的时候要注意避风,对海鲜过敏者不要食用海鲜。

网友"洪梅"的分享

感恩路老师,感恩祖先的智慧!这两天晚上11点开始发作荨麻疹,到白天又好一点。昨天咨询路老师后,我按揉了肺经、三焦经、膀胱经的易堵塞穴位,昨晚荨麻疹就好了。折腾了两个晚上没怎么睡觉,现在终于能睡个好觉了。

肾脏疾病

◎ 特别提醒:

1. 肾脏疾病比较复杂,需要请中医师诊治,在规范治疗的情况下,采用本文所述的经络方案来辅助调理。

2. 对于尿毒症或肾移植术后等虚弱患者,按揉易堵塞穴位时力度要轻柔一些。

3. 中医所指的肾虚、肾气不足等是一个证型,此时不一定有肾脏的器质性病变,肾功能报告也可能是正常的,但可依本文的经络方案来调理。

不论中医还是西医,对肾都极为重视。

一、从现代医学来看肾的重要性

肾脏是重要的泌尿器官。肾脏产生尿液，体内的代谢废物通过尿液排出体外。肾脏通过尿液的产生，维系着身体的内在平衡。

肾脏中的肾小管负责吸收身体必需的物质。肾脏还有内分泌功能，可以分泌肾素，通过肾素-血管紧张素系统等身体里面的内源性系统来调节血压。此外，肾脏还分泌促红细胞生成素。

肾小球逐渐硬化、间质纤维化或肾小管萎缩等，可导致肾性高血压。血压升高会导致肾功能进行性损害，这是很可怕的。随着肾脏疾病的进展，肾功能逐渐下降，以至于完全消失，体内产生的毒素和代谢产物不能排出体外，则会危及生命。

肾脏疾病还会导致低蛋白血症、全身水肿、血尿等，且肾脏疾病患者抵抗力比较差，容易感染，尤其是发生危及生命的肺部感染。

二、从中医学来看肾的重要性

1. 肾藏精　主导人体的生长、发育与生殖。肾中精气是机体生命活动之本，对机体各方面的生理活动均有着极为重要的作用。

2. 肾主水　肾通过肾中精气的气化功能，对体内津液的输布和排泄起着重要的调节作用，以维持体内津液代谢的平衡。

3. 肾主骨生髓　肾气不足，骨髓空虚，则小儿易出现囟门迟闭、骨软无力，老人则骨质脆弱，易于骨折。髓有骨髓、脊髓、脑髓之分，三者皆由肾中精气化生。肾中精气的盛衰不仅影响骨的生长、发育，也影响脊髓、脑髓的充盈和发育。

经过系统观察，当身体出现某些症状（现象）的时候，中医可以确定肾气开始不足,其中常见的是肾阴虚和肾阳虚。对机体各个脏腑组织器官起着滋养、濡润作用的称为肾阴;对机体各个脏腑组织器官起着推动、温煦作用的称为肾阳。

肾阳虚证,一般以全身功能低下伴见寒象为主要表现,常见腰膝酸软疼痛,畏寒肢冷,尤以下肢为甚,头晕目眩,精神萎靡,面色㿠白或黧黑;或久泻不止,完谷不化,五更泄泻;或水肿,腰以下为甚,按之凹陷不起,甚则腹部胀满,全身肿胀,心悸咳喘。

肾阴虚证,常见腰膝酸痛,眩晕耳鸣,失眠多梦,男子阳强易举、遗精,妇女经少、经闭,或见崩漏,形体消瘦,潮热盗汗,五心烦热,咽干颧红,尿黄便干等。

由于肾阴和肾阳是各脏阴阳之本,肾中阴阳失衡后,其他脏器也会受累,出现心肾不交、心肾阳虚、脾肾阳虚、肝肾阴虚、肺肾阴虚等关联问题。所以,出现肾的问题后,在调肾的同时,其他脏器也需要调理。

三、肾脏疾病的经络调理方案

"经脉所过,主治所及",肾的问题,首先要疏通肾经。肾与膀胱的五行属性相同,同属于水,它们是表里关系,因此膀胱经也要疏通。心与肾同属于少阴,且心肾相交是身体实现"水火既济"的生理基础,所以调理肾脏疾病,心经也要疏通。

肾属水,按照五行生克理论,金生水,土克水。肺属金,脾属土,这两个脏器也要通过疏通经络的方式来调理。另外,根据五脏旁通理论,三焦与肾是五脏旁通关系。《难经·六十六难》曰:"三焦者,原气之别使也。"所以,三焦功能正常,会减少肾气的消耗。在中医看来,除了肾,肺、脾、三焦这三个脏器也有调节水液代谢的作用。综上,肺经、脾经、三焦经也要疏通。

肾脏疾病患者在疏通上述六条经络调理相应脏腑时,要做好计划,每天按揉三条,交替进行,以免在疏通经络时,气血流速增加,因身体平素虚弱而出现疲惫感。

肾经的常用易堵塞穴位是大钟穴、水泉穴、照海穴、然谷穴。

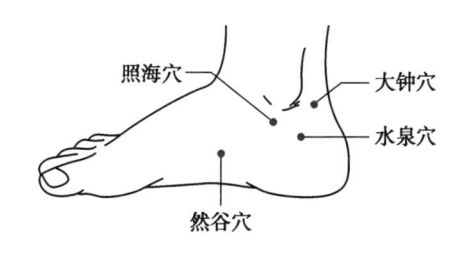

膀胱经的常用易堵塞穴位是昆仑穴、承山穴、合阳穴、委中穴。

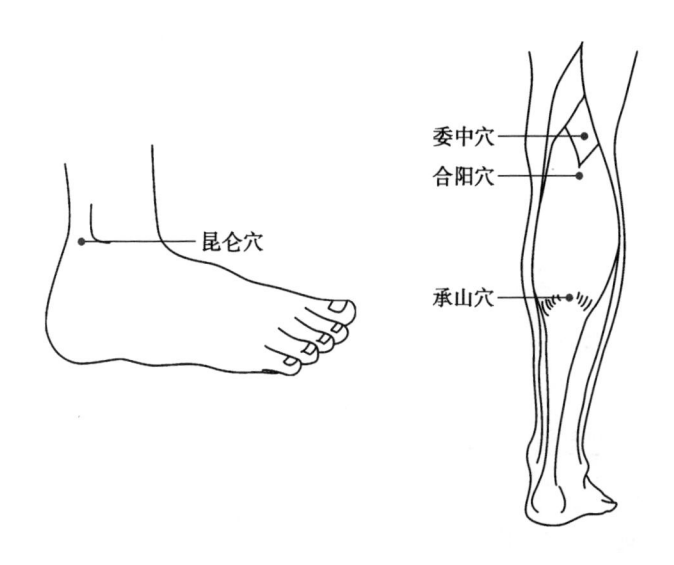

心经的常用易堵塞部位及穴位是蝴蝶袖、少海穴、腕部四穴、少府穴。

肺经的常用易堵塞穴位是尺泽穴、"肘下二寸"、鱼际穴。

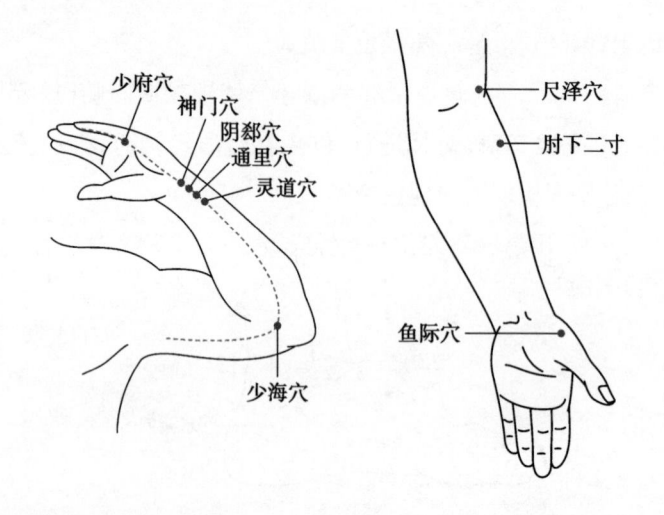

脾经的常用易堵塞穴位是大包穴、阴陵泉穴、地机穴、三阴交穴。

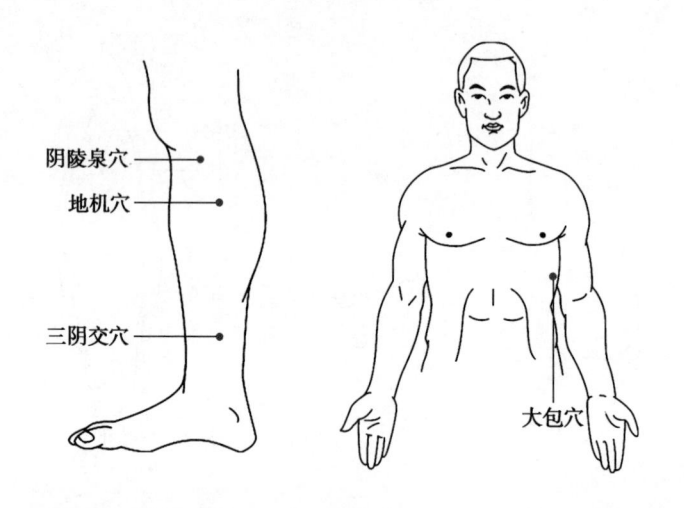

三焦经的常用易堵塞穴位是消泺穴、"肘下二寸"。

心经手臂的悬垂赘肉可以坚持捻搓。三焦经的消泺穴可以采用刮痧的方式疏通，每周刮拭一次即可。其他易堵塞穴位可用按揉的方式疏通，点揉时哪个穴位疼就坚持点揉哪个，每次每穴点揉

2分钟,每日3次,坚持到痛感消失为止。

四、肾脏疾病的常用辅助穴位

肾脏疾病是慢性病,要经常刺激涌泉穴和肾俞穴。

可以在睡前用手掌小鱼际轻轻擦热涌泉穴,以此来调节肾气。

肾俞穴,在第2腰椎棘突下旁开1.5寸(2指宽)的位置。握空拳,用拇指与示指侧面轻揉此处,每日多次,可以强腰健肾。

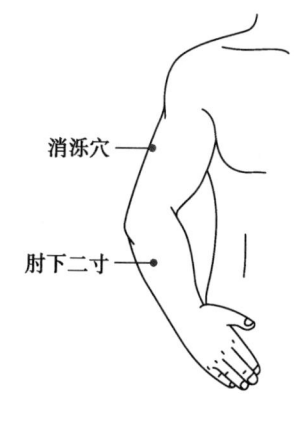

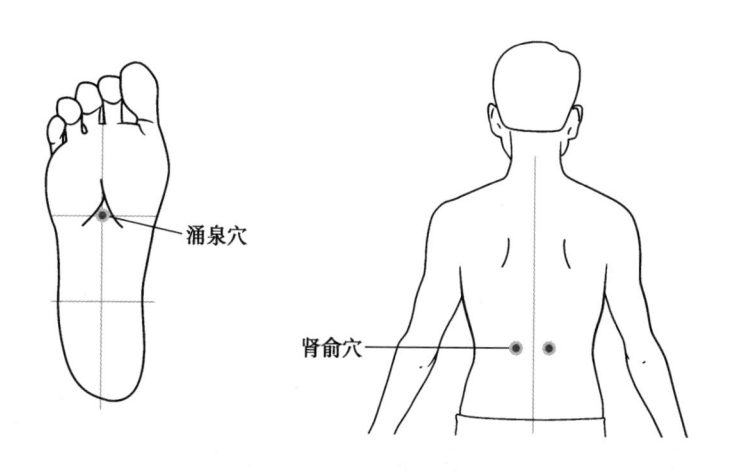

消泺穴

肘下二寸

涌泉穴

肾俞穴

坚持睡前捏脊3遍,恢复脊柱两侧皮肤、肌肉、骨骼的关系,间接刺激脊柱两侧的十二背俞穴,以此来微微刺激十二脏腑,促进脏腑间的和谐。

网友"王要发"的分享

路老师,您好!前段时间因肾结石疼痛向您请教,您让我按揉肾经、肝经的易堵塞穴位。我按您说的每天按揉,没有去医院治疗,也没有吃药,结石前两天排出来了!感谢老师!今天去医院检查一切正常。现在越来越相信您说的,经络通了,身体出现的问题是会自行调理的。越实践越发现中医的神奇,自己动手调理的感觉还是蛮好的!

阳痿 早泄

◎ **特别提醒:阳痿、早泄要先搞清楚根源,现代男性的性功能障碍最怕盲目补肾,从而透支身体,得不偿失。**

阳痿、早泄属于男性性功能障碍。阳痿是以成年男性在有性欲时,阴茎不能勃起或勃起不坚,或者虽然有勃起且有一定程度的硬度,但不能保持性交的足够时间,因而妨碍性交或不能完成性交为主要表现的疾病。早泄是一组表现为射精潜伏时间短、不能控制或推迟射精,以及对患者和/或性伴侣造成困扰与人际交往障碍的射精功能异常。从本质上看,它们属于不同的疾病,累及的脏腑是不同的。

对于阳痿、早泄,有人单纯认为是肾虚所致,治疗首先会想到"补肾",这种认识是片面的。

一、从祖先智慧探寻阳痿、早泄的真相

在《黄帝内经素问·上古天真论》中，古人对人体生、长、壮、老、已的生命规律进行了总结，女性以七年为一个变动的小周期，男性则以八年为一个变动的小周期。男子"四八，筋骨隆盛，肌肉满壮；五八，肾气衰，发堕齿槁；六八，阳气衰竭于上，面焦，发鬓颁白；七八，肝气衰，筋不能动，天癸竭，精少，肾脏衰，形体皆极；八八，则齿发去"。

这段文字总结了男性大致的生命规律。男性在 32 岁时生命状态达到顶峰，之后出现气血下降的情况。40 岁时肾气开始衰弱，主要表现是牙齿枯槁，头发开始脱落，但请注意此时男性生殖功能还没有受到太大影响。到了 48 岁，阳气在颜面部衰竭了，面部肌肉松弛、皱纹增多、双鬓斑白，这是胃气、胆气虚衰的表现。男性到了 56 岁，肝气衰，筋不能动。肝在五行中的属性是"木"，木曰曲直，人体内关节屈伸、气血往来、气机升降功能都与肝有关。阴茎勃起及射精后的痿软正是曲直、往来的过程。天癸竭，精少，肾脏衰。天癸主导人体生殖功能，正常情况下，在这个年龄段，男性的生育能力就丧失了。

综上，可以看出男性从成年到 56 岁，应该有正常的阴茎勃起。壮年男性出现阳痿的主要原因在肝，次要原因在肾。

当今时代，人们压力大，容易肝气郁结，从而引发勃起功能障碍（阳痿）。所以，治疗成年男性阳痿，要舒缓患者的情绪，让其放下心理包袱，使肝气顺畅。

中医认为，肾主生殖，如果之前纵欲过度，则会过分消耗肾气，使生殖功能受到影响，这种情况下的阳痿可能伴有遗精、滑精的症状，这是肾气不固的表现，此时需要肝肾同调，同时要休养生息来

恢复生机。

早泄的主要原因在肾。中医认为,肾主封藏,过度寒凉、持续熬夜、纵欲过度等因素使肾气损耗,封藏失职,精关不固,虽然可以与女性交合,但很快射精。早泄也会伴有腰膝酸软、神疲乏力、小便清长等肾虚的症状,所以,调理早泄应该从固肾气入手。

二、阳痿的经络处方

成年男性突然出现阳痿时,不用着急服用补肾的药物,可以先疏通肝经、胆经、肾经来自我调理。

从功能上看,曲直问题与肝有关;从肝经的循行路线看,肝经"入毛中,环阴器"。从五行属性看,肝与胆同属于木,它们是表里关系,所以调肝一定要配合疏通胆经,且胆经的循行路线——"出气街,绕毛际",也经过阴部。疏通肝、胆经,可以调畅气机,疏肝利胆。阳痿属于生殖系统疾病,所以还要调肾。

肝经的常用易堵塞穴位是阴包穴、太冲穴。

胆经的常用易堵塞穴位是肩井穴、渊腋穴、风市穴、足临泣穴。

肾经的常用易堵塞穴位是照海穴、水泉穴、大钟穴。

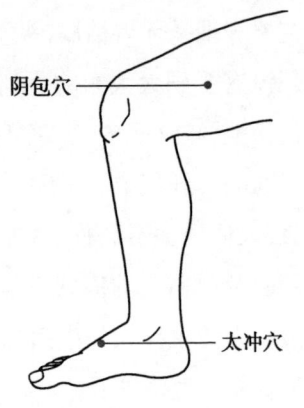

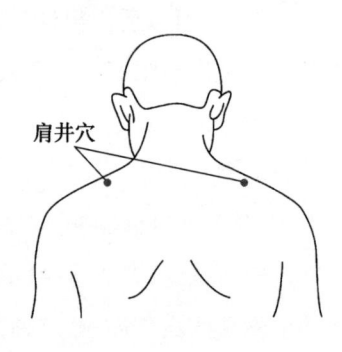

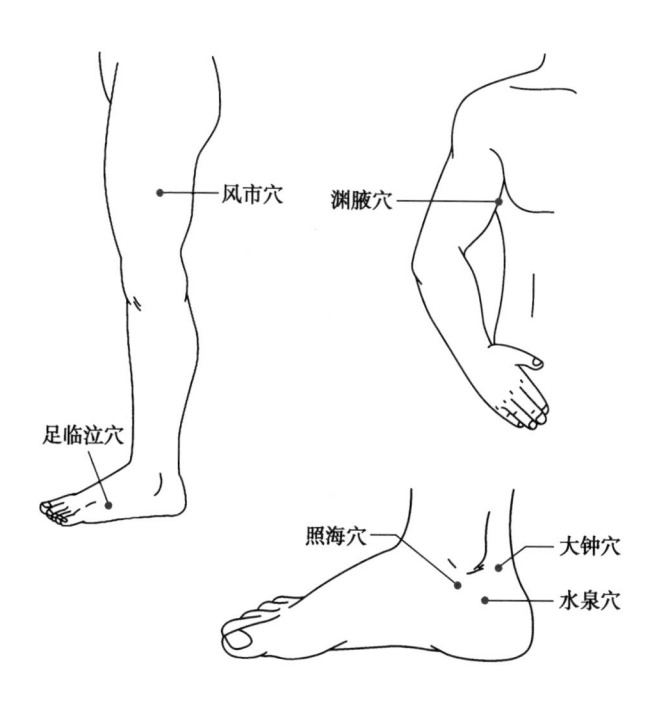

上述穴位在按揉探查时,哪个穴位疼就按揉哪个,每次每个穴位按揉 2 分钟,每天按揉 3 次,坚持 1 周,穴位处的痛感会减轻。疏通经络期间要主动减压、放松心情。

年老肾虚所致的阳痿,在疏通经络的同时可以请中医师诊治,服用对症的中药来补益肾气。

三、阳痿的特效穴

在疏通肝经、胆经、肾经的同时,还可刺激三阴交穴和足五里穴来调理阳痿。

三阴交穴是脾经的易堵塞穴位,点揉此处如果有酸痛的感觉,要坚持按揉。

足五里穴是肝经的穴位,此处如果有紧

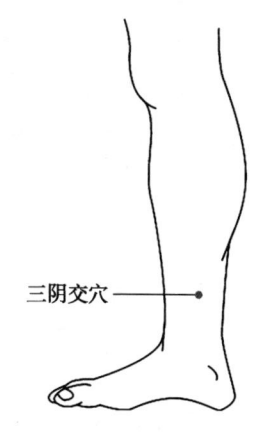

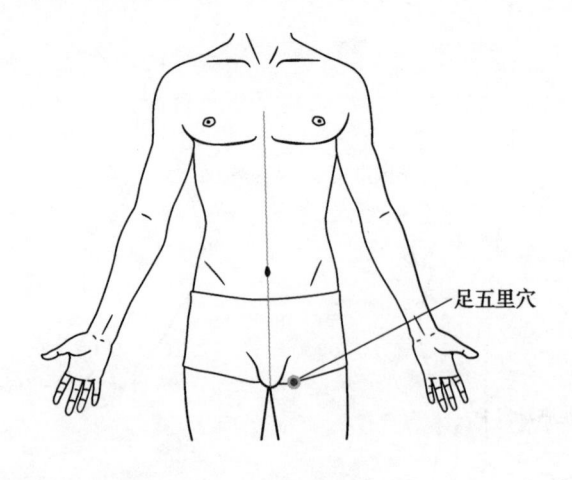

绷疼痛的感觉,可以坚持捏拿,会逐渐松解。

四、早泄的经络处方

早泄的主要原因是肾气不固,因此首先要疏通肾经。人体内主导开阖、升降的脏器还有肝和肺,肝主升,肺主降,所以促进肾气的恢复还要疏通肝经和肺经。肝在生殖系统中的作用前文已有论述。肺的五行属性是金,在五行相生关系里,金生水,所以调肺就是在间接帮助肾。

肺经的常用易堵塞穴位是尺泽穴、"肘下二寸"、鱼际穴。

尺泽穴是肺经的五输穴之一,这个穴位的五行属性是水,是补益肾气的常用穴位。除了按揉疏通肺经的三个常用易堵塞穴位,在尺泽穴与"肘下二寸"之间,如果有僵紧疼痛,也要按揉松解。

早泄与肾虚有关,需要在疏通经络的同

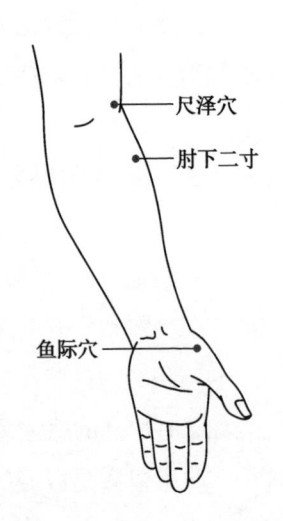

时,请中医师诊治,服用药物来固肾气。在调理期间要节欲,直到连续3天出现晨勃的生理反应,再择机行房事。

五、早泄的特效穴

艾灸关元穴是补益元气的好办法。关元穴在脐下3寸,每次用艾条悬起灸关元穴时要灸透,每日1次。小腹充满热感的时间会逐渐缩短,如果某日艾灸两三分钟小腹就充满热感了,就可以停灸了。

在肾俞穴拔罐也有补肾的作用,每次用真空抽气罐抽气3下,留罐15分钟,每日或隔日拔罐1次,直到罐痕颜色恢复正常为止。

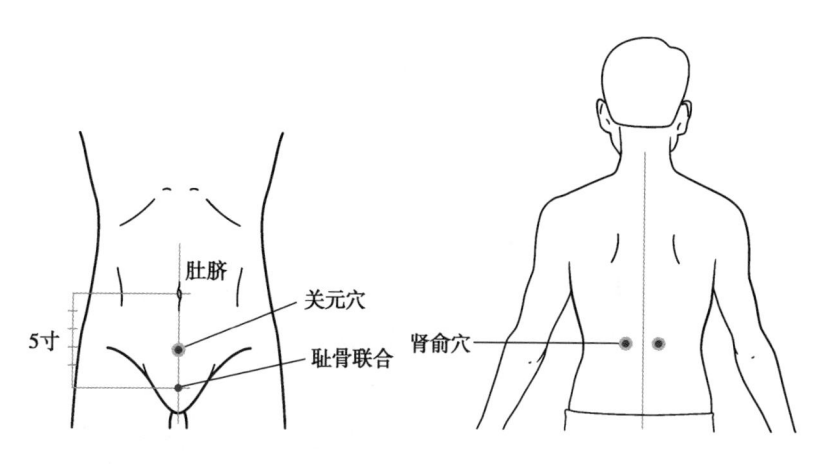

此外,坚持"撮谷道",对阳痿、早泄、良性前列腺增生等生殖系统疾病也有很好的防治作用。

六、恢复男性性功能,心情舒畅也重要

成年男性的阳痿多数与肝有关,现代男性伤肝的因素包括心

情压抑、紧张焦虑、持续熬夜、长期酗酒。当出现勃起功能障碍时，不要惊慌，越是焦虑，阳痿症状越重。先反思生活中是否有伤肝的因素，如果有，要尽快调整，去除这些因素，让情绪平和下来。此外，同伴、家人也要多关怀，患者在身心放松的状态下也许就会雄风再现。

七、盲目补肾的后果

如果年纪轻轻就有了阳痿的困扰，不仅难以启齿，还严重影响夫妻生活，所以有的人为了快速恢复而服用壮阳药物，这种方式不可取。成年男性的勃起功能障碍绝对不是功能的彻底丧失，很有可能是身体的自我保护，因为太累了而强迫身体休养生息。长期依赖壮阳药物最终会伤害到心，因为水克火。所以，出现阳痿时，先给身体自我调整的机会，自然疗愈的过程对身体的损伤也是最小的。

前列腺疾病

◎ **特别提醒**：如果是由前列腺增生压迫尿道导致的小便不出，用本文方法无效者要立即就医，避免意外发生。

现代男性，尤其是白领、精英男士，患前列腺疾病者越来越多。究其原因，多为久坐不动，血液循环变差，瘀滞停留在盆腔部位而引发前列腺疾病。

前列腺是男性特有的性腺器官，形状如倒置的栗子，上部与膀胱相贴，下抵尿生殖膈，前面贴耻骨联合，后面依直肠。前列腺腺体的中间有尿道穿过,前列腺扼守着尿道上口。前列腺出现问题,排尿首先受影响,进而影响性功能,甚至导致不育。

一、不良习惯诱发前列腺疾病

前列腺被动充血是前列腺炎的重要致病因素,生活中能引起前列腺被动充血的因素很多,过度烟酒、作息不规律、久坐久站、性生活频繁或过度自慰、性生活后受寒等,都会导致前列腺异常充血,从而引起一系列诸如尿频尿急、前列腺痛、尿滴白、性功能下降、精子活力降低等问题。

前列腺组织结构特殊,外围包裹着三层致密、坚硬的脂质包膜,药物不容易渗入腺体内发挥功效,而且腺体内有极其丰富的内质网及间隔,血流不丰富。前列腺疾病较为难治,因为各种药物难以进入前列腺组织。体外试验有效的药物,通过内服或输液的方法一般不容易到达前列腺组织,或能到达前列腺组织,但药物浓度达不到理想的要求。

所以,出现前列腺增生或前列腺炎后,与其反复就医,不如平时改掉不良生活习惯,改善前列腺所处的环境,同时通过疏通经络来配合调理。

二、前列腺疾病的经络处方

前列腺是性腺器官,属于生殖系统,从中医角度看与肾有关,因此前列腺疾病需要疏通肾经来调理。前列腺增生压迫输尿管后,要么小便排不干净,要么阻塞排尿没有小便,所以,还要疏通膀胱经来帮助恢复膀胱的功能。

肾经的常用易堵塞穴位是然谷穴、水泉穴、大钟穴、照海穴。

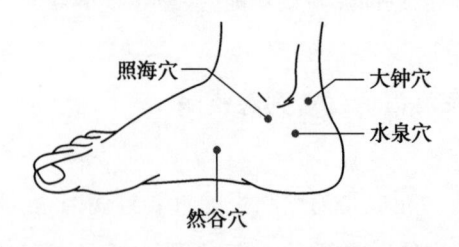

年长之人肾气开始虚衰,点揉足部穴位时可能不容易得气,肾经的易堵塞穴位不见得都有感觉,所以可在痛感强烈的穴位处点揉。每次每个穴位点揉 2 分钟,每日 3 次,坚持到穴位处痛感消失为止。

膀胱经的常用易堵塞穴位是昆仑穴、承山穴、合阳穴。

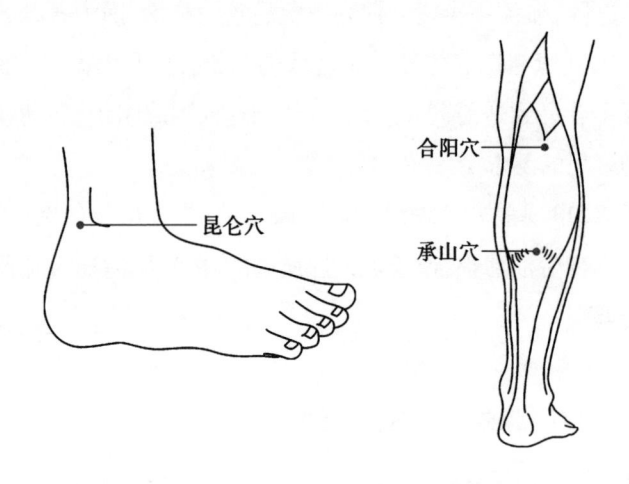

膀胱经的易堵塞穴位在按揉时痛感比较强烈,要坚持按揉。昆仑穴和承山穴之间的跟腱也可以坚持捏软,对肾经和膀胱经的畅通也有帮助。

三、调理前列腺疾病的特效穴

调理前列腺疾病,推荐两个特效穴——肓俞穴、篡间穴。

肓俞穴是肾经的穴位,在肚脐旁开 0.5 寸(左右各一),是前列腺在体表的反应点。确诊为前列腺疾病的患者,用示指点揉肓俞穴时会有压痛,病情轻者压痛轻,病情重者压痛重。个别严重患者,在点揉肓俞穴时,尿道口甚至有分泌物排出。

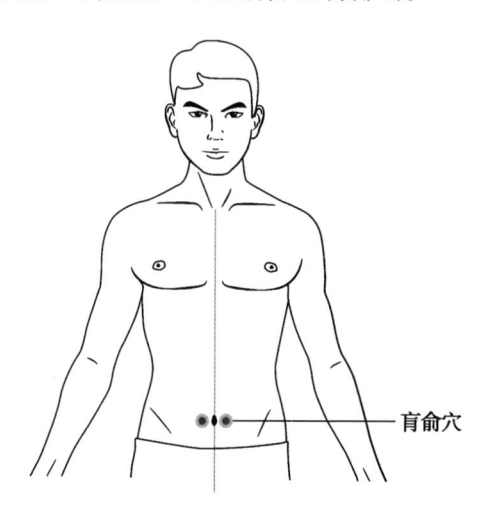

由前列腺增生引起的小便不出,可以轻轻点揉肓俞穴,也可以重灸肚脐来调理。用艾条悬起灸肚脐,其实就是刺激脐旁的肓俞穴,灸的时间久一点儿,直到小便排出(如果无效,请立即就医)。

有久坐等不良习惯的人可以每天睡前点揉肓俞穴,通过肓俞穴的反应来判断前列腺的功能是否正常。如果出现隐痛,说明有隐患,可坚持点揉来调理。

慢性前列腺炎还可以刺激

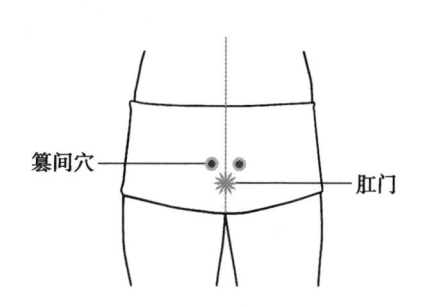

篡间穴来配合。

篡间穴是经外奇穴，它在肛门周围 11 点和 1 点方向，距肛周 3 分处（就在肛门边缘）。督脉者，夹脊、络肾、合篡间（会阴）。前列腺属于肾的范畴，过去有经验的针灸医生针刺篡间穴时可直接刺激到前列腺，调理前列腺增生效果显著。对于慢性前列腺疾病患者，在疏通肾经、膀胱经易堵塞穴位的同时，可以自我点按此穴来配合，每日操作数次。

四、日常保养前列腺的小妙招

（一）腹式呼吸，给前列腺一个好环境

腹式呼吸是很好的盆腔养护方法，此法简便易行，可改善腹部血液循环。通过腹式呼吸调理，前列腺等生殖系统器官自然获得了一个更好的环境。

（二）撮谷道，随时按摩前列腺

"撮谷道"随时随地都可以进行，不受时间、地点、环境的限制，或蹲、或站、或坐、或躺。坚持练习"撮谷道"，在使盆腔肌肉得到锻炼的同时，对男性的前列腺炎、良性前列腺增生、阳痿、早泄都有很好的防治作用。

网友"终益儿推"的分享

路老师，上次提到的前列腺增生（腰痛，腹痛，喝水后马上要小便，白天、晚上都要不停上厕所，全身劳累，后来又尿急尿痛、排尿困难）的那位亲人，我远程指导他拔罐、按揉经络，调理 2 周后，症状明显改善。其间腹痛、排尿不畅反复发作,然后我让他看中医,吃了几剂中药,继续按揉经络。到今天大约25天了,几乎所有症状都消失了。

痔

◎ **特别提醒**:当痔伴有便血,痔核脱出后不能还纳,或还纳后再次脱出,可见齿状线区黏膜糜烂、小血管裸露、肛裂等情况时,要及时就医。

痔是一种常见的肛肠病,是肛管或直肠下段的静脉丛充血或淤血并肿大所形成的疾病,主要临床表现为肛门出血、疼痛、瘙痒、脱垂等。生于肛门齿状线以上的为内痔;生于肛门齿状线以下的为外痔;以同一方位的内、外痔静脉丛曲张,通过齿状线相互沟通吻合,形成一整体的痔为混合痔。一般以内痔为多见。

痔多因久坐久立,负重远行;或饮食失调,嗜食辛辣肥甘;或泻痢日久,或长期便秘;或劳倦、胎产等,导致肛肠气血失调,络脉瘀滞,蕴生湿热而成。若脱出的痔核不能及时复位,因嵌顿而感染,可发生剧痛、肿胀、溃烂、坏死。

内痔初起,痔核很小,质柔软。如反复发作,可因痔核增大而引起排便困难。若兼见口渴,则证属湿热瘀滞;若因出血过多,引起气血亏损,面色萎黄,痔核脱垂于肛门之外而不能回纳,肛门坠胀,短气懒言,食少乏力,则证属气虚下陷。

由于肛门在躯体的最下端、肠道的最远端,气血供应先天不足,内服药物在局部起效有难度,所以,经络外治法和药物熏洗在痔的治疗中更直接、更方便。

一、痔的经络处方

不论痔是何种证型,因为肛门在直肠底部,与大肠有关,所以根据通经络调脏腑的原则,要疏通大肠经。大肠与肺是表里关系,肺经也要疏通。

大肠经的常用易堵塞穴位是曲池穴、手五里穴、手三里穴、合谷穴。

肺经的常用易堵塞穴位是"肘下二寸"、鱼际穴。

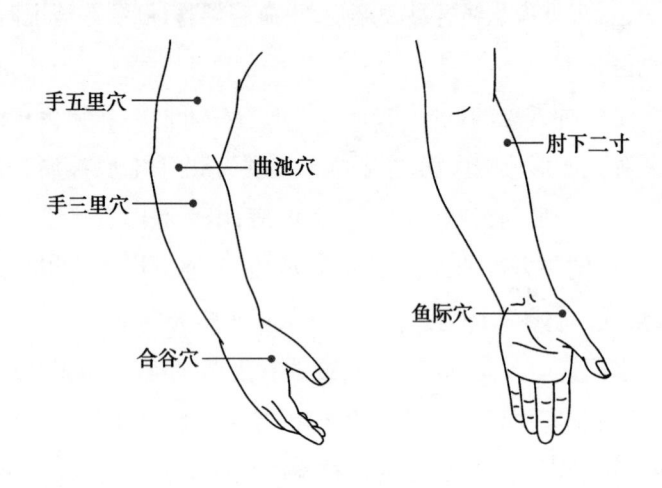

大肠经手五里穴至曲池穴之间除了按揉也可以刮痧一次,手三里穴和合谷穴可以多次点揉。在《针灸真髓》中,日本医家泽田健使用肘横纹下 2 寸的位置来治疗痔。所以,肺经肘横纹下 2 寸的位置如果痛感明显,更要坚持按揉,早日疏通。

"经脉所过,主治所及",膀胱经的循行路线经过臀部。在《黄帝内经灵枢·经脉》中膀胱经的所生病这样描述:"是主筋所生病者,痔、疟、狂癫疾、头囟项痛,目黄泪出,鼽衄,项、背、腰、尻、腘、踹、脚皆痛,小指不用。"因此,预防、治疗痔还要疏通膀胱经。

膀胱经的常用易堵塞穴位是委中穴、承山穴和昆仑穴。

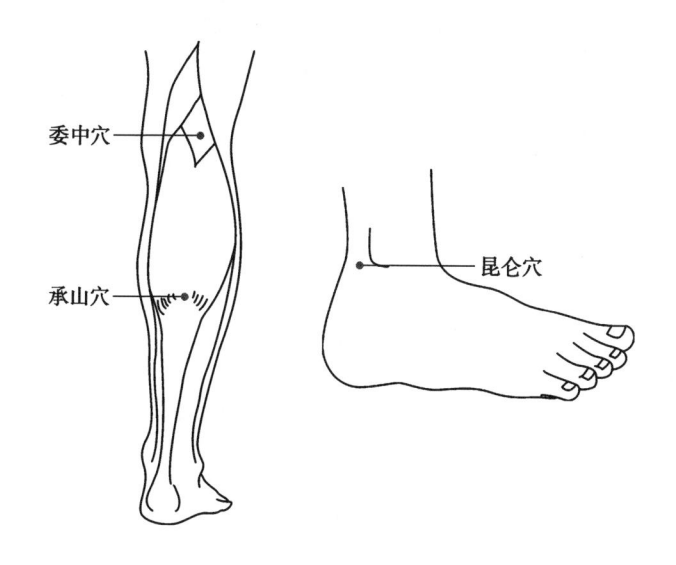

平时应该按揉上述易堵塞穴位,保持经络畅通。

二、痔的特效穴

痔发作时可使用的特效穴和方法比较多,上文膀胱经的承山穴、委中穴可以贴风湿膏,在示指末节桡侧面的"痔疮点"刮痧,点揉手臂的经外奇穴"二白穴"等。

痔患者,点揉示指桡侧(大肠经的循行路线)第3节(近手掌)中段常有刺痛。这是一个反应点,在此处点揉、刮痧均可,反复操作几日,可有效缓解症状。有资料显示,按此法操作会起到立竿见影的效果,有的人痔马上回缩。

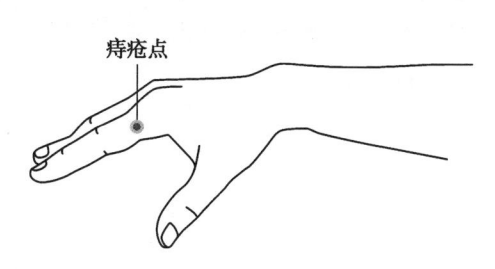

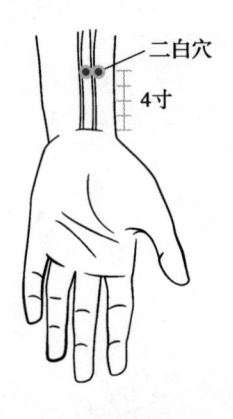

二白穴是治疗痔的经外奇穴,在前臂掌侧,腕横纹上4寸,桡侧腕屈肌腱的两侧,一肢两穴。点揉双侧二白穴,哪个位置疼痛明显就坚持点揉那里,每天若干次,直到痛感消失为止。

有些体虚的患者,随着痔核增大,在排便或咳嗽时痔核会脱出,此类患者可以在平时艾灸百会穴。每天白天用艾条悬起灸百会穴,有提升中气、提肛固脱的作用。

痔患者要养成良好的生活习惯,作息规律,饮食清淡,切忌久坐、久站,还要经常"撮谷道"来促进肛门局部气血运行。

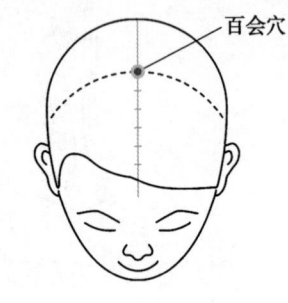

网友"刘富珍"的分享

感谢路老师毫无保留地把医学知识传授给他的每一位学员,使患者少遭罪。我在10月初痔犯了,当时内服药物,外搽药膏,就是不管用。情急之下,我想起了路老师常讲的"经脉所过,主治所及"理论,当时向老师请教按揉的穴位,几分钟后,老师就告诉我要按揉肺经、大肠经、膀胱经。我按照老师的指导每天按揉两三次,又配合服药,外用痔疮膏,当天就见效果。经过1.5周的时间,难缠的痔好了!我很高兴,按揉经络治病真的很神奇!

附　录

十二经络常见易堵塞穴位汇总

肺　　经

◎ **尺泽穴**：在肘前侧，肘横纹上，肱二头肌腱桡侧凹陷中。

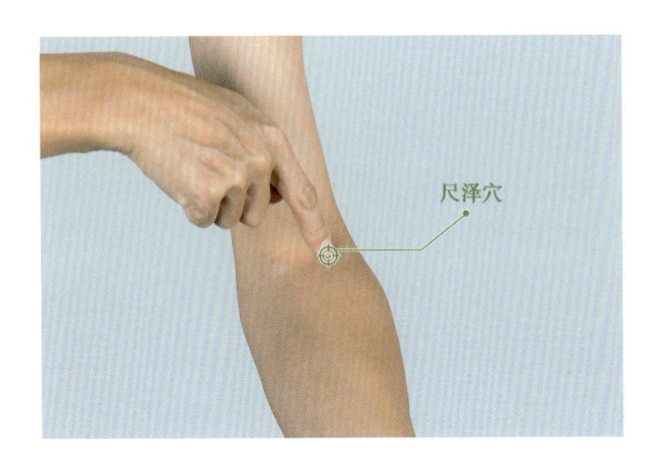

◎ **肘下二寸**：在前臂掌面拇指一线，肘横纹下 2 寸（3 指宽）。

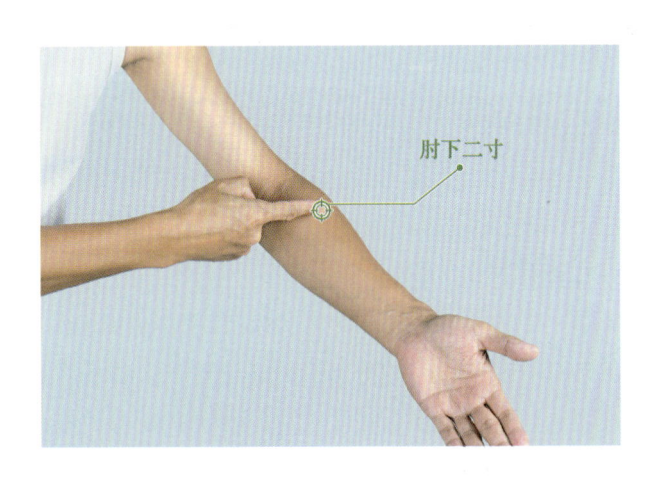

◎ **鱼际穴**：在手掌，第1掌骨桡侧中点赤白肉际处。

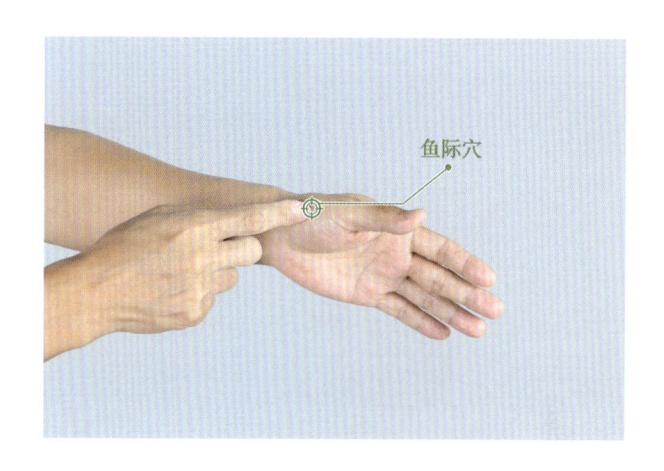

大 肠 经

◎ **曲池穴**：在肘横纹外侧端，屈肘，当尺泽与肱骨外上髁连线中点。

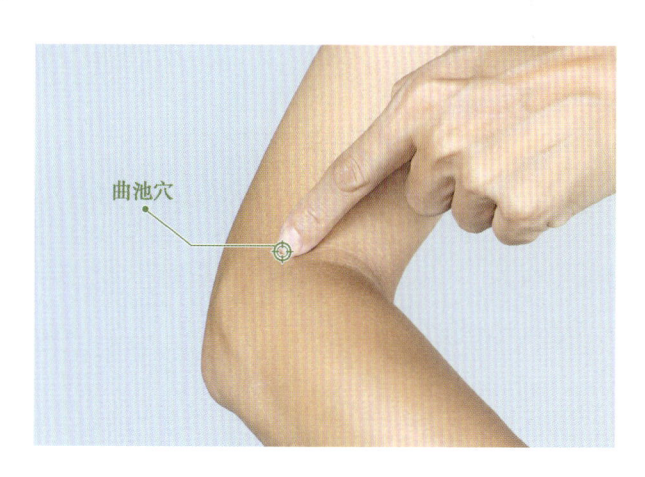

◎ **手五里穴**：在臂外侧，肘横纹上3寸，曲池与肩髃连线上。

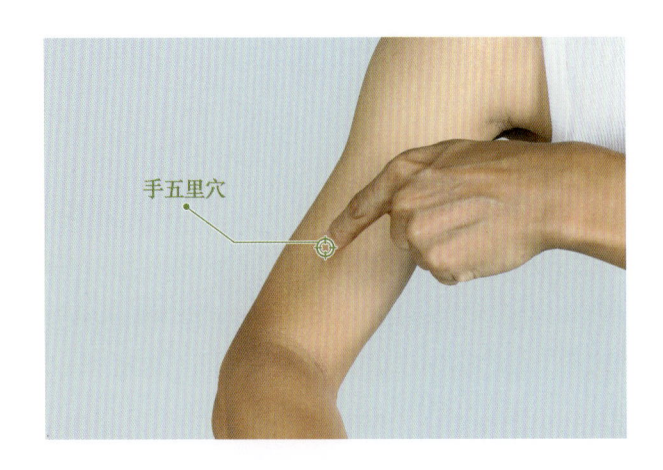

◎ **手三里穴**：在前臂背面桡侧，肘横纹下2寸（3指宽），阳溪与曲池连线上。

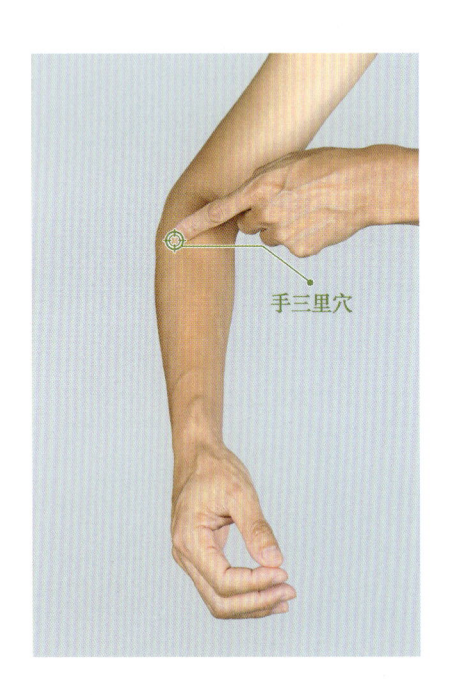

◎ **合谷穴**：在手背，第1掌骨和第2掌骨之间，约平第2掌骨桡侧的中点。

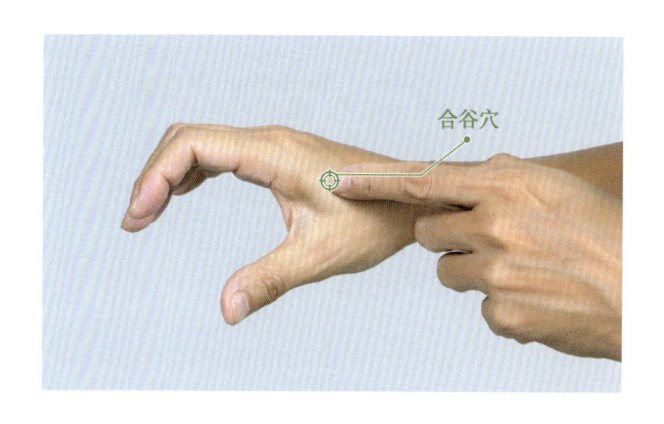

胃　经

◎ **颊车穴**：在面部，下颌角前上方一横指，当闭口咬紧牙时咬肌隆起，放松时按之凹陷处。

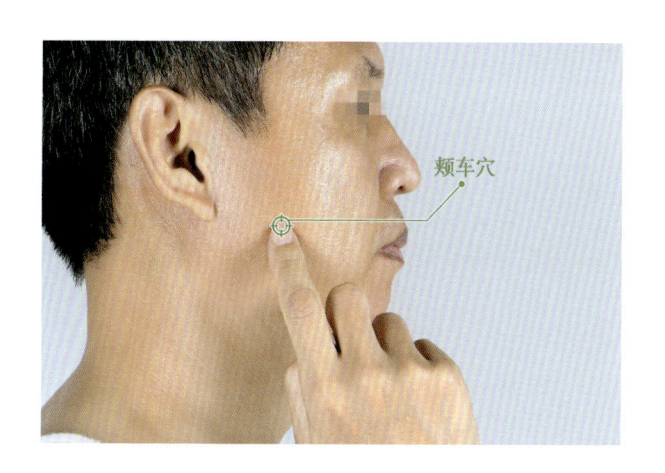

◎ **缺盆穴**：在锁骨上窝中央，前正中线旁开4寸。

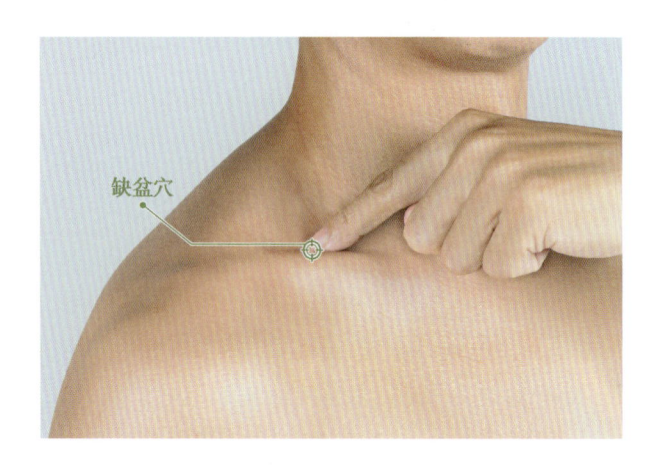

◎ **髀关穴**：在大腿前面，当髂前上棘与髌底外侧端的连线上，屈股时，平会阴，居缝匠肌外侧凹陷处。

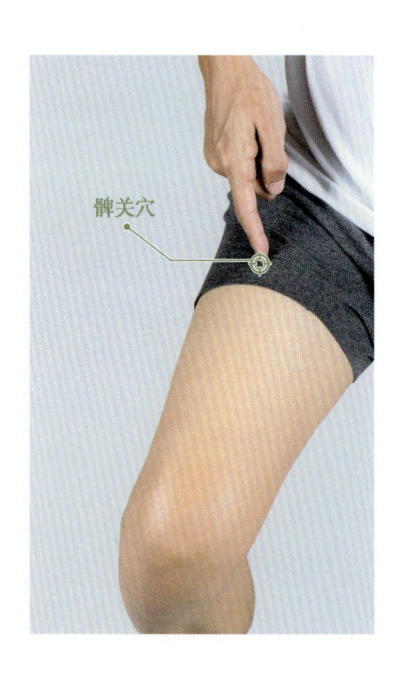

◎ **梁丘穴**：在股前外侧，髌底上2寸，股外侧肌与股直肌肌腱之间。

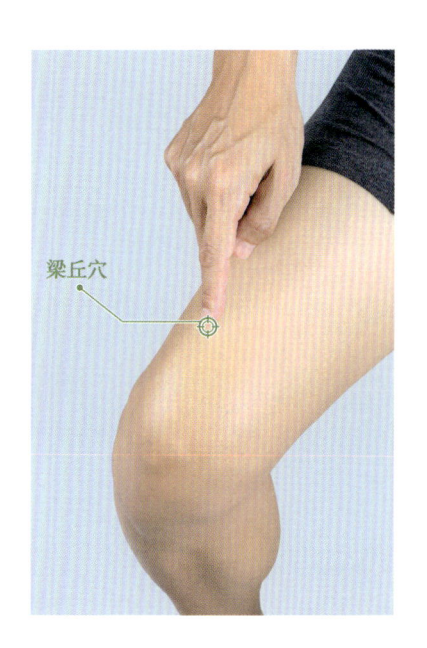

备注：髀关穴和梁丘穴是胃经在大腿循行路线的易堵塞穴位，但两者不一定同时出现疼痛，哪个穴位痛感明显就疏通哪个。

◎ **足三里穴**：在小腿前外侧，当犊鼻下3寸，距胫骨前缘一横指（中指）。

◎ **丰隆穴**：在小腿外侧，外踝尖上8寸，胫骨前肌的外缘，或犊鼻与解溪

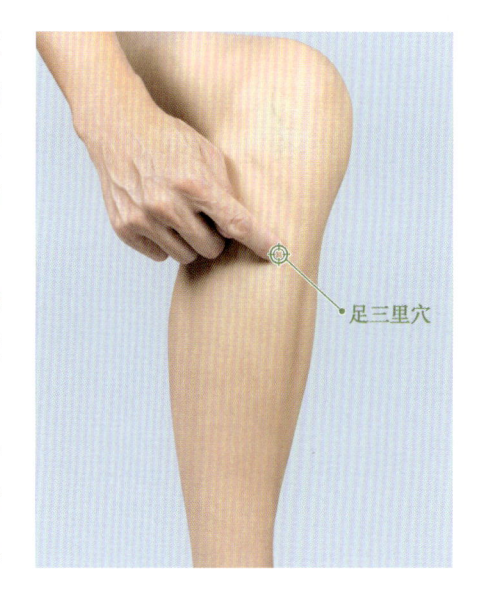

连线的中点,条口外侧 1 横指处。

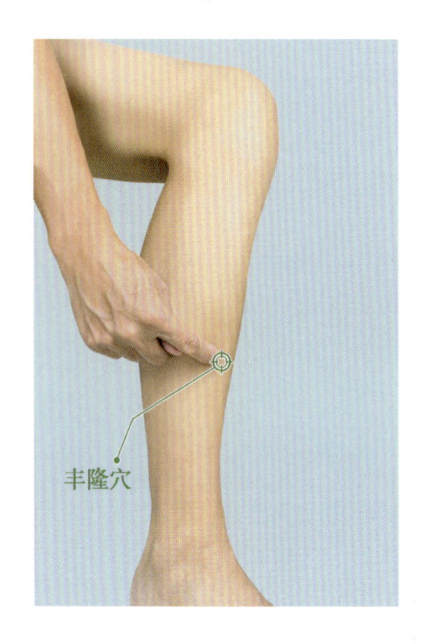

◎ **内庭穴**:在足背,第 2、3 趾间,趾蹼缘后方赤白肉际处。

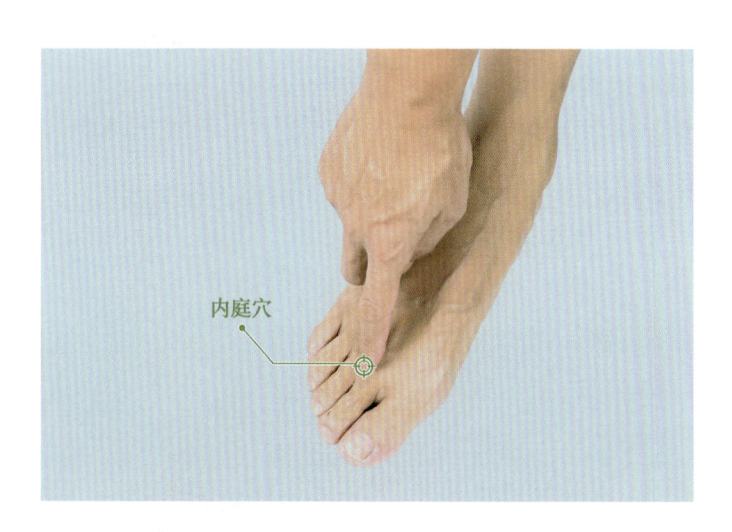

脾　经

◎ **大包穴**：在侧胸部，腋中线上，当第6肋间隙处。

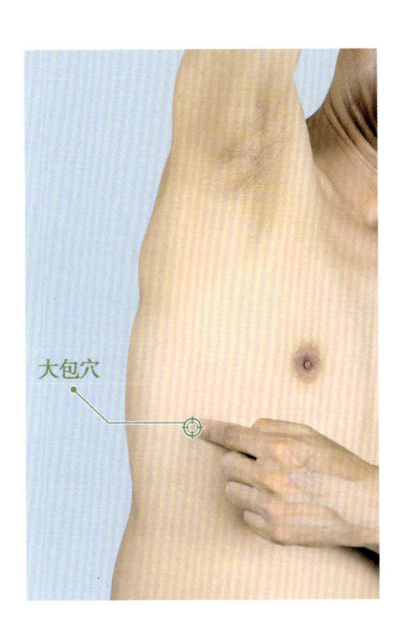

◎ **血海穴**：在股内侧，髌底内侧端上2寸，股内侧肌隆起处。

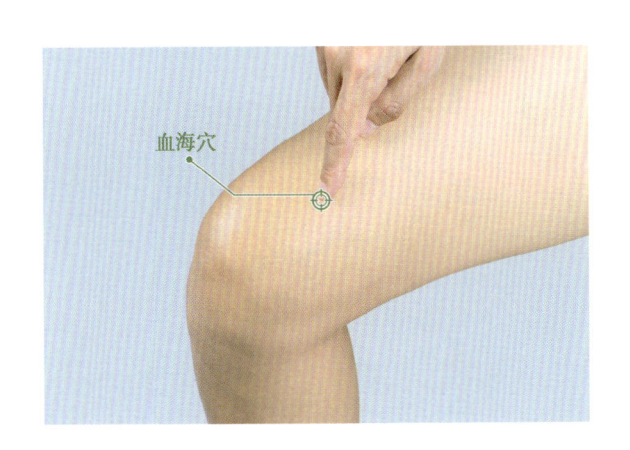

◎ **阴陵泉穴**：在小腿内侧，胫骨内侧髁下缘与胫骨内侧缘形成的凹陷中。

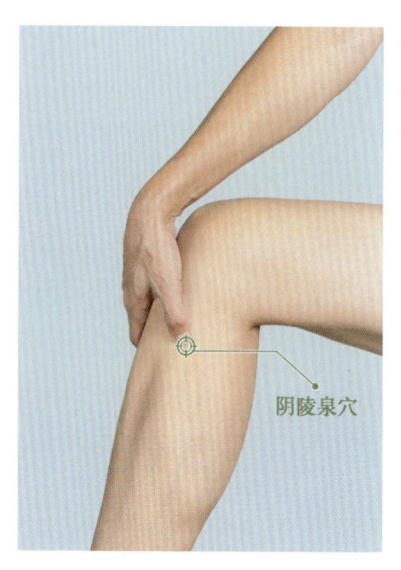

阴陵泉穴

◎ **地机穴**：在小腿内侧，阴陵泉下 3 寸（4 指宽），胫骨内侧缘后际。

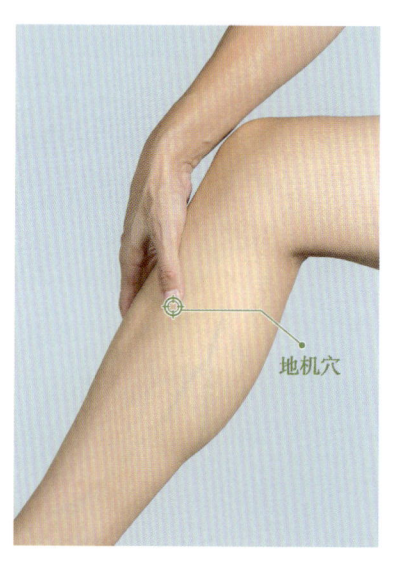

地机穴

◎ **三阴交穴**：在小腿内侧，内踝尖上3寸（4指宽），胫骨内侧缘后方。

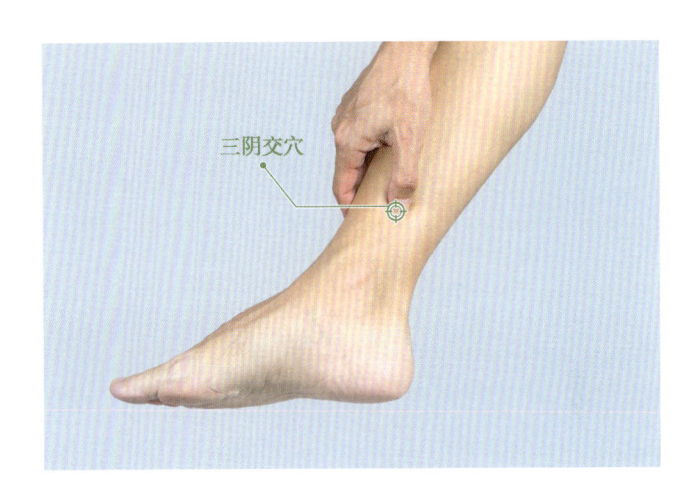

◎ **太白穴**：在足内侧缘，第1跖趾关节近端赤白肉际凹陷中。

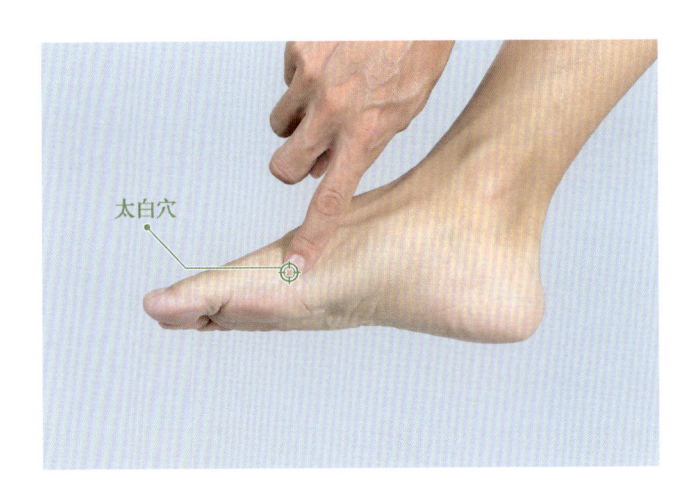

◎ **公孙穴**：在足内侧，第 1 跖骨底的前下缘赤白肉际处；或沿太白穴向后推至一凹陷，即为本穴。

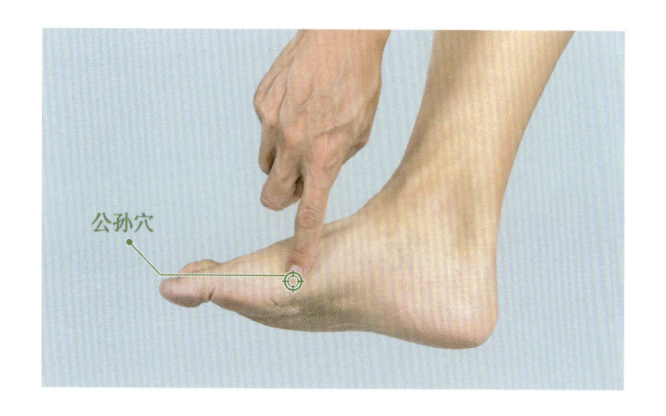

备注：太白穴和公孙穴是脾经的易堵塞穴位，但两者不一定同时出现疼痛，哪个穴位痛感明显就疏通哪个。

心　　经

◎ **悬垂赘肉（蝴蝶袖）**：心经上臂部分的悬垂松弛赘肉。

◎ **少海穴**：在肘前内侧，横平肘横纹，肱骨内上髁前缘；或屈肘，在肘横纹内侧端与肱骨内上髁连线的中点处。

◎ **腕部四穴**：仰掌，从腕横纹小指侧腕屈肌腱的桡侧缘凹陷处（神门穴）开始依次向上 0.5

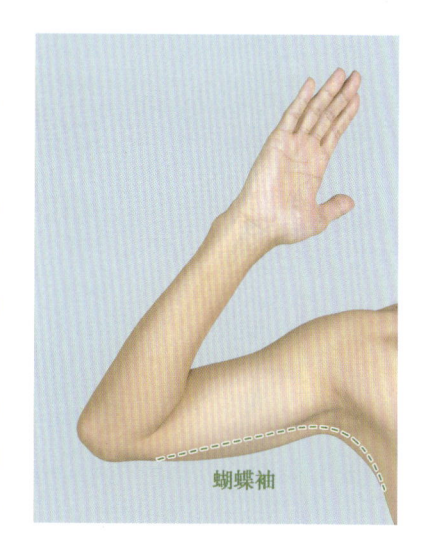

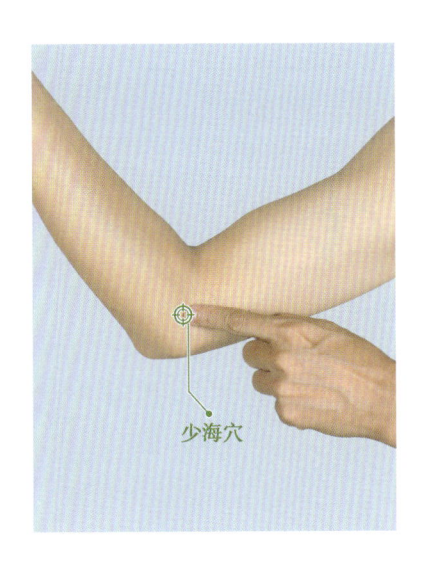

寸的四个穴位。**神门穴**在腕部,当腕横纹小指侧腕屈肌腱的桡侧缘凹陷处。**阴郄穴**在前臂掌侧,当尺侧腕屈肌腱的桡侧缘,腕横纹上0.5寸。**通里穴**在前臂掌侧,当尺侧腕屈肌腱的桡侧缘,腕横纹上1寸。**灵道穴**在前臂掌侧,当尺侧腕屈肌腱的桡侧缘,腕横纹上1.5寸。

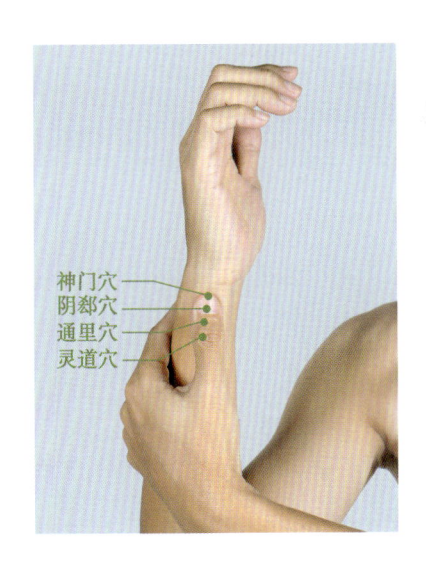

备注：在穴位标准定位中，灵道穴、通里穴、阴郄穴、神门穴在仰掌时小指侧腕屈肌腱桡侧取穴，这个位置针刺常用。按揉时，腕屈肌腱尺侧更方便。

◎ **少府穴**：在手掌，第4、5掌骨之间，握拳时，小指尖所指处。

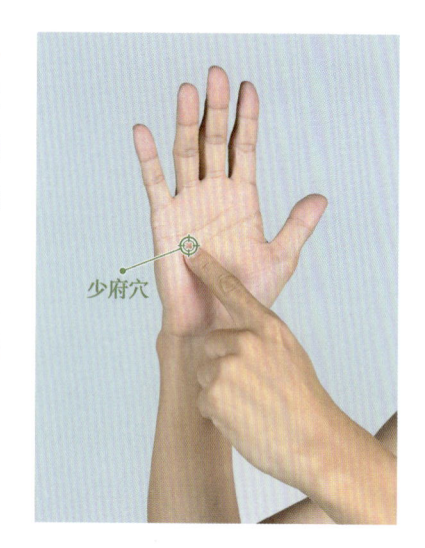

小 肠 经

◎ **后溪穴**：握拳，当第5掌指关节尺侧近端赤白肉际处。

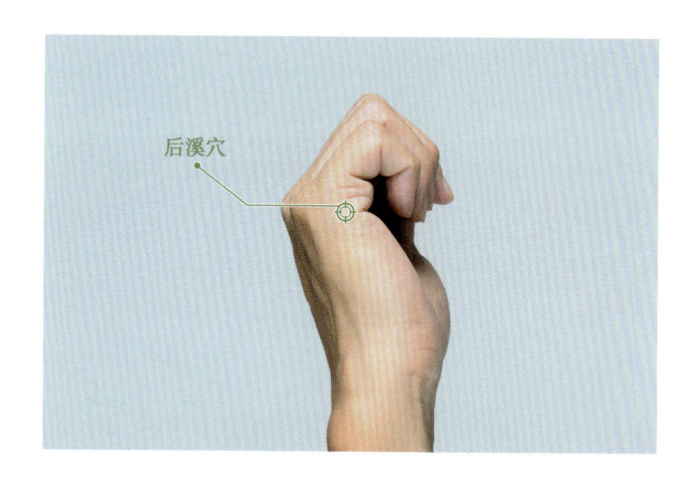

◎ **天宗穴**：在肩胛部，当冈下窝中央凹陷处，与第4胸椎相平，左右各一。

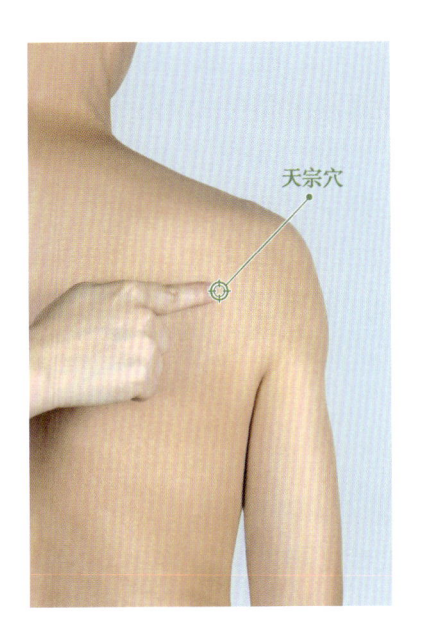

◎ **肩贞穴**：在肩关节后下方，臂内收时，腋后纹头上1寸。

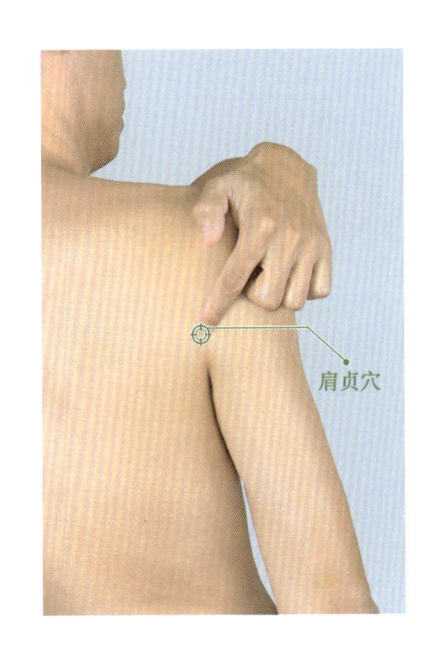

膀 胱 经

◎ **委中穴**：在膝后侧，腘横纹中点。

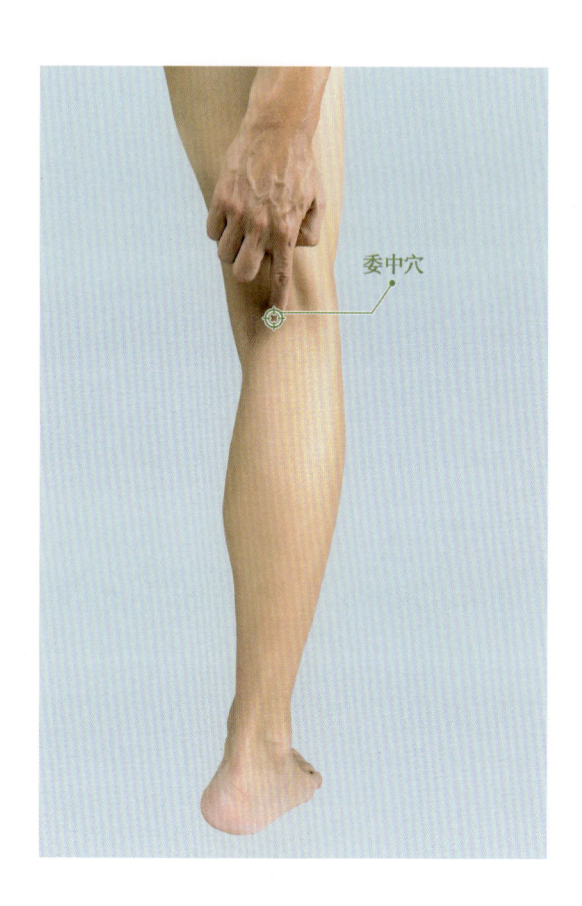

◎ **合阳穴**：在小腿后侧，腘横纹下 2 寸（3 指宽），腓肠肌内、外侧头之间。

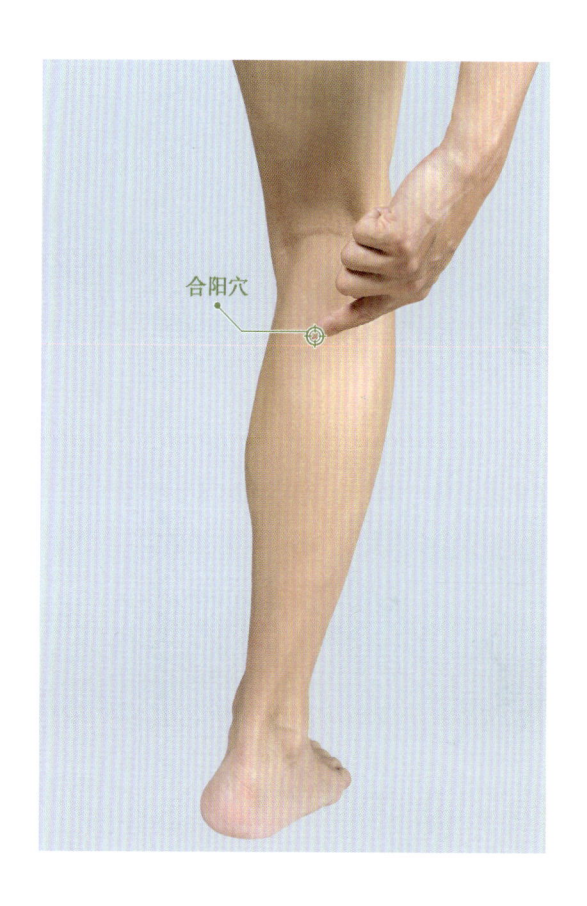

合阳穴

◎ **承山穴**：在小腿后侧，腓肠肌两肌腹与跟腱交角处；或伸直小腿或足跟上提时，腓肠肌肌腹下出现的尖角凹陷中。

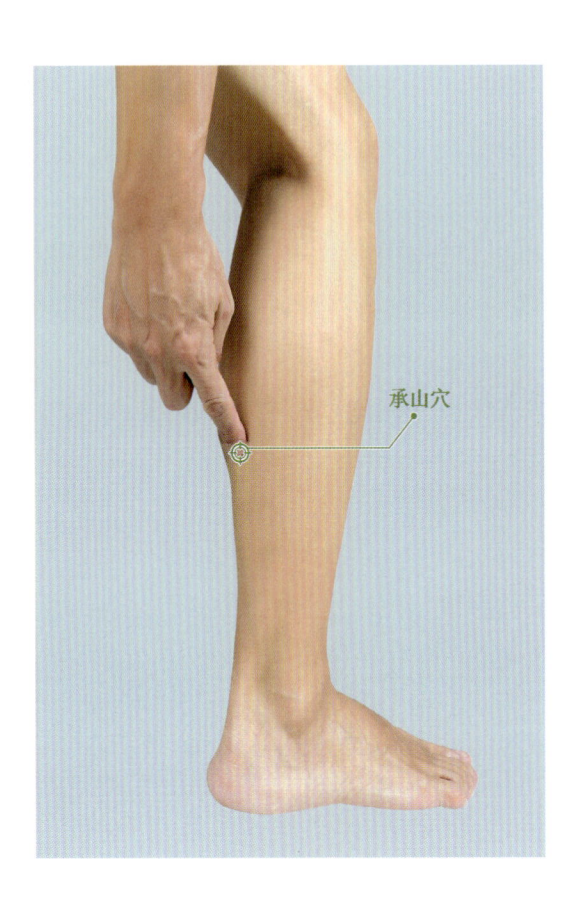

承山穴

◎ **昆仑穴**：在踝后外侧，外踝尖与跟腱之间凹陷中。

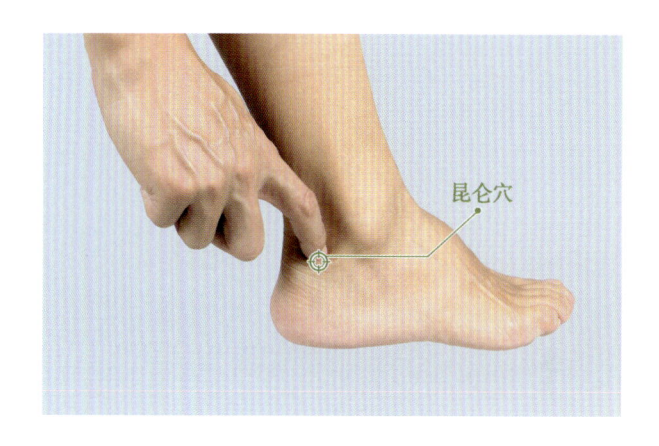

肾　　经

◎ **大钟穴**：在足内侧，内踝后下方，跟骨上缘，跟腱附着部内侧前缘凹陷中。

◎ **水泉穴**：在足内侧，太溪穴直下1寸，跟骨结节内侧凹陷中。

◎ **照海穴**：在足内侧，内踝尖下1寸，内踝下缘边际凹陷中；或由内踝尖向下推，至其下缘凹陷中。

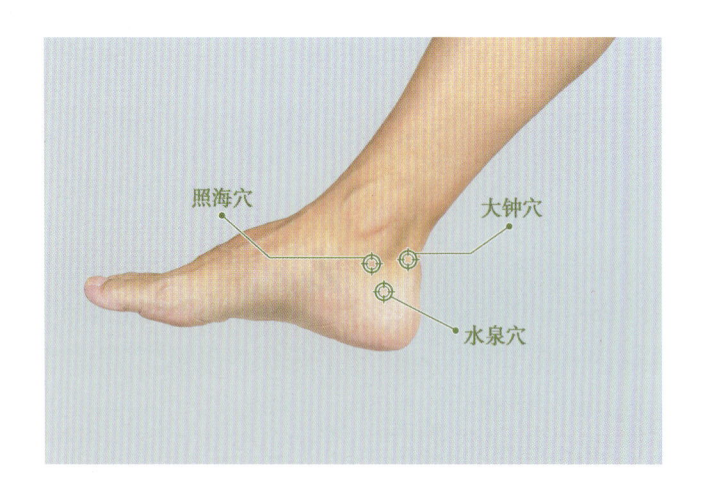

◎ **然谷穴**：在足内侧缘,足舟骨粗隆下方,赤白肉际处。

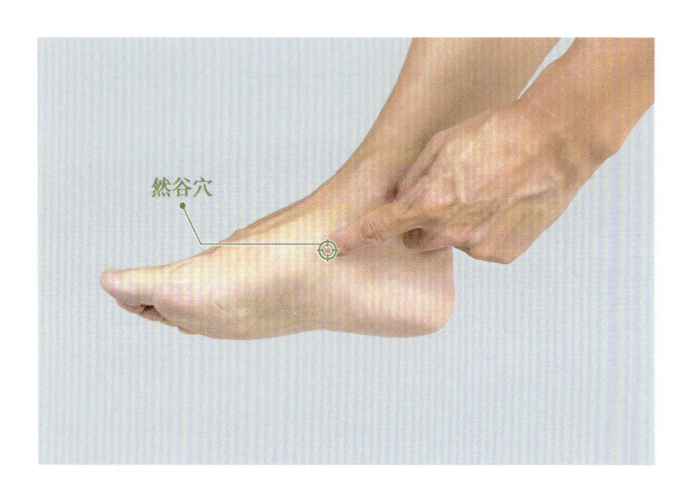

心 包 经

◎ **天泉穴**：在臂前侧，当腋前纹头下 2 寸（3 指宽），肱二头肌的长、短头之间。

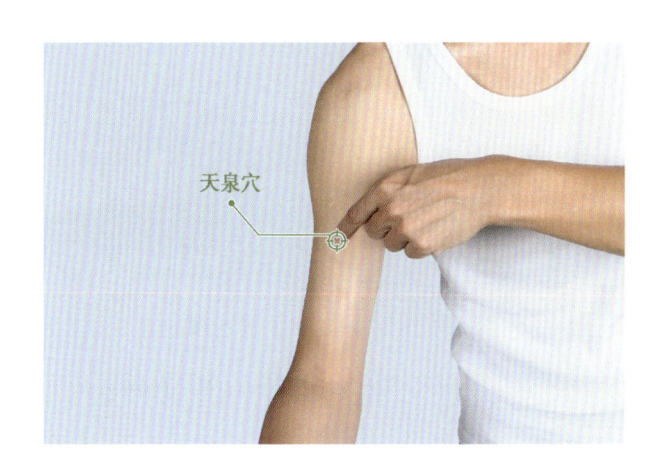

◎ **肘上二寸**：在肘横纹上 2 寸，肱二头肌中线下端。

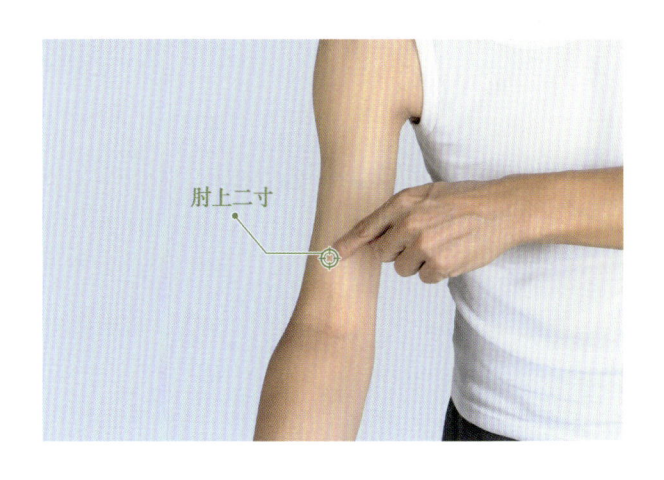

◎ **肘下二寸**:在肘横纹下 2 寸(3 指宽),两筋之间。

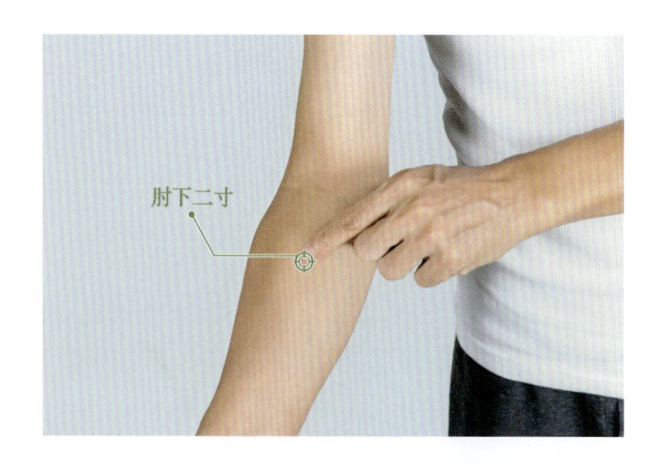

备注:肘上 2 寸和肘下 2 寸均在心包经线路上,古人没有标记穴位,但这两处痛感强烈,故认定是心包经的易堵点。

◎ **郄门穴**:在前臂掌侧,当曲泽与大陵的连线上,腕横纹上 5 寸。

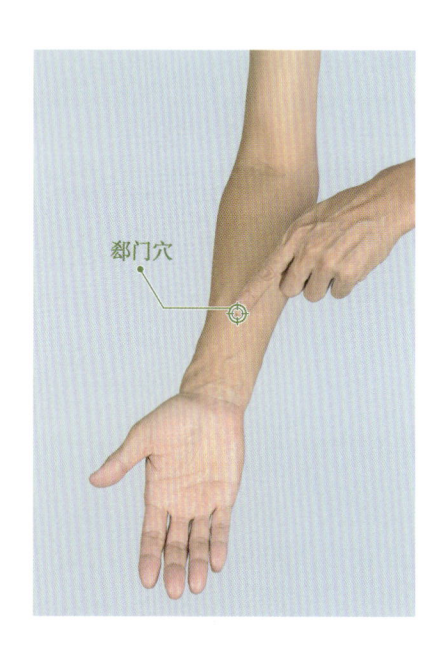

◎ **劳宫穴**：在手掌心，握拳屈指时中指尖处，第 3 掌骨桡侧。

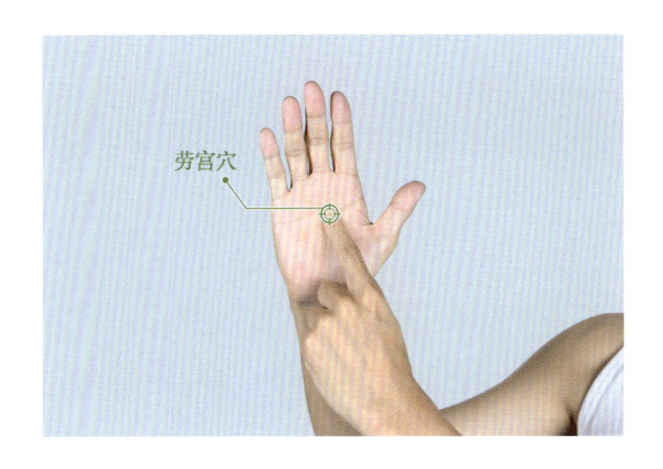

三　焦　经

◎ **肘下二寸**：在前臂背面正中线，肘横纹下 2 寸（3 指宽）。

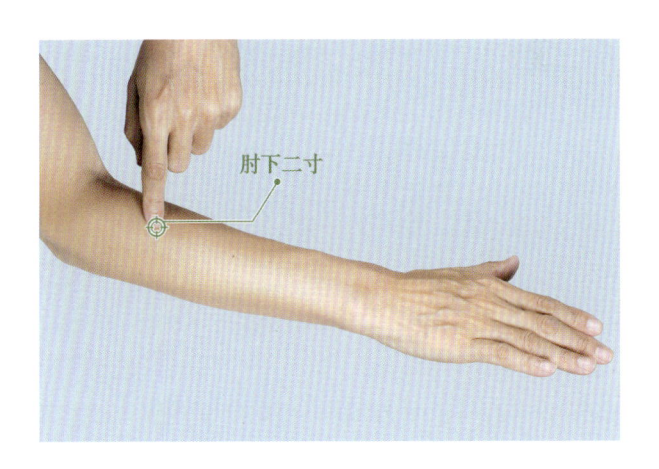

◎ **消泺穴**：在臂后侧，尺骨鹰嘴与肩峰角连线上，尺骨鹰嘴上5寸。

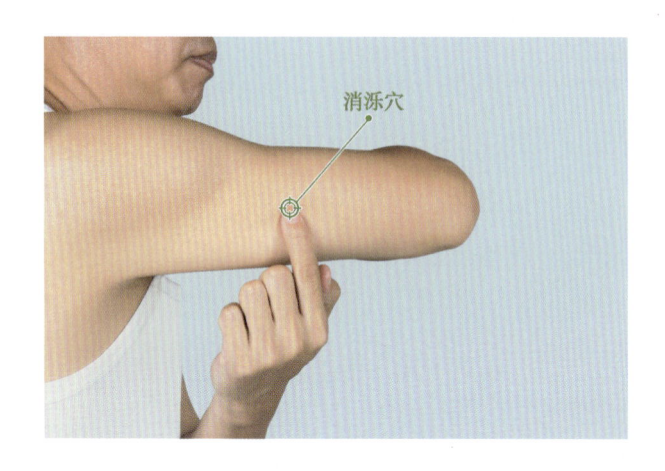

◎ **翳风穴**：在颈部，耳垂后方，乳突下端前方凹陷中。

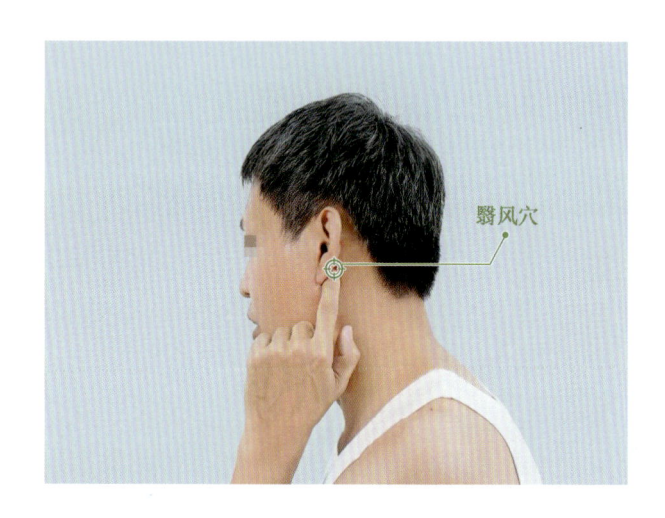

备注：翳风穴在耳垂后方的耳窝，此处针刺更方便。按揉时用胆经完骨穴替代。

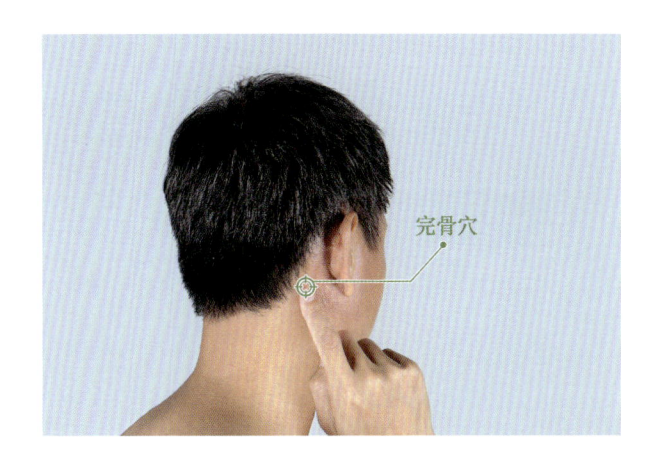

◎ **角孙穴**：在头部，耳尖正对发际处。耳廓向前对折时，耳廓上部尖端即为耳尖，正对发际处即为本穴。

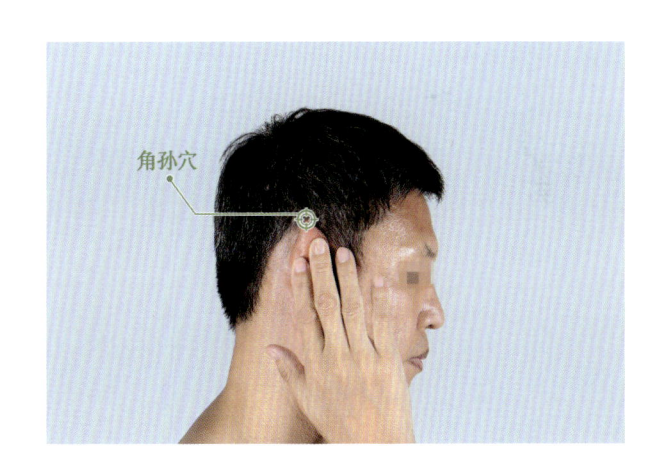

胆　经

◎ **肩井穴**：在肩上，第 7 颈椎棘突与肩峰端连线的中点处。

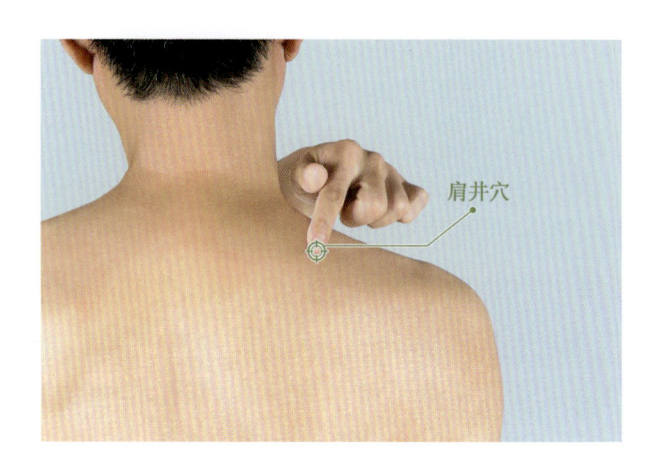

◎ **渊腋穴**：在侧胸部，平第 4 肋间隙，腋中线上。

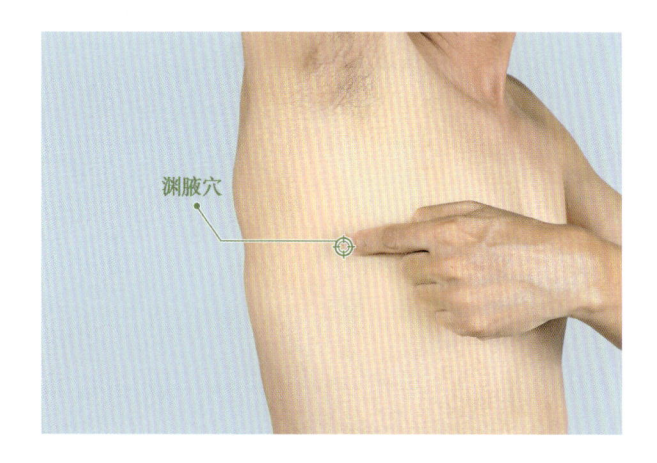

◎ **风市穴**：在股外侧，腘横纹上9寸，髂胫束后缘；或直立垂手，掌心贴于大腿处，中指尖所指凹陷中，髂胫束后缘。

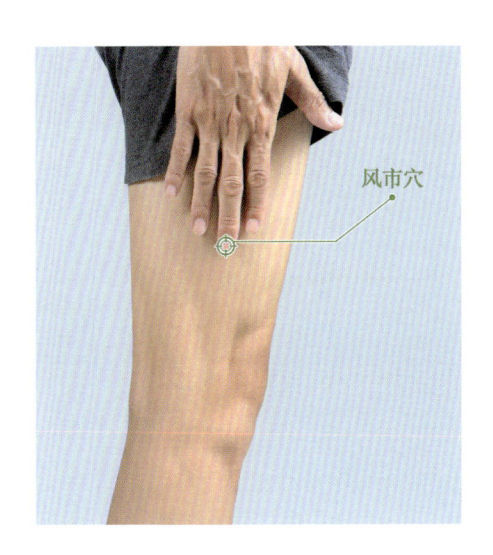

◎ **阳陵泉穴**：在小腿外侧，腓骨头前下方凹陷中。

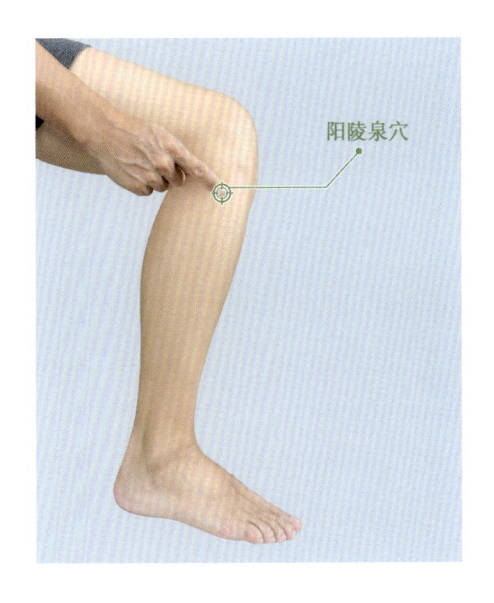

◎ **悬钟穴:** 在小腿外侧,外踝尖上3寸(4指宽),腓骨前缘。

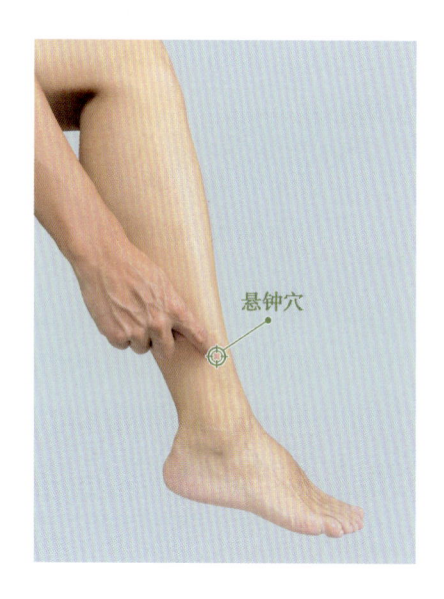

◎ **足临泣穴:** 在足背,第4、5跖骨底结合部的前方,第5趾长伸肌腱外侧凹陷中。

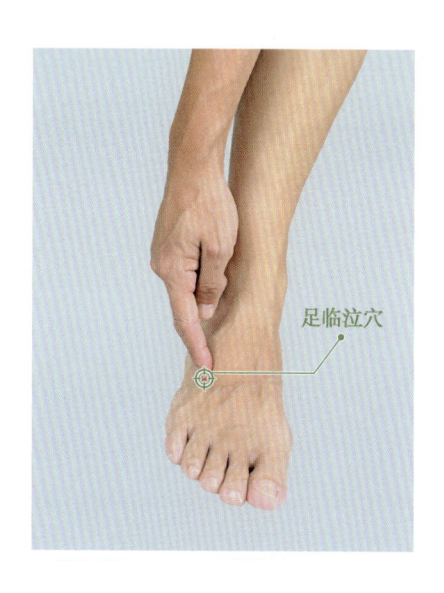

肝　经

◎ **期门穴**：在前胸部，第 6 肋间隙，前正中线旁开 4 寸。（注：男性乳头一般在第 4 肋间隙，前正中线旁开 4 寸。）

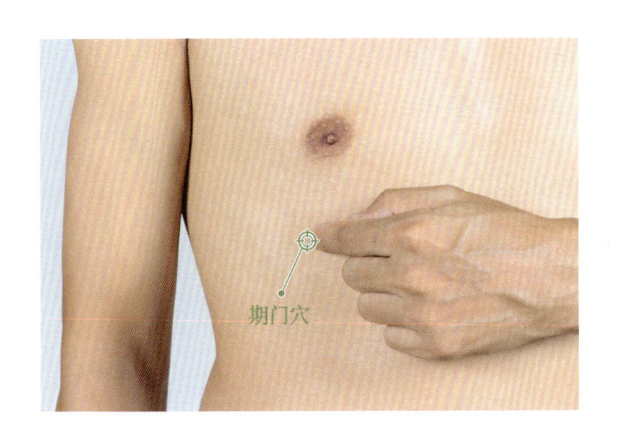

◎ **阴包穴**：在大腿内侧，髌底上 4 寸，股内侧肌与缝匠肌之间。

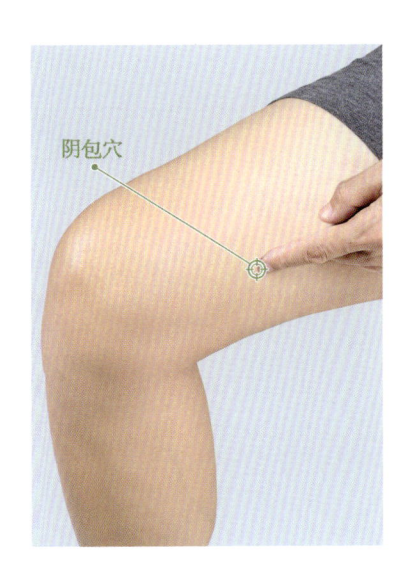

◎ **太冲穴**：在足背，第1、2跖骨间，跖骨底结合部前方凹陷中。

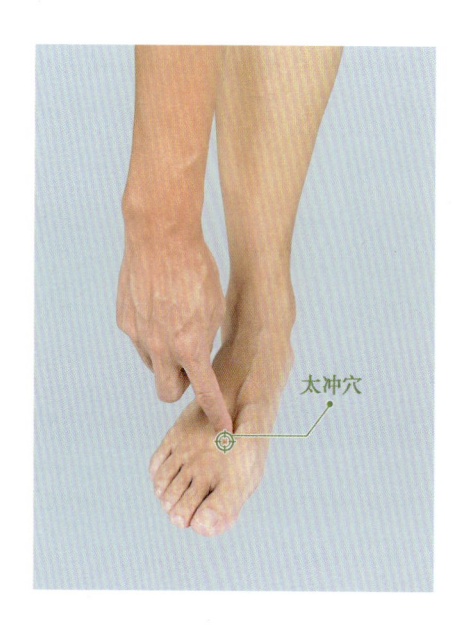

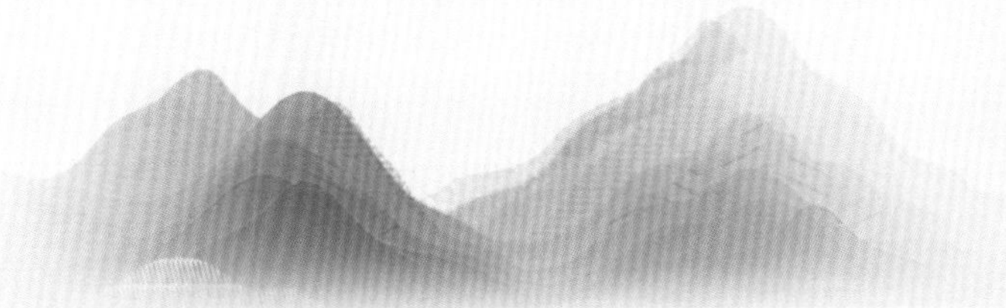

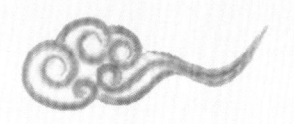

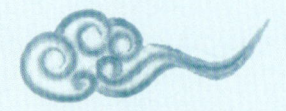

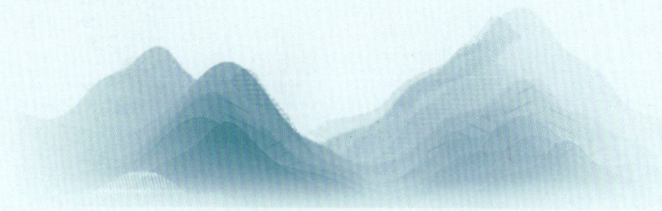